21世纪高等院校老年服务与管理专业系列规划教材

老年营养与膳食保健

主　编　臧少敏　王友顺

副主编　朱　方

参　编　王文焕　路宏建

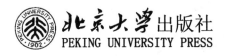 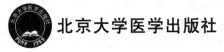

内 容 简 介

指导老年人合理营养与膳食为老年服务与管理专业学生的专业核心技能。本书共7个项目,包括认识六大营养素、认识各类食物的营养价值、预防食品污染及中毒、指导老年人合理膳食、营养调查与评价、老年人营养配餐与食谱编制以及老年人常见慢性疾病与膳食指导。通过本书的学习,能使学生掌握营养学基础知识,能对老年人膳食进行评价,能够设计食谱、实际指导老年人合理膳食。

本书不仅可以作为高等职业院校老年服务与管理专业教材,也可以作为养老服务企业老年健康照护人员、老年营养工作者的培训教材或考评资料。

图书在版编目(CIP)数据

老年营养与膳食保健/臧少敏,王友顺主编.—北京:北京大学出版社,2013.9
(全国高等院校老年服务与管理专业系列规划教材)
ISBN 978-7-301-23149-4

Ⅰ.老… Ⅱ.①臧… ②王… Ⅲ.①老年人—饮食营养学—高等学校—教材
Ⅳ.①R153.3

中国版本图书馆 CIP 数据核字(2013)第 210311 号

书　　　　名:	老年营养与膳食保健
著作责任者:	臧少敏　王友顺　主编
执 行 编 辑:	桂　春
责 任 编 辑:	胡伟晔　孔海燕(特约编辑)
标 准 书 号:	ISBN 978-7-301-23149-4/R·0040
出 　版　 者:	北京大学出版社　北京大学医学出版社
地　　　　址:	北京市海淀区成府路 205 号　100871
电　　　　话:	邮购部 62752015　发行部 62750672　编辑部 62765126　出版部 62754962
网　　　　址:	http://www.pup.cn
电 子 信 箱:	zyjy@pup.cn
印　　　　者:	河北滦县鑫华书刊印刷厂
发　　　　行:	北京大学出版社
经　　　　销:	新华书店

787 毫米×1092 毫米　16 开本　12 印张　297 千字
2013 年 9 月第 1 版　2022 年 1 月第 11 次印刷

定　　　　价:26.00 元

21世纪高等院校老年服务与管理专业系列规划教材

编 委 会

21世纪高等院校老年服务与管理专业系列规划教材

总　序

　　人口老龄化是现代社会发展的必然趋势，也是当今世界各国共同关注的话题。作为人口大国，人口老龄化将成为未来一个时期我国基本的国情，随着人口老龄化加剧而带来的养老问题正日趋突出。

　　中国自古以来就有"尊老重老"的文化传统。新中国成立以来，更加重视老年人福利体系建设。早在1949年内政部设立时，社会福利事业包括老年福利事业管理就是内政部的重要职能之一。1978年民政部设立时，依然将社会福利事业纳入工作范畴内。改革开放以来，我国的老年福利事业有了长足的发展，面向所有老年人，以居家为基础、社区为依托、机构为支撑的老年人福利体系逐步建立，较好地保障了特殊困难老人的养老问题。

　　进入21世纪后，我国人口比例上的变化给新时期的老年福利工作提出了挑战。按照国际的通常理解，当一国60岁以上的人口占总人口的10%或者65岁以上的人口占总人口的7%时，这个国家就进入老龄化。1999年，我国60岁以上老年人口占总人口的10%，已经进入老龄化阶段。我国人口老龄化呈现出速度快、基数大、未富先老等特点。2011年年底我国总人口达13.47亿人，其中60岁及以上人口约为1.85亿人，占全国总人口数的13.7%，65岁及以上人口约为1.23亿人，占全国总人口的9.1%。"十二五"时期，随着第一个老年人口增长高峰到来，我国人口老龄化进程将进一步加快。从2011年到2015年，全国60岁以上老年人将由1.85亿增加到2.21亿，平均每年增加老年人860万；老年人口比重将由13.7%增加到16%，平均每年递增0.54个百分点。

　　同一历史时期，我国处于经济体制深刻变革、社会结构深刻变动、利益格局深刻调整、思想观念深刻变化的阶段，老龄化进程与家庭小型化、空巢化相伴随，与经济社会转型期的矛盾相交织，社会养老保障和养老服务的需求将急剧增加，这给应对人口老龄化增加了新难度。人口老龄化问题涉及政治、经济、文化和社会生活各个方面，是关系国计民生和国家长治久安的重大社会问题，已经并将进一步成为我国改革发展中不容忽视的全局性、战略性问题。为应对这种新的变化趋势，我国提出推进养老服务社会化的政策。

　　社会化养老服务一方面带来全社会共同参与养老服务的良好局面，另一方面也面临着人才队伍严重短缺的困境。目前，我国养老服务人才队伍的问题突出表现在人才严重短缺、队伍不稳定、文化程度偏低、服务技能和专业知识差、年龄老化等方面。这些困难严重制约我国养老服务水平的提高；严重影响老年人多样化的养老服务需求的实现。

"十二五"期间是我国老龄事业发展的重要机遇期，老龄事业任重道远。特别是党的十八大报告明确提出，要积极应对人口老龄化，大力发展老龄服务事业和产业。"养老服务体系"建设直接决定着老年人晚年生活质量的高低。养老服务体系离不开人才队伍建设。养老服务专业人才特别是养老护理员、老龄产业管理人员的培养尤为重要。

养老护理是一项专业性强的技术工作，它既需要从业者具有专业护理、心理沟通、精神慰藉等方面的专业知识，更需要从业者具备尊老、爱老、敬老和甘于奉献的职业美德。没有良好的文化素养、没有经过专业的技能培养不能胜任这一岗位。老龄产业管理者的管理理念、管理方法、管理水平在很大程度上决定了养老服务机构的发展方向和服务水平。这就要求我们培养一大批理论与实务能力兼备的管理人才，带动养老服务管理的科学化、高效化、信息化和制度化。

"行业发展、教育先行"，人才队伍建设离不开教育，大力推进老年服务与管理相关专业的发展是未来一个历史时期民政部和教育部的重点工作之一。在这样的社会背景下，组织全国多所大专院校联合开发"全国高等院校老年服务与管理专业系列规划教材"，旨在以教材推进课程建设和专业建设，进而提高老年服务与管理人才培养质量。

在内容选取上，系列教材立足老年服务与管理岗位需求，内容涵盖老年服务与管理岗位人才需要掌握的多项技能，包括老年健康照护、老年社会工作、老年服务伦理与礼仪、老年康复保健、老年人权益保障、老年活动策划与组织、老年营养与膳食保健等多个方面。

在编写体例上，反映了高职教育"高素质技能型人才"培养的要求，每本教材根据内容的不同采取不同的编写体例，其主旨在于突出教材的实用性和与岗位的贴合性，以任务导向、兴趣导向、技能导向等多种方式进行编写，既提高了学生学习教材的兴趣，又实现了理论与实践的结合。

"十年树木，百年树人"，人才队伍建设非一朝一夕可实现。在此，我们要感谢参与编写系列教材的所有编写人员和出版社，是你们的全心投入和努力，让我们看到这样一系列优秀教材的出版。我们要感谢各院校以及扎根于一线老年服务与管理人才教育的广大教师，是你们的默默奉献，为养老服务行业输送了大量的高素质人才。当然，我们还要感谢有志于投身养老服务事业的青年学子们，是你们让我们对养老服务事业发展充满信心。

我们相信，在教育机构和行业机构的共同努力下，在校企共育的合作机制下，我国的养老服务人才必定不断涌现，推动养老服务行业走上规范、健康、持续发展的道路。

本书编委会

二〇一三年一月

前　言

　　"合理膳食,适当运动,戒烟限酒,心理平衡"是健康的四大基石。合理膳食作为健康的第一基石,对于保持和促进人体健康尤为重要。老年人作为特殊的群体,由于其生理特点,容易出现各种营养问题,从而影响其身体健康。我国于 1999 年进入老龄化社会,并且老龄化趋势日益加剧。为了维护和促进老年人群健康,需要结合老年人生理特点和营养需求,参考中国老年人膳食指南,针对老年人存在的营养问题,指导老年人注意食品安全,选择平衡膳食,合理营养,避免因不合理膳食导致各种慢性疾病。

　　指导老年人合理营养与膳食为老年健康服务人员的典型工作任务,是老年服务与管理专业学生的专业核心技能。这本老年营养与膳食保健教材的编写以市场需求为导向,以学生能力提高为本位,打破传统的课程学科体系,以典型工作任务分析为基础,以实际工作情境为依据设置教学项目,以项目为单元组织教学内容。在编写过程中,采用任务驱动,通过具体的老年膳食指导案例导入,如为老年人设计食谱,帮助学生围绕任务展开学习,以任务的完成结果检验和总结学习过程。

　　本书可为老年服务与管理专业学生学习后续课程并为从事老年健康服务工作奠定必要的基础。本书可以作为高等职业院校老年服务与管理专业教材,也可以作为养老服务企业老年健康照护人员、老年营养工作者的培训教材或考评资料。作为高等职业院校老年服务与管理专业教材应用时,建议学时为 72 学时。

　　全书共 7 个项目,项目一由路宏建老师编写,项目二由王文焕老师编写,项目三由王文焕、臧少敏老师编写,项目四由朱方、臧少敏老师编写,项目五由臧少敏老师编写,项目六、项目七由王友顺、臧少敏老师编写。本书在编写过程中,得到了各位编者所在单位的大力支持,特别是北京劳动保障职业学院、钟山职业技术学院、河南省民政学校和北京太阳城健康养老产业公司为教材的编审工作提供了全方位的支持;同时,本书在编写过程中还参考引用了相关书籍和文献,在此一并表示诚挚的谢意。

　　由于编者能力和水平有限,编写时间紧,编写体例创新,因此,虽各编者已竭尽全力,书中仍难免有疏漏或不妥之处,敬请各位同行专家、广大师生及营养工作者指正。

臧少敏

2013 年 3 月

　　本教材配有教学课件,如有老师需要,请加 QQ 群(279806670)或发电子邮件至 zyjy@pup.cn 索取,也可致电北京大学出版社:010-62765126。

目　　录

项目一　认识六大营养素

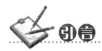 引言

　　人体的各种生理活动,如胃肠蠕动、神经传导、体液的维持,以及工作、学习、运动所需要的能量都来源于食物,身体的生长发育和组织更新所需的原料,也是由食物供给的。因此,人体每天必须摄入一定数量的食物。食物中能够供给人体能量,维持机体正常生理功能和生长发育、生殖等生命活动的有效成分被称为营养素。人体需要的营养素主要有蛋白质、脂类、碳水化合物、矿物质、维生素和水6类,通常称为六大营养素。这些营养素可以提供机体从事劳动和维持生命所需要的能量,满足组织细胞生长发育与修复的需要,并维持机体正常的生理功能,任何一种营养素的缺之、不足或过剩,都会对机体产生不良影响并导致疾病发生。

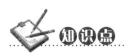 知识点

　　人体是以物质为基础的一个有机体,并且也是一个动态的平衡体。在分子水平上,人体是由蛋白质、脂类、碳水化合物、维生素、水及矿物质等构成的有机结合体。以一名体重为 60 kg(千克)的男性为例,其体内的水量约为 40 kg,约占体重的 66.7%;脂类约为9 kg,占体重的 15%,其中 1 kg 为生命活动所必需,其余为能量储备,可以根据人体的活动状况而改变;蛋白质约为 11 kg,占体重的 17%,大部分蛋白质在身体内作为基本构成成分而存在,损失超过 2 kg 就会导致严重的生理功能失调。碳水化合物在体内主要是以糖原形式存在,是人体 50% 能量需要的供给者,可以用于消耗的储备不超过 200 g(克)。

　　6 类营养素中,不能在体内合成,而必须从食物中获得的,称为"必需营养素"。其中包括异亮氨酸、亮氨酸、赖氨酸、蛋氨酸等必需氨基酸;亚油酸等必需脂肪酸;钾、钠、钙、镁等常量元素,铁、碘、锌、硒等微量元素;以及维生素等,共计 40 余种。碳水化合物、脂类和蛋白质因为需要量多,在膳食中所占的比重大,称为"宏量营养素";矿物质和维生素因需要量相对较少,在膳食中所占比重也较小,称为"微量营养素"。

　　营养素在体内有三方面功用:一是供给机体从事劳动和维持生命所需要的能量;二是提供人体的"建筑材料",用以构成和修补身体组织,满足生长发育与修复的需要;三是提供调节物质,用以调节和维持机体正常的生理功能。营养素是健康之本,是健康的物质基础。

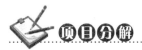 项目分解

　　人类在生命活动过程中需要不断地从外界环境中摄取食物,从中获得生命活动所

需的营养物质,这些营养物质在营养学上称为"营养素",包括蛋白质、脂类、碳水化合物、矿物质、维生素和水6类。本项目根据以上六类营养素进行项目分解。

任务一 蛋白质认知

蛋白质是生命存在的形式,也是生命的物质基础。复杂的生命活动,是由组成生物体的无数蛋白质分子活动来体现的。如果人体对蛋白质长期摄入不足,就会对机体造成一定的损害,严重不足可引起营养性水肿,所以蛋白质是人体重要的一种营养素。

一、蛋白质的生理功能

蛋白质是构成机体组织、器官的重要成分,它除了提供机体部分能量外,还参与体内的一切代谢活动,也是机体所需氮的唯一来源。

(一)构成和修补机体组织

蛋白质最主要的生理功能是作为构成和修补机体组织的主要原料。成人体内蛋白质占人体质量的16.3%～18%。人体的神经、肌肉、内脏、血液、骨骼,甚至毛发、指(趾)甲无一处不含蛋白质。人体的生长发育,组织细胞的新陈代谢,都离不开蛋白质。人体蛋白质始终处于合成与分解的动态平衡过程,每天约有3%的蛋白质参与更新。

(二)调节生理功能

人体的各种新陈代谢,包括物质代谢和能量代谢的所有化学反应都是在酶的催化下完成的。而人体内现已知的1 000多种酶都是由蛋白质构成的。可以说,没有蛋白质,就没有酶,就没有所有的生命活动。用来调节生理功能的各种激素,有一些是由蛋白质或以蛋白质为主要原料构成的,如胰岛素等。某些氨基酸在体内具有解毒作用,如半胱氨酸、蛋氨酸和甘氨酸等能与侵入体内的有毒物质相结合促进其排出体外。血浆白蛋白能协助维持细胞内外液的正常渗透压,血液红细胞中的血红蛋白能维持体液的酸碱平衡等。人体内氧气和二氧化碳的运输是通过血红蛋白来完成的。此外,许多重要物质的转运以及遗传信息的传递也是在蛋白质的参与下实现的。抗体可以提高机体的免疫力,保护机体不受致病原的侵害。大多数抗体是蛋白质或由蛋白质参与组成的,如丙种球蛋白等。被称为抑制病毒的法宝和抗癌生力军的干扰素,也是一种糖和蛋白质的复合物。胶原蛋白是人体结缔组织的组成成分,有支撑、保护作用。在人的皮肤中,胶原蛋白含量高达9%,维护着人类皮肤的弹性和韧性。如长期缺乏蛋白质会导致皮肤的生理功能减退,使皮肤弹性降低,失去光泽,出现皱纹。

(三)供给能量

蛋白质是为生命活动提供能量的物质之一。人体能量的主要来源为糖和脂肪,当它们供应不足时,机体即会动用蛋白质氧化分解提供能量,供给能量是蛋白质的次要功能。正常情况下,每天有一部分蛋白质氧化分解,向机体提供的能量占每天所需总能量的10%～15%。

二、氨基酸

人体对蛋白质的需要实际上是对氨基酸的需要。蛋白质是一种复杂的有机化合物,主要由碳、氢、氧、氮4种元素组成,有的还含硫、磷、铁、铜、碘等元素。蛋白质的基本结构单位是氨基酸。人体蛋白质含有20余种氨基酸。

(一)必需氨基酸

从人体营养角度可将氨基酸分为三大类,即必需氨基酸、半必需氨基酸和非必需氨基酸。

1. 必需氨基酸

组成蛋白质的20种氨基酸中,9种氨基酸为人体维持正常生理活动所必需且在人体内不能自行合成或合成速度很慢,远不能满足机体的需要,必须从食物中摄取的,故称之为"必需氨基酸"。如果食物中缺乏这类氨基酸,就会影响机体的生长发育、组织更新,并导致由于蛋白质缺乏而产生各种疾病。它们包括异亮氨酸、亮氨酸、赖氨酸、蛋氨酸、苯丙氨酸、苏氨酸、色氨酸、缬氨酸和组氨酸。

2. 半必需氨基酸

半必需氨基酸又称条件必需氨基酸,主要是指半胱氨酸和酪氨酸,它们在体内分别由蛋氨酸和苯丙氨酸转变而成。当膳食中半胱氨酸和酪氨酸含量丰富时,体内就不必耗用蛋氨酸和苯丙氨酸来合成这两种氨基酸。所以将半胱氨酸和酪氨酸称为条件必需氨基酸或半必需氨基酸。在计算食物必需氨基酸组成时,往往将蛋氨酸和半胱氨酸、苯丙氨酸和酪氨酸合并计算。

3. 非必需氨基酸

非必需氨基酸并非机体不需要,它们都是构成机体蛋白质的材料,并且必须以某种方式提供,只是因为这部分氨基酸能在人体内合成,或者可以由其他氨基酸转变而成,不一定通过食物来供给,因此称为"非必需氨基酸"。非必需氨基酸包括甘氨酸、谷氨酸、丙氨酸、精氨酸、脯氨酸、天冬氨酸、天冬酰胺、胱氨酸、谷氨酰胺、丝氨酸。

(二)氨基酸模式及限制氨基酸

1. 氨基酸模式

氨基酸模式是指某种蛋白质中各种必需氨基酸的构成比例。即根据蛋白质中必需氨基酸含量,以含量最少的色氨酸为1计算出的其他氨基酸的相应比值。几种食物和人体氨基酸模式见表1-1。

表1-1　几种食物和人体氨基酸模式

氨基酸	人 体	全鸡蛋	牛 奶	牛 肉	大 豆	面 粉	大 米
异亮氨酸	4.0	3.2	3.4	4.4	4.3	3.8	4.0
亮氨酸	7.0	5.1	6.8	6.8	5.7	6.4	6.3
赖氨酸	5.5	4.1	5.	7.2	4.9	1.8	2.3
蛋氨酸＋半胱氨酸	2.3	3.4	2.4	3.2	1.2	2.8	2.3
苯丙氨酸＋酪氨酸	3.8	5.5	7.3	6.2	3.2	7.2	7.2
苏氨酸	2.9	2.8	3.1	3.6	2.8	2.5	2.5
缬氨酸	4.8	3.9	4.6	4.6	3.2	3.6	3.8
色氨酸	1.0	1.0	1.0	1.0	1.0	1.0	1.0

2．限制氨基酸

人体所需蛋白质来源于多种食物，凡氨基酸模式与人体氨基酸模式接近的食物，其必需氨基酸在体内的利用率就高，反之则低。例如，蛋、奶、肉、鱼等中的动物蛋白质以及大豆蛋白质的氨基酸模式与人体蛋白质氨基酸模式较接近，从而所含的必需氨基酸在体内的利用率就较高，因此被称为优质蛋白质。其中鸡蛋的氨基酸模式与人体氨基酸模式最为接近，在比较食物蛋白质营养价值时常作为参考蛋白质（reference protein）。而食物蛋白质中一种或几种必需氨基酸含量相对较低，导致其他必需氨基酸在体内不能被充分利用而使蛋白质营养价值降低，这些含量相对较低的氨基酸称为限制氨基酸。即由于这些氨基酸的不足，限制了其他氨基酸的利用。其中，含量最低的称第一限制氨基酸，余者类推。植物蛋白质中，赖氨酸、蛋氨酸、苏氨酸和色氨酸含量相对较低，所以营养价值也相对较低。

三、食物蛋白质的营养评价

食物的种类千差万别，各种食物蛋白质的含量、氨基酸模式都不一样，人体对它的消化、吸收和利用程度也存在差异，其营养价值不完全相同。一般来说，动物蛋白质的营养价值优于植物蛋白质。

在实际工作中，人们依据不同的应用目的设计了多种评价指标，但就某一种评价方法而言，因其只能以某一种现象作为观察评定指标，所以都有一定的局限性。综合说来，营养学上主要从食物蛋白质的"量"和"质"两个方面来考察。即一方面要从"量"的角度考察食物中蛋白质含量的多少，另一方面则要从"质"的角度考察其必需氨基酸的含量及模式，以及机体对该食物蛋白质的消化、利用程度。总之，所使用的评价方法多种多样，可概括为生物学法和化学分析法。

（一）食物中蛋白质的含量

食物蛋白质含量是评价蛋白质营养价值的一个重要方面。蛋白质的含量是蛋白质发挥其营养价值的物质基础，食物蛋白质含量的多少尽管不能决定一种食物蛋白质营养价值的高低，但是没有一定的数量，再好的蛋白质，其营养价值也有限。

通常用凯氏定氮法先测定食物蛋白质的含氮量，然后再换算成蛋白质含量。食物蛋白质的含氮量取决于其氨基酸的组成以及非蛋白含氮物质的多少，可在 $15\% \sim 18\%$ 变动。食物蛋白质平均含氮量为 16%，故常以含氮量乘以系数 $6.25(=100/16)$ 测得其粗蛋白含量。

日常食物中，每 500 g 约含蛋白质为：谷类 $40 \sim 56$ g，豆类 $110 \sim 170$ g，蔬菜 $5 \sim 10$ g，肉类 100 g，蛋类 $60 \sim 64$ g，鱼类 $70 \sim 90$ g，奶类 $15 \sim 20$ g。

（二）蛋白质的消化率

蛋白质的消化率（digestibility）是指食物蛋白质被消化酶分解、吸收的程度。消化率愈高，被机体利用的可能性就愈大。食物蛋白质的消化率用该蛋白质中被消化、吸收的氮量与其蛋白质含氮总量的比值表示。一般采用动物或人体实验测定，根据是否考虑粪代谢氮因素，可有表观消化率（apparent digestibility）和真消化率（true digestibility）之分。

1．表观消化率

表观消化率即不考虑粪代谢氮的蛋白质消化率。通常以动物或人体为实验对象，在实验期内，测定实验对象摄入的食物氮和从粪便中排出的粪氮，然后按下式计算：

$$表观消化率=\frac{食物氮-粪氮}{食物氮}\times100\%$$

其中,粪氮是指粪便中排出的氮量,表示食物中不能被消化吸收的氮。

2. 真消化率

真消化率即考虑粪代谢氮的蛋白质消化率。其公式如下:

$$真消化率=\frac{食物氮-(粪氮-粪代谢氮)}{食物氮}\times100\%$$

其中,粪代谢氮也称内源粪氮,是指脱落的肠黏膜细胞和死亡的肠道微生物氮。

粪代谢氮是受试者在完全不吃含蛋白质食物时粪便中的含氮量。它来自脱落的肠黏膜细胞和死亡的肠道微生物,并非来自未被消化吸收的蛋白质,因此,不能计算在未被消化吸收的氮量中。一般成人24 h(小时)内粪代谢氮为0.9~1.2 g。

在测定食物蛋白质消化率时,如不减去粪代谢氮所得的结果称为表观消化率,若减去粪代谢氮所得的结果称为真消化率(纯消化率)。

蛋白质的消化率受人体和食物等多种因素的影响,前者如全身状态、消化功能、精神情绪、饮食习惯和对该食物感官状态是否适应等;后者有蛋白质在食物中的存在形式、结构、食物纤维素含量、烹调加工方式、共同进食的其他食物的影响等。

通常,动物性蛋白质的消化率比植物性的高。如鸡蛋和牛奶蛋白质的消化率分别为97%和95%,而玉米和大米蛋白质的消化率分别为85%和88%。这是因为植物蛋白质被纤维素包围不易被消化酶作用,因此消化率较低。但经过加工烹调后,包裹植物蛋白质的纤维素可被去除、破坏或软化,从而提高其蛋白质的消化率。例如食用整粒大豆时,其蛋白质消化率仅约60%,若将其加工成豆腐,则可提高到90%。

(三)蛋白质的利用率

蛋白质的利用率是指食物蛋白质(氨基酸)被消化、吸收后在体内被利用的程度。测定食物蛋白质利用率的指标和方法很多,各指标分别从不同角度反映蛋白质被利用的程度。

1. 蛋白质的生物学价值

蛋白质的生物学价值(biological value,BV)简称生物价,也称生理价值,它是评定食物蛋白质营养价值高低的常用方法,是表示蛋白质被机体吸收后在体内的利用率,是机体的氮储留量与氮吸收量之比。某种蛋白质的生物价的值越高,表明其被机体利用的程度越高,最大值为100。计算公式如下:

$$生物价=\frac{储留氮}{吸收氮}\times100\%$$

$$吸收氮=食物氮-(粪氮-粪代谢氮)$$

$$储留氮=吸收氮-(尿氮-尿内源性氮)$$

式中,尿内源性氮是机体在无氮膳食条件下尿中所含有的氮。它们来自体内组织蛋白质的分解。尿氮和尿内源性氮的检测原理和方法与粪氮和粪代谢氮一样。

蛋白质的生物价可受很多因素影响,同一食物蛋白质可因实验条件不同而有不同的结果,故对不同蛋白质的生物价进行比较时应将实验条件统一。

生物价越高,表明食物蛋白质中氨基酸被机体利用的程度也越高。

2. 蛋白质净利用率

蛋白质净利用率(net protein utilization,NPU)是机体的氮储留量与氮摄入量之比,表

示摄入的蛋白质实际被利用的程度。因为考虑了蛋白质在消化、利用两个方面的因素,因此更为全面。计算公式如下:

$$蛋白质净利用率(NPU)=氮储留量÷氮摄入量=生物价×消化率$$

3. 蛋白质功效比值

蛋白质功效比值(protein efficiency ratio,PER)是用幼小动物体重的增加与所摄食的蛋白质之比来表示将蛋白质用于生长的效率。出于所测蛋白质主要被用来提供生长之需要,所以该指标被广泛用作婴儿食品中蛋白质的评价。计算公式如下:

$$蛋白质功效比值=\frac{动物增加体重(g)}{摄入的食物蛋白质(g)}$$

几种食物蛋白质质量指标值见表1-2。

表1-2　几种食物蛋白质质量指标值

食物名称	蛋白质含量/(g/100 g)	消化率/%	生物价/%	蛋白质净利用率/%	蛋白质功效比	氨基酸评分	限制性氨基酸
鸡蛋	13	99	94	94	3.92	100	无
牛乳	4	97	85	82	3.09	60	蛋氨酸、胱氨酸
鱼类	19	98	83	81	3.55	75	色氨酸
牛肉	18	99	74	74	2.30	69	缬氨酸
小鸡	21	95	74	70	—	67	缬氨酸
猪肉	12	—	74	—	—	68	蛋氨酸、胱氨酸
大豆	34	90	73	66	2.32	46	蛋氨酸、胱氨酸
花生	26	87	55	48	1.65	43	蛋氨酸、胱氨酸
啤酒酵母	39	84	67	56	2.24	45	蛋氨酸、胱氨酸
全粒小麦	12	91	66	60	1.50	48	赖氨酸
全粒玉米	12	91	66	60	1.50	48	赖氨酸
精稻米	7	98	64	63	2.18	53	赖氨酸
马铃薯	2	89	73	65	—	48	蛋氨酸、胱氨酸

注:引自〔美〕A. H. 恩斯明格,等.营养素[J].食物与营养百科全书,1986。

四、蛋白质的互补作用

不同食物蛋白质中氨基酸的含量和比例关系不同,其营养价值不一,若将两种或两种以上的食物适当混合食用,使它们之间相对不足的氨基酸互相补偿,从而接近人体所需的氨基酸模式,提高蛋白质的营养价值,称为蛋白质的互补作用(protein complementary action)。例如豆腐和面筋蛋白质在单独进食时,其生物价(BV)分别为65%和67%,而当两者以42:58的比例混合进食时,其BV可提高至77%。这是因为面筋蛋白质中缺乏赖氨酸,蛋氨酸却较多,而大豆蛋白质中则赖氨酸含量较多,可是蛋氨酸不足。两种蛋白质混合食用则互相补充,从而提高其营养价值。这种提高食物营养价值的方法实际上早已被人们在生活中采用,并且在后来的实验中得到验证。几种食物混合后蛋白质的生物价见表1-3。

表 1-3　几种食物混合后蛋白质的生物价

蛋白质来源	混合食用所占份数	生物价(BV)/%	
		单独食用	混合食用
玉米	3	60	76
大豆(熟)	1	64	
小麦	7	67	74
小米	6	57	
大豆	3	64	
豌豆	3	33	
玉米	2	60	73
小米	2	57	
大豆	1	64	
小麦	4	67	89
小米	6	57	
牛肉(干)	2	76	
大豆	1	64	

在日常生活中,应注意食物种类多样化的膳食营养结构,避免偏食。在膳食中要提倡荤素搭配,粮、豆、菜混食,粗细粮混合等调配方法,对提高蛋白质的营养价值具有重要的实际意义。为充分发挥食物蛋白质的互补作用,在调配膳食时,应遵循以下 3 个原则:

(1) 食物的生物学种属越远越好,如动物性和植物性食物之间的混合比单纯植物性食物之间的混合要好。

(2) 搭配的种类越多越好。

(3) 食用时间越近越好。因为单个氨基酸在血液的停留时间约 4 h,然后到达组织器官,再合成组织器官的蛋白质。而合成组织器官蛋白质的氨基酸必须同时到达才能发挥互补作用。

五、蛋白质参考摄入量及食物来源

(一) 蛋白质参考摄入量

我国营养学会推荐的蛋白质供给量标准(1988 年 10 月修订),成人供给量,按体重计算,为每日每千克 1.0～1.2 g。按能量计算,占总能量的 11%～14%,其中儿童和青少年为 13%～14%,以保证膳食中有充足的蛋白质供给生长发育的需要;成年人为 11%～12%,可以确保维持正常的生理功能。极重体力劳动者的能量补充,主要来自谷类食物,因而蛋白质所占的能量比例相对较低,但仍可达到总能量的 11%。

2000 年,中国营养学会在"推荐的每日膳食营养素供给量(Recommended Dietary Allowance,RDA)"的基础上,重新修订了推荐的膳食营养素摄入量,并采用了膳食营养素参考摄入量(Dietary Reference Intakes,DRIs)新概念。新修订的蛋白质推荐摄入量(Recommended Nutrient Intake,RNI),成年男、女轻体力活动分别为 75 g/d(克/天)和 65 g/d,中体力活动分别为 80 g/d 和 70 g/d,重体力活动分别为 90 g/d 和 80 g/d,60 岁以上老年人男、女分别为 75 g/d 和 65 g/d。

蛋白质的需要量,对成人来说,必须能够维持机体氮平衡(摄入氮=排出氮)。幼儿、孕妇和病后康复的人必须保持正氮平衡(摄入氮量>排出氮量),消耗性疾病可能引起负氮平衡(排出氮量>摄入氮量)。

当膳食中的蛋白质长期供应不足时,将会出现负氮平衡,导致婴儿生长发育迟缓,成人则体重减轻、肌肉萎缩、容易疲劳、贫血,对疾病抵抗力降低,创伤和骨折不易愈合,病后恢复缓慢。人体蛋白质供给严重缺乏时,将产生营养不良性水肿,甚至发生休克。蛋白质缺乏往往与能量缺乏同时发生,称为蛋白质能量营养不良。反之,如果长期摄入蛋白质过多,超出人体需要,这些过量的蛋白质,不但不能被吸收利用,反而会增加胃、肠、肝和肾的负担,同时在经济上又是一种浪费。此外,一些含蛋白质丰富的食品,其脂类和胆固醇的含量也偏高,这些对人体健康都不利。因此,在膳食中对蛋白质的合理供应是非常重要的。

1985 年 FAO/WHO/UNU[①] 专家委员会对不同的研究资料进行了归纳,提出了不同年龄组人群对必需氨基酸需要量的估计值(表 1-4)。关于组氨酸,过去认为只是的必需氨基酸,但近来研究认为组氨酸也是成人的必需氨基酸,而且经实验证实,其需要量为 8~12 mg/(kg·d)。

表 1-4　不同年龄者每日每千克体重必需氨基酸需要量的估计值　　　　单位:mg

氨基酸	3~4 个月婴儿	学龄前儿童	10~12 岁学龄儿童	成年人
组氨酸	28	—	—	[8~12][*]
异亮氨酸	70	31	3	10
亮氨酸	161	73	45	14
赖氨酸	103	64	60	12
蛋氨酸+胱氨酸	58	27	27	13
苯丙氨酸+酪氨酸	125	69	27	14
苏氨酸	87	37	35	7
色氨酸	17	12.5	4	3.5
缬氨酸	93	38	33	10

注: * 已有实验表明成人也需要组氨酸。

(二)蛋白质的食物来源

我国的膳食蛋白质的来源主要从肉类(畜肉、禽肉)、蛋类、奶类、鱼类、豆类、坚果类、薯类、蔬菜及谷类等食物中取得。蛋白质的食物来源可分为植物性蛋白质和动物性蛋白质两大类。植物性蛋白质中,谷类含蛋白质 10% 左右,蛋白质含量不算高,但由于是人们的主食,

① FAO/WHO/UNU 3 个国际专业机构 1985 年联合提出的资料。FAO(Food and Agriculture Organization)是联合国粮农组织的简称,WHO(World Health Organization)是世界卫生组织的简称,UNU(United Nations University)是联合国大学的简称。

所以仍然是膳食蛋白质的主要来源。豆类含有丰富的蛋白质,特别是大豆含蛋白质高达
36%～40%,氨基酸组成也比较合理,在体内的利用率较高,是植物性蛋白质中非常好的蛋白
质来源。蛋类含蛋白质 11%～14%,是优质蛋白质的重要来源。奶类(牛奶)一般含蛋白质
3.0%～3.5%,是婴幼儿蛋白质的最佳来源。肉类包括禽、畜和鱼的肌肉,新鲜肌肉含蛋白质
15%～22%,肌肉蛋白质营养价值优于植物蛋白质,是人体蛋白质的重要来源。为改善膳食蛋
白质质量,在膳食中应保证有一定数量的优质蛋白质。一般要求动物性蛋白质和大豆蛋白质
应占膳食蛋白质总量的 30%～50%。

一些常见食物的蛋白质含量见表 1-5。

表 1-5　常见食物的蛋白质含量　　　　　　　　　单位:g/100 g 食物

食　物	蛋白质含量	食　物	蛋白质含量	食　物	蛋白质含量
小麦粉(标准粉)	11.2	豆浆	1.8	小白菜	1.5
小麦粉(特二粉)	10.4	豌豆	23.0	番茄(西红柿)	0.9
小麦粉(富强粉)	10.3	蚕豆(去皮)	25.4	柿子椒	1.0
大米	7.7	荞麦	9.3	苦瓜	0.9
玉米(白,干)	8.8	芝麻(白)	18.4	南瓜	1.0
玉米(黄,干)	8.7	芝麻(黑)	19.1	丝瓜	1.0
玉米(鲜)	4.0	花生(炒)	21.9	南瓜子(炒)	36.0
小米	9.0	花生(生)	25.0	苹果	0.2
甘薯(红芯)	1.1	核桃(干)	14.9	梨(鸭梨)	0.2
甘薯(白芯)	1.4	白果(银杏)	13.2	鸡蛋(白皮)	12.7
马铃薯	2.0	干木耳(黑木耳)	12.1	鸡蛋(红皮)	12.8
青豆(青大豆)	34.6	干银耳(白木耳)	10.0	松花蛋(皮蛋)	14.2
黄豆(大豆)	35.1	发菜(干)	22.8	鸭蛋	12.6
豆腐干	16.2	鸡肉	20.3	武昌鱼	18.3
牛肉(肥瘦)	18.1	鸭肉	15.5	鳜鱼	19.9
牛肉(瘦)	20.2	牛乳	3.0	黄鳝	18.0
牛肉干	45.6	羊乳粉(全脂)	18.8	鱿鱼(干)	60.0
羊肉(肥瘦)	19.0	鲫鱼	17.1	鱿鱼(水浸)	18.3
羊肉(瘦)	20.5	鲤鱼	17.6	海参(水浸)	6.0
猪肝	19.3	草鱼(白鲩)	16.6	海参	50.2
猪肝(卤煮)	26.4	鲢鱼(白鲢)	17.8	虾米(海米)	43.7
猪肉(肥瘦)	13.2	鳙鱼(胖头鱼)	15.3	甲鱼	17.8
猪肉(瘦)	20.3	大黄鱼(大黄花鱼)	17.7	蛇	15.7
猪肉(里脊)	20.0	小黄鱼(小黄花鱼)	17.9	燕窝	49.9
猪肉松	23.4	带鱼	17.7	紫菜	26.7
猪蹄筋	35.3	大白菜	1.7	金针菜(黄花菜)	19.4
豆腐	8.1				

任务二　脂　类　认　知

脂类是人体的重要组成成分,体脂约占人体体重的 14%~19%。食物中的脂肪是为人体提供能量的三大产(热)能营养素之一。通常将常温时呈液态的叫"油",呈固态的叫"脂",通称油脂。油脂与胆固醇、磷脂又统称为脂类。脂类是一类重要的营养物质,它以各种形式存在于人体的各种组织中,具有重要的生理作用。

一、脂类的分类

脂类分为两大类,即脂肪(fat)和类脂(lipids)。

(一)脂肪

脂肪即三酰甘油,主要含有碳、氢、氧 3 种元素。日常生活中所说的脂肪主要是由 1 分子的甘油与 3 分子的脂肪酸组成,称为三酰甘油,即中性脂肪,约占脂类的 95%。组成天然脂肪的脂肪酸种类很多,所以由不同脂肪酸组成的脂肪对人体的作用也有所不同。通常 4~12 个碳的脂肪酸都是饱和脂肪酸,碳链更长时可出现 1 个甚至多个双键,称为不饱和脂肪酸。

(二)类脂

类脂主要也是由碳、氢、氧 3 种元素组成,包括磷脂、糖脂和固醇类。磷脂是含有磷酸的脂类,包括由甘油构成的甘油磷脂和由鞘氨醇构成的鞘磷脂。糖脂是含有糖基的脂类,也是构成细胞膜所必需的。固醇类又分为胆固醇和类固醇。胆固醇是脂肪酸盐和维生素 D_3 以及类固醇激素合成的原料,对于调节机体脂类物质的吸收,尤其是脂溶性维生素(A、D、E、K)的吸收以及钙、磷代谢等均起着重要作用。人体内的胆固醇有些已酯化,即形成胆固醇酯。这些酯类在血浆脂蛋白、肾上腺皮质和肝中都大量存在。低密度脂蛋白(low-density lipoprotein,LDL)中约有 80% 的总胆固醇是以胆固醇酯的形式存在;高密度脂蛋白(high-density lipoprotein,HDL)中则含 90%。在动脉粥样硬化病灶中,堆积在动脉壁的脂类以胆固醇酯最多。

二、脂类的生理功能

脂类是人体必需营养素之一,它与蛋白质、碳水化合物是产能的三大营养素,在供给人体能量方面起着重要作用;脂类也是构成人体细胞的重要成分,如细胞膜、神经髓鞘膜都必须有脂类参与构成。其主要生理功能如下。

(一)储存和供给能量

储存能量和供给能量是脂肪最重要的生理功能。1 g 脂肪在体内完全氧化时可释放出 38.9 kJ(9.3 kcal)的热能,比 1 g 糖原或蛋白质所放出的能量多两倍以上。脂肪组织是体内专门用于储存脂肪的组织,当机体需要时,脂肪组织中储存的脂肪可动员出来分解供给机体能量。脂肪每天向人体提供的热量占热能总摄入量的 20%~30%。若机体摄食能量过多,则过多的能量将以脂肪的形式储存在体内,久而久之就会使人发胖;若长期摄食能量不足,则人就消瘦。所以,储存脂肪是储存能量的一种方式。当人体处于饥饿状态时或手术后有85%的热能来源于储存的脂肪。冬眠的动物和骆驼等,之所以可以长期不进食,就是靠体内储存的大量脂肪来维持其在"禁食"期间的生存的。

(二)构成机体组织

脂肪是构成人体细胞的主要成分,如类脂中的磷脂、糖脂和胆固醇是组成人体细胞的类脂层的基本原料。糖脂在脑和神经组织中含量最多。脂肪在人体内也占一定的比重,男子一般占体重的10%~20%,女子体内的比重高于男子。脂肪主要存在于人体皮下结缔组织、腹腔大网膜、肠系膜等处。

(三)维持体温,保护脏器

由于脂肪本身不易导热,因此,分布在皮下的脂肪具有减少体内热量散失和防止外界辐射热的侵入的功能,对维持人的体温和御寒起着重要作用。分布在内脏周围的脂肪组织,犹如软垫,起到使内脏免受撞击、减少摩擦/防震的作用和固定支持保护作用。所谓"胖人耐冻",即此道理。

(四)内分泌作用

近半个世纪以来,脂肪组织的内分泌功能逐渐被人们所重视。现已发现的由脂肪组织所分泌的因子有瘦素、肿瘤坏死因子、白细胞介素-6、白细胞介素-8、纤维蛋白溶酶原激活因子抑制物、血管紧张素原、雌激素、胰岛素样生长因子、脂联素及抵抗素等。这些脂肪组织来源的因子参与机体的代谢、免疫、生长发育等生理过程。脂肪组织内分泌功能的发现是近年来内分泌学领域的重大进展之一,也为人们进一步认识脂肪组织的作用开辟了新的起点。

(五)促进脂溶性维生素的吸收

机体重要的营养成分维生素 A、维生素 D、维生素 E、维生素 K 等,不溶于水,只能溶于脂肪或脂肪溶剂,称为脂溶性维生素。膳食中的脂肪是脂溶性维生素的良好溶剂,这些维生素随着脂肪的吸收而同时被吸收,当膳食中脂肪缺乏或发生吸收障碍时,体内脂溶性维生素就会因此而缺乏。

(六)供给必需脂肪酸

必需脂肪酸是指人体生命活动所必需的脂肪酸,它不能在人体内合成或合成不足,而必须从食物脂肪中摄取。目前已经肯定的必需脂肪酸是亚油酸、亚麻酸。

此外,脂肪还可节约蛋白质,增加膳食的美味和增加饱腹感,参与生物膜的构成,参与血浆脂蛋白的组成,等等。

三、脂肪酸与必需脂肪酸

(一)脂肪酸及分类

根据化学结构不同,脂肪中的脂肪酸可以分为饱和脂肪酸和不饱和脂肪酸。根据碳链及双键数目的多少,脂肪酸分成 3 类。

1．低级饱和脂肪酸(C＜10)

这类脂肪酸的相对分子质量低，易于挥发，又称挥发性脂肪酸，如丁酸、己酸、辛酸等。这些脂肪酸存在于干奶油、椰子油中。

2．高级饱和脂肪酸(C≥10)

高级饱和脂肪酸在常温下呈固体，所以也称固体脂肪酸，如月桂酸、豆蔻酸。心血管病患者应尽量少摄食饱和脂肪酸。

3．不饱和脂肪酸

脂肪酸分子中碳之间有一个及以上双键的，称为不饱和脂肪酸。双键在两个及以上的称为多不饱和脂肪酸，如二十碳五烯酸(EPA)、二十二碳六烯酸(DHA)等。

(二)必需脂肪酸

必需脂肪酸(essential fatty acid，EFA)是指机体生命活动必不可少，但机体自身又不能合成，必须由食物供给的多不饱和脂肪酸。目前所知必需脂肪酸主要包括两种，一种是 $n-6$ 系列的亚油酸，另一种为 $n-3$ 系列的 a-亚麻酸。只要食物中亚油酸供给充足，人体内就可以用亚油酸为原料合成体内所需要的 $n-6$ 系列脂肪酸，如 γ-亚麻酸、花生四烯酸等；同理，a-亚麻酸在体内可合成所需的 $n-3$ 系列的脂肪酸，如二十碳五烯酸(EPA)和二十二碳六烯酸(DHA)。也就是说亚油酸是体内 $n-6$ 系列脂肪酸的前体，而 a-亚麻酸则是体内 $n-3$ 系列脂肪酸的前体。

(三)必需脂肪酸的生理功能

1．磷脂的组成成分

必需脂肪酸是磷脂的组成成分，而磷脂是线粒体和细胞膜的重要组成成分，必需脂肪酸缺乏可以导致线粒体肿胀，细胞膜结构、功能改变，膜透性、脆性增加。如必需脂肪酸缺乏出现的鳞屑样皮炎、湿疹与皮肤细胞膜对水通透性增加有关。

2．与胆固醇代谢相关

胆固醇要与脂肪酸结合才能在体内转运，进行正常代谢。若必需脂肪酸缺乏，胆固醇转运受阻，不能进行正常代谢，则在体内沉积而引发疾病。

3．与生殖细胞的形成及妊娠、授乳、婴儿生长发育有关

资料表明，体内缺乏必需脂肪酸时，精子形成数量减少，泌乳困难，婴幼儿生长缓慢，并可能出现皮肤症状(如皮肤湿疹、干燥等)。这些症状可通过食用含丰富亚油酸的食物而得到改善。

4．与前列腺素的合成有关

前列腺素存在于许多器官中，有着多种多样的生理功能，如使血管扩张和收缩、神经刺激的传导、生殖与分娩的正常进行及水代谢平衡等，奶中的前列腺素还可以防止婴儿消化道损伤。亚油酸是合成前列腺素必需的前体，因此，亚油酸营养正常与否，直接关系到前列腺素的合成量，从而影响到人体功能的正常发挥。

5．维护视力

a-亚麻酸的衍生物二十二碳六烯酸(DHA)，是维持视网膜光感受体功能所必需的脂肪酸。a-亚麻酸缺乏时可引起光感受器细胞受损，视力减退。长期缺乏 a-亚麻酸时，对调节注意力和认知过程也有不良影响。

但是,过多地摄入必需脂肪酸,也可使体内氧化物、过氧化物等增加,同样对机体产生不利影响。必需脂肪酸在植物油中含量较多,动物脂肪中较少。一些常见的油脂中主要脂肪酸的组成情况见表1-6。

表1-6　常见油脂中主要脂肪酸的组成(脂肪总量的百分数)　　　单位:%

食用油	饱和脂肪酸	不饱和脂肪酸			其他脂肪酸
		油酸	亚油酸(n-6系)	亚麻酸(n-3系)	
菜籽油	13	20	16	9	42[1]
花生油	19	41	38	0.4	1
茶油	10	79	10	1	1
葵花籽油	14	19	63	5	
大豆油	16	22	52	7	3
芝麻油	15	38	46	0.3	1
玉米油	15	27	56	0.6	1
棕榈油	42	44	12	—	—
猪油	43	44	9		3
牛油	62	29	2	1	—
羊油	57	33	3	2	3
黄油	56	32	4	1.3	4

四、磷脂与胆固醇

类脂包含多种物质,其中与人体生理关系较密切的是磷脂和胆固醇。磷脂分子中除了含甘油、脂肪酸外,还含有磷酸及一些含有氮碱成分的物质。胆固醇不含甘油,一般也不含脂肪酸,是另一类型的分子结构,称为甾类化合物。

(一)磷脂

生物膜,包括细胞膜中的脂类物质主要是磷脂。磷脂及磷脂的各种衍生物对人体的作用甚大。除了是细胞膜的主要成分外,在脑、精液、红细胞、肌肉等组织中含量也很多,尤其在神经细胞膜中含量特别丰富。在神经信号传递中起着非常重要的作用。

(二)胆固醇

胆固醇在神经组织和肾上腺中含量非常多,在脑组织中约占固体物质的17%。在肝、肾、表皮等组织中含量也颇多。胆囊中的结石几乎全是由胆固醇组成的。胆固醇是一些激素的主要原料和必需物质,如肾上腺皮质所产生的多种激素和性腺所产生的雄激素与雌激素等。胆固醇是胆汁酸的重要成分。胆汁酸是乳化剂,有助于脂类的消化和吸收。另外还有抗炎、解毒作用。胆固醇的衍生物7-脱氢胆固醇,在紫外线作用下可进一步形成维生素D_3。而维生素D_3具有促进钙、磷代谢,使骨钙化的作用。所以常晒太阳的人在钙充足的情况下是很少患钙缺乏

----

[1]　主要为芥酸。(选引自中国营养学会,Chinese DRIs,2000)

症的。

人体内的胆固醇大部分由肝合成,然后储存于胆囊中。人体可以从食物中摄取胆固醇,经消化吸收后,最后也纳于胆汁内。胆固醇不溶于水而溶于脂。磷脂可促成血内的胆固醇和三酰甘油与蛋白质结合形成脂蛋白,在血液内溶解和运转,并参与全身代谢。脂蛋白有两类:占60%～70%的是低密度脂蛋白,约占30%的是高密度脂蛋白。前者容易将胆固醇和脂质沉积于血管壁上,促使动脉呈粥样硬化,故称其为"对健康不利的胆固醇";而后者则相反,能防止形成动脉粥样硬化,所以称之为"对健康有利的胆固醇"。两种脂蛋白的作用相反,在脂肪代谢中形成相对的动态平衡。当人体血液中的胆固醇含量超出正常生理指标时,就可能加速低密度胆固醇的合成,使血管管腔变窄、管壁变硬、血流受阻,从而导致冠心病、脑卒中等一系列心脑血管疾病的发生。动物内脏、蛋黄及某些水产品中胆固醇含量较高,见表1-7。

表 1-7 胆固醇含量较高的食物   单位:mg/100 g 食物

食　物	胆固醇量	食　物	胆固醇量
猪脑	2 571	羊肝	349
牛脑	2 670	猪肝	288
羊脑	2 004	猪肺	314
鸡蛋黄	1 510	鸡肝	356
鹌鹑蛋黄	1 674	墨斗鱼	275
鸭蛋黄	1 576	河蟹(全)	235
鸡蛋(全)	585	奶油	295
牛肝	297	鱿鱼(水发)	265

植物性食物中一般都不含胆固醇,动物性食物中牛奶、一些鱼和瘦肉的胆固醇含量比较低,见表1-8。

表 1-8 胆固醇含量较低的食物   单位:mg/100 g 食物

食　物	胆固醇量	食　物	胆固醇量
猪肉(肥)	109	兔肉	59
猪肉(瘦)	81	鸭	94
猪舌	116	奶粉(全)	104
猪心	158	奶粉(脱脂)	28
猪肚	159	奶油蛋糕	172
猪肉松	163	对虾	150
牛肉(肥)	194	大黄鱼	79
牛肉(瘦)	58	带鱼	76
牛肉松	178	鲤鱼	83
牛肚	132	草鱼	86
鸡肉	106	甲鱼	101
羊肉(瘦)	60	火腿肠	57

五、脂肪营养价值评价

食物脂肪的营养价值与许多因素有关,因价,评价一种脂肪营养价值的高低,主要取决于脂肪的消化吸收率、必需脂肪酸的含量及脂溶性维生素的含量。

1. 脂肪的消化率

食物脂肪的消化率与其熔点密切相关,熔点越低越易消化。熔点低于体温的脂肪消化率可高达 97%～98%,高于体温的脂肪消化率约 90%。熔点高于 50℃ 的脂肪比较不容易消化。而熔点又与食物脂肪中所含不饱和脂肪酸的种类和含量有关。含不饱和脂肪酸和短链脂肪酸(C_4～C_8)越多,其熔点越低,越容易消化。通常,植物油脂消化率高于动物油脂。

2. 必需脂肪酸的含量

必需脂肪酸的含量与组成是衡量食物油脂营养价值的重要方面。一般植物油中含有较多的必需脂肪酸,是人体必需脂肪酸(亚油酸)的主要来源,故其营养价值高于动物脂肪。但椰子油例外,其亚油酸含量很低,且不饱和脂肪酸含量也少。

3. 脂溶性维生素的含量

一般脂溶性维生素含量高的脂肪营养价值也高。动物的储存脂肪几乎不含维生素,器官脂肪中含有少量,但肝脂肪含维生素 A、维生素 D 亦较丰富,特别是一些海产鱼类肝脂肪中含量很高。奶和蛋的脂肪中也含有较多的维生素 A 和维生素 D。植物油中富含维生素 E,特别是谷类种子的胚油(如麦胚油)中维生素 E 含量更为突出。

六、脂类的摄入量及其食物来源

1. 脂类的参考摄入量

膳食中脂肪的供给量易受人们的饮食习惯、生活条件、气候、季节的影响,因此世界各国对脂类的摄入量没有统一的标准。中国营养学会建议每日膳食中由脂类供给的能量占总能量的比例,儿童和少年以 25%～30%、成人以 20%～25% 为宜,一般不超过 30%,老年人一般不超过 25%。胆固醇的每日摄入量应在 300 mg 以下。

另外,每天所摄入的脂类中,应有一定比例的不饱和脂肪酸,一般认为必需脂肪酸的摄入量应不少于总能量的 3%。理想的脂肪酸构成量为饱和脂肪酸:单不饱和脂肪酸:多不饱和脂肪酸=1:1:1,而且多不饱和脂肪酸中(n-6):(n-3)=(4～6):1 为最佳。

2. 脂类的食物来源

人类膳食脂肪主要来源于动物的脂肪组织、肉类、植物油及植物的种子。动物脂肪相对含饱和脂肪酸和单不饱和脂肪酸较多,而多不饱和脂肪酸含量较少。植物油主要含不饱和脂肪酸,特别是必需脂肪酸亚油酸普遍存在于植物油中,亚麻酸在豆油和紫苏籽油中较多。因此,经常食用植物油基本可满足人体对必需脂肪酸的需要,不会造成必需脂肪酸的缺乏。水产品的多不饱和脂肪酸含量最高,深海鱼如鲱鱼、鲑鱼的油富含二十碳五烯酸(EPA)和二十二碳六烯酸(DHA),它们属 n-3 系列的多不饱和脂肪酸,具有降低血脂和预防血栓形成的作用。

含磷脂较多的食物为蛋黄、肝、大豆、麦胚和花生等。含胆固醇丰富的食物是动物脑、肝、肾等内脏和蛋类,肉类和奶类也含有一定量的胆固醇。

任务三　碳水化合物认知

碳水化合物又称糖类,是生物界三大基础物质之一,是自然界最丰富的有机物质。主要由碳、氢、氧 3 种元素组成。日常食用最多的淀粉类食品(大米、面粉、玉米、红薯、马铃薯等)、食糖(蔗糖、葡萄糖、蜂蜜等)和膳食纤维(纤维素、半纤维素、果胶、藻胶、木质素等)都属于此类。

一、碳水化合物的分类

碳水化合物的分类有两种不同的方法。一种是从化学的角度,可以将碳水化合物分为糖类、寡糖和多糖;另一种是从营养学角度,根据碳水化合物是否提供能量,可将碳水化合物分为可被人体消化利用的和不能被人体消化吸收利用的两类。膳食中碳水化合物的分类见表 1-9。

表 1-9　膳食中碳水化合物的分类

分　类	亚　组	举　例
糖	单糖	葡萄糖、果糖、半乳糖
	双糖	蔗糖、乳糖、麦芽糖
	糖醇	山梨醇、甘露醇
寡糖	异麦芽低聚寡糖	多种异麦芽低聚糖的混合物
	其他寡糖	棉子糖、水苏糖、低聚果糖
多糖	淀粉	直链淀粉、支链淀粉、变性淀粉
	非淀粉多糖	纤维素、半纤维素、果胶、亲水胶质物

注:引自中国营养学会,Chinese DRIs,2000。

二、碳水化合物的生理功能

1. 供能及节约蛋白质

碳水化合物对机体最重要的作用是供能,是供给热能营养素中最经济的一种。它在体内消化吸收较其他两种产能营养素迅速而且完全,即使在缺氧条件下,仍能进行部分酵解,供给机体能量。当食物中碳水化合物的供给充足时,机体首先利用它提供能量,从而减少了蛋白质作为能量的消耗,使更多的蛋白质用于最合适的地方(即用于组织的建造和再生)。相反,当体内碳水化合物供给不足时,机体为了满足自身对葡萄糖的需要,则通过糖原异生作用动用蛋白质以产生葡萄糖。动用体内蛋白质,甚至是器官中的蛋白质,如肌肉、肝、肾、心脏中的蛋白质,会对人体及各器官造成损害。节食减肥的危害性也与此有关。即使是不动用机体内的蛋白质,而动用食物中消化吸收的蛋白质来转变成能量也是不合理或有害的。因此,当摄入足够的碳水化合物时,可以防止体内和膳食中的蛋白质转变为葡萄糖,即碳水化合物具有节约蛋白质的作用。

2. 构成机体组织

碳水化合物在体内的含量虽然较少,仅占人体干重的 2% 左右,但同样也是机体重要物质的组成成分,参与细胞许多生命过程。糖蛋白是一些具有重要生理功能的物质组分,如某些抗体、酶和激素的组成成分;糖脂是细胞膜与神经组织的组成部分;对遗传信息起传递作用的核糖核酸与脱氧核糖核酸都由核糖参与构成。

3. 保肝解毒作用

摄入足量碳水化合物可以增加体内肝糖原的储存,加强肝脏功能,使机体抵抗外来有毒物质的能力增强。肝中的葡萄糖醛酸能与这些有毒物质结合,排出体外,起到解毒作用,保护了肝的功能。如体内肝糖原不足时,其对四氯化碳、乙醇、砷等有害物质的解毒作用明显下降,所以人患肝炎时,要多吃一些糖。

4. 抗生酮作用

脂肪在体内彻底被代谢分解,需要葡萄糖的协同作用。脂肪酸被分解所产生的乙酰基需与草酰乙酸结合进入三羧酸循环而最终被彻底氧化,产生能量。当碳水化合物摄入量不足时,脂肪不能在体内完全氧化燃烧,致使其反应的中间产物酮体大量堆积,尽管肌肉和其他组织可利用酮体产生能量,但酮体是一些酸性化合物,过多会引起血液酸性升高,即出现所谓的酸中毒。当碳水化合物摄入充足时,脂肪代谢完全,不产生酮体。

5. 增强肠道功能

这种作用主要是靠膳食纤维来实现的,膳食纤维是不可利用的碳水化合物。过去,人们认为膳食纤维不能被人体消化、利用,因此无营养价值,无关紧要,甚至予以排斥。而近年来大量的研究表明,膳食纤维对预防许多疾病都具有显著的效果,因此越来越多的人认为膳食纤维在营养上已不再是惰性物质,而是人们膳食中不可缺少的成分。

三、碳水化合物的摄入量及食物来源

1. 碳水化合物的参考摄入量

膳食中碳水化合物的供给量主要根据民族饮食习惯、生活条件等而定,中国营养学会认为,现阶段中国居民碳水化合物所供能量约占全日总能量的 55%~65% 为宜,其中可消化利用的碳水化合物提供的能量不少于总能量的 55%。另外,由于精制糖为纯热能食物,摄入过多易引起肥胖,因此,营养学家建议应限制其摄入量,一般其供能比例应在总能量的 10% 以下。

世界各国不同研究机构曾提出膳食纤维的适宜摄入量,但资料报道数据差异较大,有些认为每天需 15~20 g,另一些则认为需 25~30 g,中国营养学会根据国外有关资料,参考 1992 年全国营养调查数据,建议膳食纤维的适宜摄入量为每天 30 g。每天如摄入一定量的植物性食物(如 400~500 g 的蔬菜和水果)及一定的粗粮(如杂豆、玉米、小米等),可满足机体对膳食纤维的需要。

2. 碳水化合物的食物来源

膳食中可消化利用的碳水化合物的主要来源为谷类和根茎类等植物性食物,其中含有大量淀粉及少量单糖和双糖。特别是谷类中淀粉占 70%,根茎类和豆类中的含量为 20%~30%,它们是人体碳水化合物的主要来源。某些坚果类(如板栗、莲子等)虽碳水化合物含量较高,但人们平时食用量少,因此实际意义不大。

膳食纤维的资源非常丰富,但多存在于植物的种皮和外表皮,如农产品加工后小麦麸皮、豆渣、果渣、甘蔗渣、荞麦皮,都含有丰富的膳食纤维,有开发利用价值。中国目前对膳食纤维的研究与开发尚处于起步阶段,没有规模性的加工企业。随着中国人口的不断老龄化,预防和减少老年性疾病的发生已迫在眉睫,增加优质膳食纤维的摄入量也是一个很重要的方面。

任务四　矿物质认知

一、矿物质概述

　　人体内约有20余种元素为构成人体组织、机体代谢、维持生理功能所必需。在这些元素中除碳、氢、氧、氮以有机化合物(如碳水化合物、脂肪、蛋白质、维生素)的形式存在外,其余各种元素统称为矿物质,亦称无机盐或灰分。人体内矿物质的总重量虽然仅占人体体重的4%(碳、氢、氧、氮诸元素占人体重量的96%),需要量也不像蛋白质、脂类、碳水化合物那样多,但它们也是人体需要的一类重要营养素。

(一)矿物质的分类

　　对人体而言,有些元素在一定范围内确实是必需的,有些则可能是通过食物和呼吸偶然进入人体内的。从营养角度来看,一般把矿物质元素分为必需矿物质元素、非必需矿物质元素和有毒元素3类。所谓必需矿物质元素,是指这种元素在机体内的健康组织中存在,并且含量浓度比较恒定,为机体正常生理生化功能所不可缺少,缺乏时会发生组织结构或生理异常,补给这种元素后可恢复正常或可防止这种异常的发生。但应注意,即便是必需矿物质元素,摄入过量也会产生毒性。

　　从人体内的含量来看,必需矿物质元素又可分为两类:一般将含量占人体重量0.01%以上的元素称为常量元素或宏量元素,如钙、镁、钾、钠、磷、氯、硫7种。含量占人体重量0.01%以下的元素,以微克计算,这类元素称为微量元素,其中有14种目前已被确认为必需微量元素,即铁、碘、铜、锌、钴、锰、钼、硒、铬、镍、硅、氟和钒(表1-10)。

表 1-10　人体内元素的组成　　　　　　　　　　　　单位:%

多量元素				常量元素						
氧	碳	氢	氮	钙	磷	钾	硫	钠	氯	镁
O	C	H	N	Ca	P	K	S	Na	Cl	Mg
65	18	10	3	1.6	1.1	0.35	0.25	0.15	0.15	0.05
微量元素										
铁		碘		钼	锰	铜	钴	硅	硒	氟	铬	锌	镍	锡	钒
Fe		I		Mo	Mn	Cu	Co	Si	Se	F	Cr	Zn	Ni	Sn	V
0.004		0.000 04		微量											

　　常量元素有7种,其中只有钙对各个年龄组的人都很重要,因此,在营养学上制定了供

给量标准,必须每天由食物中保证供给,否则会有缺乏症的发生。而其他6种常量元素,由于在膳食中含量比较多,均不至于缺乏,所以没有制定供给量标准,只有在特殊情况下才显得重要,如钠,只有在高温、大量出汗或严重烧伤丢失较多时才需要补充。人体必需的14种微量元素,在人体内的含量虽然比较少,但它们的生理功能却显得很重要,人体如若缺乏,会导致各种特异的缺乏症的发生,如缺铁会产生缺铁性贫血,缺锌会影响生长发育。

(二)矿物质的生理功能

矿物质在人体内的主要生理功能是构成机体组织成分和调节生理功能。

(1)有些矿物质是构成机体组织的重要成分。如钙、镁、磷是骨骼和牙齿的主要成分,铁是血红蛋白的主要成分,碘是构成甲状腺的重要成分,锌是胰岛素和含锌金属酶的成分,磷是神经、大脑磷脂的重要成分。

(2)有些矿物质能调节多种生理功能。例如维持组织细胞的渗透压,调节水的平衡,钾、钠、钙、镁离子调节体液的酸碱平衡,维持神经肌肉的兴奋性、心脏的节律性。

(3)矿物质是体内的活性成分。是酶、激素和抗体等的组成或激活剂,如铁、磷是多种酶的主要成分。激活唾液淀粉酶需要氯离子,激活体内多种酶需要镁离子。钾参与蛋白质、碳水化合物和热能代谢,锌参与核酸的正常代谢等。

人体的新陈代谢,使每天都有一定数量的矿物质通过各种途径被排出体外,而矿物质又与有机营养素不同,在体内不能合成,因而必须通过膳食予以补充。矿物质广泛存在于动物、植物食品中,人体需要量又少,只要注意荤素调配、粮菜混食,粗细粮搭配,膳食多样化,避免偏食,一般不易造成缺乏,但在特殊的生理条件(如孕妇、乳母、婴幼儿和老年人)或膳食调配不当、生活环境特殊等情况下则易引起缺乏。

二、常量元素

(一)钙

钙是人体内含量最多的无机元素,它占人体总重量的1.5%～2.0%,一般成年人体内含钙量为1 000～1 200 g。钙是构成骨骼和牙齿的主要成分,人体99%的钙存在于骨骼和牙齿中,其余的1%钙存在于软组织、细胞外液和血液中,这部分钙通称为混合钙池,它在维持正常生理活动中起着重要作用。

1. 钙的生理功能

(1)构成机体的骨骼和牙齿

钙是构成骨骼和牙齿的重要组成成分,骨骼中的钙占总灰分的40%,钙对保证骨骼的正常生长发育和维持骨健康起着至关重要的作用。

(2)维持多种正常生理功能

分布在体液和其他组织中的钙,虽然还不到体内总钙量的1%,但在机体内多方面的生理活动和生物化学过程中起着重要的调节作用。细胞外液的钙约1 g,占总钙的0.1%;细胞内的钙约7 g,占总钙的0.6%。血钙较稳定,正常浓度为2.25～2.75 mmol/L(毫摩尔/升),即90～110 mg/L(毫克/升),占总钙的0.03%。血液中的钙可分为扩散性和非扩散性钙两部分。非扩散性钙是指与血浆蛋白(主要是白蛋白)结合的钙,它们不易透过毛细血管壁,也不具有生理活性。在扩散性钙中,一部分是与有机酸或无机酸结合的复合钙,另一部分则是游离状态的钙离子。只有离子钙才具有生理作用。

离子钙的生理功能涉及诸多方面：Ca^{2+}参与调节神经、肌肉兴奋性，并介导和调节肌肉以及细胞内微丝、微管等的收缩；影响毛细血管通透性，并参与调节生物膜的完整性和质膜的通透性及其转换过程；调节多种激素和神经递质的释放；作为细胞内第二信使，介导激素的调节作用；直接参与脂肪酶、ATP（三磷酸腺苷）酶等的活性调节。还能激活多种酶（腺苷酸环化酶、鸟苷酸环化酶及钙调蛋白等）调节代谢过程及一系列细胞内生命活动；与细胞的吞噬、分泌、分裂等活动密切相关；是血液凝固过程所必需的凝血因子，可使可溶性纤维蛋白原转变成纤维蛋白。

就我国现有膳食结构的营养调查表明，居民钙摄入量普遍偏低，仅达推荐摄入量的50％左右。因此钙缺乏症是较常见的营养性疾病。其主要表现为骨骼的病变，对儿童会造成骨质生长不良和骨化不全，会出现囟门晚闭、出牙晚、"鸡胸"或佝偻病；成年人则患骨质疏松症，易发生骨折并发生出血和瘫痪等疾病。

2．人体缺钙的原因

钙是人体内含量最多的一种矿物质，但也是人体最容易缺乏的矿物质。从营养学角度看，造成人体缺钙的原因，一是膳食中缺乏富含钙的食物；二是特殊生理阶段，机体对钙的需要量增加；三是膳食或机体内存在某种或多种影响钙吸收的因素。

3．钙的吸收与排泄

（1）吸收。钙在小肠通过主动转运与被动（扩散）转运吸收。钙吸收率为20％～60％不等。凡能降低肠道 pH 或增加钙溶解度的物质均促进钙的吸收；凡能与钙形成不溶性物质的因子，均干扰钙的吸收。

对钙吸收有利的因素：

①食物中的维生素 D、乳糖、蛋白质，都能促进钙盐的溶解，有利于钙的吸收。乳酸、氨基酸等均能促进钙盐的溶解，有利于钙的吸收，乳类食品就是如此。膳食中维生素 D 的存在与量的多少，对钙的吸收有明显影响。乳糖与钙形成可溶性低分子物质，以及在糖被肠道菌分解发酵产酸时，肠道 pH 降低，均有利于钙吸收。适量的蛋白质和一些氨基酸，如赖氨酸、精氨酸、色氨酸等可与钙结合成可溶性络合物，而有利的钙的吸收。

②肠内的酸度有利于钙的吸收，特别是在十二指肠部位，钙能被主动吸收。

③胆汁有利于钙的吸收。钙的吸收只限于水溶性的钙盐，但非水溶性的钙盐因胆汁作用可变为水溶性。胆汁的存在可提高脂酸钙（一种不溶性钙盐）的可溶性，帮助钙的吸收。

对钙吸收不利的因素：

①脂肪供给过多就会影响钙的吸收。因为由脂肪分解产生的脂肪酸在肠道未被吸收时与钙结合，形成皂钙，使钙吸收率降低。

②年龄和肠道状况与钙的吸收也有关系。婴儿时期因需要量大，吸收率可高达60％，儿童约为40％。年轻成人保持在25％上下，成年人仅为20％左右。钙吸收率随年龄增加而渐减，所以老年人多发生骨质疏松，易骨折，骨折后也难愈合。腹泻和肠道蠕动太快，食物在肠道停留时间过短，也有碍于钙的吸收。

③膳食纤维也会干扰钙的吸收。

④某些蔬菜中的草酸和谷类中的植酸分别能与钙形成不溶性的草酸钙和植酸钙，影响钙的吸收。含草酸多的蔬菜有老菠菜、茭白、竹笋、红苋菜、牛皮菜等，含植酸多的谷类有荞

麦、燕麦等。

（2）排泄。钙的排泄主要通过肠道与泌尿系统。大部分通过粪便排出，每日排入肠道的钙大约为 400 mg（毫克），其中有一部分可被重新吸收。正常膳食时，钙从尿中排出量为摄入量的 10%～20%。钙也可通过汗、乳汁等排出，如高温作业者每日汗中丢失钙量可高达 1 g 左右。乳母通过乳汁每日约排出钙 150～300 mg。

4. 钙和其他矿物质的相互干扰作用

高钙摄入能影响以下必需矿物质的生物利用率。

（1）铁：钙可明显抑制铁的吸收，并存在剂量−反应关系，只要增加过量的钙，就会对膳食铁的吸收产生很大的抑制作用。

（2）锌：一些研究显示，高钙膳食对锌的吸收率和锌平衡有影响，认为钙与锌相互有拮抗作用。

（3）镁：试验表明，高钙摄入时，镁吸收低，而尿镁显著增加。

（4）磷：已知醋酸钙和碳酸钙在肠腔中是有效的磷结合剂，高钙可减少膳食中磷的吸收，但尚未见有高钙引起磷耗竭或影响磷营养状况的证据。

5. 钙的食物来源和参考摄入量

钙的食物来源以乳制品为最好，不仅含量丰富，而且又易于吸收利用，是良好钙源，如牛乳每 100 g 含钙 104 mg。我国膳食中钙的主要来源是蔬菜和豆类，如甘蓝、小青菜、大白菜、小白菜及豆类制品。此外，虾皮、芝麻酱、骨头汤、核桃仁、海带、紫菜等含钙也很丰富。常见食物的钙含量见表 1-11。

表 1-11　常见食物的钙含量　　　　　　　　　　　　单位：mg/100 g 食物

食物名称	含量	食物名称	含量	食物名称	含量
牛奶	104	海带（干）	348	大米（籼、糙）	14
牛奶粉（全脂）	676	猪肉	6	糯米（江米）	26
干酪	799	鸡肉	9	富强面粉	27
鸡蛋	48	黄豆	191	玉米面（黄）	22
鸡蛋黄	112	青豆	200	大白菜	69
鸭蛋	62	黑豆	224	芹菜	80
鹅蛋	34	豆腐	164	韭菜	42
鹌鹑蛋	47	芝麻酱	1170	苋菜（绿）	187
鸽蛋	108	花生仁（炒）	284	芥蓝（甘蓝）	128
虾皮	991	枣（干）	64	葱头（洋葱）	24
虾米	555	核桃仁	108	金针菜（黄花菜）	301
河蟹	126	南瓜子（炒）	235	马铃薯	8
大黄鱼	53	西瓜子（炒）	237	发菜	875
小黄鱼	78	木耳	247	紫菜	264
带鱼	28	蚌肉	190	苜蓿	713

中国营养学会 2000 年对成年人钙的 DRIs 的制订，基本是参照国内外钙平衡试验及营

养调查报告,将中国居民成年男女(孕妇和乳母除外)钙的适宜摄入量(Adequate Intakes, AI)定为 800 mg/d(毫克/天),50 岁以上为 1 000 mg/d。钙也不宜摄入过多。钙摄入量增多,与肾结石患病率增加有直接关系。肾结石病多见于发达国家居民,美国人约 12% 的人患有肾结石,可能与钙摄入过多有关。成年人及 1 岁以上钙的可耐受最高摄入量(Tolerable Upper Intake Level,UL)定为 2 000 mg/d。

(二)磷

磷是人体必需的元素之一,是机体不可缺少的营养素。磷在成年人体内的含量为 600~700 g,约为人体重量的 1%,除钙外,它是在人体内含量最多的矿物质。

1. 磷的生理功能

磷可与钙结合成为磷酸钙,是构成骨骼和牙齿的主要物质,人体中 87.6% 以上的磷,存在于骨骼和牙齿中。其余分散于体液、血细胞之中。磷是细胞核蛋白、磷脂和某些辅酶的主要成分;磷酸盐还能组成体内酸碱缓冲体系,维持体内的酸碱平衡;磷还参与体内的能量转化,人体内代谢所产生的能量主要是以 ATP 的形式被利用、储存或转化的,ATP 含有的高能磷酸键,为人体的生命活动提供能量;磷还参与葡萄糖、脂肪和蛋白质的代谢。

2. 磷的吸收和利用

磷需要在人体十二指肠内经酶转变为磷酸化合物的形式,方能被人体吸收,膳食中所含磷约有 70% 在十二指肠上部被吸收。维生素 D 和植酸也影响磷的吸收,摄入足量的维生素 D 可以促进磷的吸收。当维生素 D 缺乏时,常会使血液中的无机磷酸盐下降,谷类中的植酸磷利用率很低。影响磷吸收的因素与钙大致相似。

3. 磷的参考摄入量和食物来源

以往因为食物中含磷普遍而丰富,很少因为膳食原因引起营养性磷缺乏,故很少注意研究磷的需要量,更缺乏用于磷需要量的指标,仅仅是与钙的需要量相联系而考虑钙、磷比值。中国营养学会 2000 年 DRIs 中指出,成人磷适宜摄入量(AI)为 700 mg/d。

磷在食物中分布很广,无论动物性食物或植物性食物,在其细胞中都含有丰富的磷,动物的乳汁中也含有磷,磷是与蛋白质并存的,一般说来,如果膳食中钙和蛋白质含量充足,那么磷也能够满足机体的需要。瘦肉、蛋、奶、动物的肝、肾含量都很高,海带、紫菜、芝麻酱、花生、干豆类、坚果、粗粮含磷也较丰富。但粮谷中的磷为植酸磷,不经过加工处理,吸收利用率低。如谷粒通过用热水浸泡,面食经过发酵等处理后则可降低植酸的浓度,提高对磷的吸收率。

三、微量元素

(一)铁

铁是人体所需要的重要微量元素之一。成年人体内含铁为 4~5 g,其中有 60%~75% 存在于血红蛋白中,3% 存在于肌红蛋白中,0.2%~1% 存在于含铁的酶(如过氧化氢酶、过氧化物酶、细胞色素酶等)和铁传递蛋白中。其余则主要以铁蛋白和含铁血黄素的形式储存于肝、脾和骨髓的网状内皮系统等组织器官中,占体内总铁的 25%~30%。在人体器官组织中铁的含量,以肝、脾为最高,其次为肾、心、骨骼肌与脑。铁在体内的含量随年龄、性别、营养状况和健康状况而有很大的个体差异。

1. 铁的生理功能

铁在人体内的主要功能是以血红蛋白的形式参加氧的转运、交换和组织呼吸过程。此外,它除参加血红蛋白、肌红蛋白、细胞色素酶与某些酶的合成外还与许多酶的活性有关。如果铁的摄入不足,吸收利用不良时,将使机体出现缺铁性或营养性贫血。轻度贫血患者症状一般不明显;较重患者,表现为面色苍白,稍微活动就心跳加快、气急,还伴随头晕、眼花、耳鸣、记忆力减退、食欲减退、四肢无力、免疫功能下降、容易感冒;缺铁严重者,还能造成贫血性心脏病,检查时可发现心脏增大等体征。

2. 铁的吸收和利用

铁主要在小肠上部被吸收。铁的吸收也受多种因素影响,一般认为动物食品和植物食品混合食用,可提高植物食品内的铁的吸收率。铁在食物中存在的形式有两类:一类是植物性食物中的非血色素铁,主要是以 Fe^{3+} 的形式与蛋白质、氨基酸和其他有机酸结合成的络合物。这种形式的铁必须与有机物部分分开,并还原成 Fe^{2+} 后才能被吸收。胃酸可促使食物中的有机铁分解为铁离子或使其变为结合较松散的有机铁,所以胃酸有促进铁吸收的作用。维生素 C、半胱氨酸等还原性成分能将 Fe^{3+} 还原成 Fe^{2+},且能与 Fe^{2+} 形成可溶性络合物,有助于铁的吸收。食物中的植酸、草酸、鞣酸、磷酸等能与铁形成难溶性的铁盐而影响铁的吸收。另一类是动物性食物中的血红素铁,是以 Fe^{2+} 形式与血红蛋白和肌红蛋白中的卟啉环结合组成铁卟啉的血红素铁。这种铁不受植酸等有机酸的影响,可直接被吸收。所以植物食品中的铁的吸收率较低,多在 10% 以下,如大米为 1%,菠菜和大豆为 7%,玉米和黑豆为 3%,小麦为 5%;而动物食品中的铁的吸收率较高,如鱼类为 11%,动物的肌肉和肝可达 22%。动物的非组织蛋白质(如牛奶、乳酪、蛋或蛋清等)却不高,鸡蛋仅为 3%。纯蛋白质(如乳清蛋白、面筋蛋白、大豆分离蛋白等)对铁的吸收还有抑制作用。

膳食中脂类的含量适当对铁吸收有利,过高或过低均降低铁的吸收。各种碳水化合物对铁的吸收与存留有影响,作用最大的是乳糖,其次为蔗糖、葡萄糖,若以淀粉代替乳糖或葡萄糖,则明显降低铁的吸收率。矿物元素钙含量丰富,可部分减少植酸、草酸对铁吸收的影响,有利于铁的吸收。但大量的钙不利于铁的吸收,原因尚不明确。锌与铁之间有较强的竞争作用,当一种过多时,就可干扰另一种的吸收。维生素 A 在肠道内可能与铁络合,保持较高的溶解度,防止诸如植酸、多酚类对铁吸收的不利作用,业已发现缺铁性贫血与维生素 A 缺乏往往同时存在,给维生素 A 缺乏者补充维生素 A,即使铁的摄入量不变,铁的营养状况亦有所改善。维生素 B_2 有利于铁的吸收、转运与储存。维生素 C 具酸性,还具还原性,能将三价铁还原为二价铁,并与铁螯合形成可溶性小分子络合物,有利于铁的吸收。口服较大剂量维生素 C 时,可显著增加非血红素铁的吸收。在铁缺乏时,维生素 C 对铁吸收率的提高作用更为明显。茶、咖啡及菠菜中,因含有酚类物质而明显抑制铁的吸收。

机体状况可左右铁的吸收,食物通过肠道的时间太短、胃酸缺乏或过多服用抗酸药时,影响铁离子释放而降低铁的吸收。血红素铁与非血红素铁吸收,都受体内铁储存量的影响,当铁储存量多时,吸收率降低;储存量减少时,需要量增加,吸收率亦增加。胃肠吸收不良综合征也影响铁的吸收,缺铁性贫血时铁吸收率增高。按中国传统膳食,成年男性膳食总铁平均吸收率大约为 6%,育龄妇女为 13%,女性吸收率高于男性是因为其体内储存铁较低而需求又较高。

机体对铁的利用非常有效,如红细胞衰老解体后所释放的血红素铁可反复利用,损耗很小。人体每天实际利用的铁远远超出同一时期内由食物供给的铁。例如,人体内每天参加周转的铁为 27～28 mg，其中由食物吸收来的仅占 0.5～1.5 mg。正常情况下，机体铁的损耗主要是由于消化道、泌尿道上皮细胞脱落的铁随粪便及尿排出，随粪便排出的铁为 0.2～0.5 mg/d，随尿排出的铁不超过 0.5 mg/d。

3. 铁的食物来源和参考摄入量

铁在体内代谢中，可被身体反复利用，一般除肠道分泌和皮肤、消化道、尿道上皮脱落损失少量外，排出铁的量很少。只要从食物中吸收加以补充，即可满足机体需要。中国营养学会 2000 年制订的中国居民膳食参考摄入量（DRIs），成人铁适宜摄入量（AI）男子为 15 mg/d；女子为 20 mg/d；可耐受最高摄入量（UL）男女均为 50 mg/d。

铁的主要来源：动物食品中以肝、瘦肉、蛋黄、鱼类及其他水产品中含铁量较多，植物食品中以豆类、坚果类、叶菜和山楂、草莓等水果中含铁量较多。此外，发菜、干蘑菇、黑木耳、紫菜、海带、青虾等也含有丰富的铁元素。成年人吃普通的膳食一般不易发生铁的不足。常见食物的铁含量见表 1-12。

表 1-12　常见食物的铁含量　　　　　　　　单位：mg/100 g 食物

食物名称	含 量	食物名称	含 量	食物名称	含 量
鸭血	30.5	绿豆	6.5	杏仁（炒）	3.9
鸡血	25.0	花生仁（炒）	6.9	核桃仁	3.2
沙鸡	24.8	黄花菜（干）	16.5	白果（干）	0.2
猪肝	22.6	黄花菜（鲜）	8.1	莲子（干）	3.6
鸭肝	23.1	小米	5.1	松子仁	4.3
牛肝	6.6	黄豆	8.2	蛋糕（烤）	4.4
羊肝	7.5	黑豆	7.0	口蘑	19.4
鸡肝	12.0	大米	2.3	芹菜	1.2
排骨	1.4	标准面粉	3.5	藕粉	41.8
瘦猪肉	3.0	富强粉	2.7	紫菜	54.9
蚌肉	50.0	干枣	2.3	菠菜	2.9
蛏子	33.6	葡萄（干）	9.1	芝麻（黑）	22.7
蛤蜊	22.0	豇豆	7.1	芝麻（白）	14.1
蛋黄	6.5	牛乳	0.3	芝麻酱	9.8
蛋黄粉	10.6	红蘑	235.1	冬菜	11.4

（二）碘

1. 碘的生理功能

成年人身体内含碘量为 20～50 mg，其中 70% 存在于甲状腺中。碘在体内主要参与甲状腺激素的合成，其生理作用也是通过甲状腺激素的作用表现出来的。甲状腺所分泌的甲状腺素对机体可以发挥重要的生理作用。

甲状腺素最显著的作用是促进许多组织的氧化作用，增加氧的消耗和热能的产生；促进生长发育，调节和控制机体的基础代谢。体内缺碘，甲状腺素合成量减少，体内含碘量降低，可引起脑垂体促甲状腺激素分泌增加，不断地刺激甲状腺而引发甲状腺肿大，民间叫"大脖子"病。我国西南、西北及内陆山区均为缺碘地区，是引起地方性甲状腺肿及克汀病（呆小病)的流行区域。前者,除患甲状腺肿大外,还出现心慌、气短、头痛、眩晕,劳动时还可加重。严重时,发生全身黏液性水肿,这种病还有明显的遗传倾向。严重缺碘的妇女生的婴儿,会发生呆小病。其患者生长迟缓、发育不全(如性器官发育停止等)、智力低下、聋哑痴呆。在高发病区流传着这样的民谣:"一代甲(指甲状腺肿),二代傻(指呆小病),三代四代断根芽。"这很形象地道出了缺碘的严重后果。地方性呆小病,是因胎儿及婴儿期严重缺碘引起的中枢神经系统损害、甲状腺功能低下及生长发育停滞为主的病变。

2. 碘的食物来源与参考摄入量

人体所需要的碘,一般都从饮水、食物和食盐中获得。含碘高的食物主要为海产的动植物,如海带、紫菜、海蜇、海虾、海蟹、海盐等,见表1-13。

表1-13　含碘较高的海产品食物　　　　　　单位: μg /100 g 食物

食物名称	含碘量	食物名称	含碘量	食物名称	含碘量
海带(干)	240 000	海参	6 000	海盐(山东)	29～40
紫菜(干)	18 000	龙虾(干)	600	湖盐(青海)	298
海蜇(干)	1 320	带鱼(鲜)	80	井盐(四川)	753
淡菜	1 200	黄花鱼(鲜)	120	再制盐	100
干贝	1 200	干发菜	18 000		

内陆地区,采用食盐加碘预防甲状腺肿大最为有效,其比例以10万份食盐加碘化钾1份为宜,即1 000 kg食盐加入碘化钾10 g。碘的推荐摄入量为:成年男女150 μg(微克)。

其他必需微量元素以及镁的食物来源、生理功能、缺乏症和每日膳食供给量等内容,在表1-14中作简要介绍。

表1-14　其他必需微量元素功能及食物来源

矿物元素	食物来源	生理功能	缺乏症状	每日参考摄入量(成人)
镁	粗粮、干豆、坚果、绿叶蔬菜、肉类、海产品	参与骨骼和牙齿的组成细胞内液的重要阳离子;能激活体内多种酶。维持核酸结构的稳定性,调节神经兴奋性,参与体内蛋白质合成、肌肉收缩和起体温调节的作用	神经反射亢进或减退;肌肉震颤,手足抽搐;心动过速,心律失常;情绪不安,容易激动	350.0 mg
锌	海产品、红色肉类、动物内脏	是含锌金属酶的成分;促进生长发育和创伤愈合;促进食欲;促进维生素A代谢;参与免疫过程	生长停滞;少年期性不发育,味觉减退,创口愈合迟缓	男:15.0 mg女:11.5 mg
铜	谷类、豆类、坚果类、动物内脏和水产品	是各种含铜金属酶的成分,为各种含铜蛋白质的成分,催化血红蛋白的合成	贫血,中性粒细胞减少,生长迟缓,情绪容易激动	2.0 mg
钼	谷类、豆类、奶及制品、肝、肾	是一些重要氧化酶的成分,保护类固醇激素受体	未见报道	60.0 mg
铬	动物性蛋白质(鱼除外)、谷类、豆类、坚果	可激活胰岛素,是维持正常葡萄糖代谢所必需的物质	糖耐量受到损害。可导致糖尿及高血糖症;也是引起动脉粥样硬化的原因之一	50.0 μg

续表

矿物元素	食物来源	生理功能	缺乏症状	每日参考摄入量（成人）
锰	谷类、坚果、黑木耳、黄花菜	促进正常成骨作用；可活化一些酶系统；促进生长发育与性成熟	动物缺乏可见生长停滞；骨骼畸形，生殖机能紊乱	3.5 mg
硒	海产品，肝、肾及肉类	是谷胱甘肽过氧化物酶的成分，延缓细胞衰老，预防心脑血管疾病；保护心血管、视觉器官；解毒；促进生长；抗肿瘤	缺硒与"克山病"、心肌坏死有关*	50.0 µg
氟	主要通过饮水获得，但某些地区的某些食物中含量很高	是牙齿和骨骼的成分，可预防龋齿	儿童龋齿发病率增高；成人则引起骨质疏松症（如摄入量过高，可引起氟中毒，出现骨骼、肾损害）	1.5 mg

注：* 引自赵法伋编《今日营养与健康》。

任务五　维生素认知

一、维生素的特点及分类

维生素是维持人体正常生命活动所必需的一类有机化合物。在体内其含量极微，不参与人体构成，也不供给能量，但在机体的代谢、生长发育等过程中起重要作用。

（一）维生素的共同特点

维生素虽然种类繁多，性质各异，但通常具有以下共同的特点。

（1）以其本体的形式或可被机体利用的前体形式存在于天然食物中。但是没有一种天然食物含有人体所需的全部维生素。

（2）大多数维生素不能在体内合成，也不能大量储存于组织中，必须由食物供给。即使有些维生素（如维生素K、维生素B_6）能由肠道细菌合成一部分，也不能替代从食物获得这些维生素。

（3）维生素一般不构成人体组织，也不提供能量，常以辅酶或辅基的形式参与酶的功能。

（4）维生素每日生理需要量很少，仅以毫克（mg）或微克（µg）计，但在调节物质代谢过程中却起着十分重要的作用，不可缺少。

食物中某些维生素长期缺乏或不足可引起代谢紊乱，出现病理状态，形成维生素缺乏症。早期轻度缺乏，尚无明显临床症状时称维生素不足。

（二）维生素的命名

维生素有三种命名系统。一是在科学工作者没有完全确定各种维生素的化学结构之前，通常把维生素的命名按照它们被发现的顺序，依英文字母顺序排列，如维生素A、维生素B、维生素C等；二是按维生素特有的功能命名，如维生素A又被称为抗干眼病维生素，维生素D又被称为抗佝偻病维生素，维生素C又被称为抗坏血酸等；三是随着各种维生素化学组成和结构的确定,人们又以其化学结构命名,如维生素 A 被命名为视黄醇,维生素 B_2 被命名为核黄素等。虽然维生素的命名还没有取得一致,但三种命名系统互相通用,并且更趋向于使用化学名称。

(三)维生素的分类

维生素的种类很多,它们的化学性质与结构的差异性很大,但科学家发现维生素的生理作用与它们的溶解度有很大关系,所以,根据维生素的溶解性可将其分为脂溶性维生素和水溶性维生素两大类。

1. 脂溶性维生素

脂溶性维生素主要有维生素 A(视黄醇)、维生素 D(钙化醇)、维生素 E(生育酚)、维生素 K(凝血维生素)等。

特点:脂溶性维生素不溶于水,可溶于脂肪及有机溶剂,常与食物中的脂类共存,在酸败的脂肪中容易被破坏。脂溶性维生素在肠道吸收时随淋巴系统吸收,从胆汁少量排出,其吸收过程复杂,在体内吸收的速度慢,摄入后主要储存于肝或脂肪组织中,如有大剂量摄入,则可引起中毒,如摄入过少,可出现缺乏症状。

2. 水溶性维生素

水溶性维生素主要有 B 族维生素及维生素 C,包括维生素 B_1(硫胺素)、维生素 B_2(核黄素)、维生素 PP(烟酸)、维生素 B_6(吡哆醇)、泛酸(维生素 B_3)、生物素(维生素 H)、叶酸、维生素 B_{12}(钴胺素/氰钴胺)、维生素 C(抗坏血酸)等。

特点:水溶性维生素溶于水,通常以简单的扩散方式被机体吸收,吸收速度快,在满足了组织需要后,多余的水溶性维生素及其代谢产物从尿中排出,在体内没有非功能性的单纯的储存形式。水溶性维生素一般无毒性,但极大量摄入时也可出现毒性,如摄入过少,可较快地出现缺乏症状。

二、脂溶性维生素

(一)维生素 A 和胡萝卜素

维生素 A 又被称为视黄醇、抗干眼病维生素。狭义的维生素 A 仅指视黄醇,广义的则包括维生素 A 和维生素 A 原。它是一种淡黄色针状结晶物质,对热、酸、碱都比较稳定。

维生素 A 只存在于动物性食物中,植物性食品中含有胡萝卜素。胡萝卜素是一种黄色色素,在黄红色瓜果、蔬菜中含量很多,其中最重要的是 β-胡萝卜素。它们被吸收后,在小肠黏膜和肝经酶的作用下转化成为维生素 A。所以胡萝卜素是维生素 A 的前身,也叫维生素 A 原。

维生素 A 在食物中常与脂肪混在一起,如果脂肪摄入量过少或脂肪吸收发生障碍,相应地,对维生素 A 的吸收也就大为减少。一般的烹调方法对食物中的维生素 A 无严重破坏,但易被空气中的氧所氧化而失去生理作用;紫外线照射也可使它受到破坏。此外,长时间加热,如油炸,以及在不隔绝空气的条件下长时间脱水,都可使维生素 A 遭受损失。

1. 生理功能和缺乏症

(1)维持正常的视觉功能。眼的光感受器是视网膜上的杆状细胞和椎状细胞。在这两种细胞中都存在着对光敏感的色素,这类色素(即视紫红质)的形成需要维生素 A 的参加。眼球内层视网膜上的感光物质视紫红质,是由维生素 A 视蛋白结合而成,具有感受弱光的作用,能使人在昏暗光线下看清物体。如果维生素 A 缺乏,就会影响到视紫红质的合成速度或停止合成,引起夜盲症,暗适应能力减弱,在黄昏或明亮处走入暗处时,不能很快看清视物。只要供给足量的维生素 A,症状即可消失。

(2)维护上皮细胞组织的健康,增强抗病能力。维生素 A 具有维护呼吸道、消化道、泌尿道、性腺和腺体的上皮细胞组织,眼睛的角膜、结膜,皮肤健康和正常功能的作用,并有增强上皮组织对细菌、病毒等的抵抗能力。如缺乏时,上皮组织萎缩、角化,皮肤干燥,呼吸道、泌尿道、腺体上皮发生病变,使机体抵抗力下降,容易感染疾病,如上呼吸道感染或患感冒等。维生素 A 缺乏,还可使泪腺上皮细胞组织受损分泌停止,使眼结膜、角膜干燥而引起干眼病,其表现为角膜、结膜干燥、发炎,严重时角膜软化、溃疡、穿孔、失明。

(3)促进生长发育。维生素 A 在细胞分化中具有重要作用,因此维生素 A 对胎儿、幼儿的生长发育具有重要意义。维生素 A 能促进体内蛋白质的合成,加速细胞分裂的速度和刺激新细胞的成长。儿童如果缺乏维生素 A,体内肌肉和内脏器官萎缩,体脂减少,发育缓慢,生长停滞,并易感染各种疾病。

(4)增强生殖力。维生素 A 的缺乏可能会造成雌激素黄体酮的合成减少,生物活性下降,进而影响肾上腺、生殖腺及胎盘中类固醇激素的产生,使生殖能力明显下降。

(5)维持机体正常免疫。维生素 A 与免疫球蛋白的合成有关,缺乏时可因免疫球蛋白生成减少而使机体抵抗力下降。

2. 食物来源和参考摄入量

维生素 A 最主要的来源是各种动物的肝、鱼肝油、鱼卵、全奶、奶油、禽蛋等;植物性食物中含 β-胡萝卜素较多的是红色、橙色、深绿色的蔬菜和水果,如胡萝卜、菠菜、苜蓿、豌豆苗、红芯红薯、番茄、油菜、韭菜、辣椒、冬苋菜等蔬菜,芒果、橘子、枇杷等水果。常见含维生素 A 视黄醇当量的食物其含量见表 1-15。

表 1-15　常见含维生素 A 视黄醇当量的食物其含量　　单位：$\mu g/100\ g$ 食物

食物名称	维生素 A 含量	食品名称	维生素 A 含量
猪肝	4 972	鸡蛋黄	438
牛肝	20 220	鸭蛋	261
羊肝	20 972	咸鸭蛋(熟)	134
鸡肝	10 414	牛奶粉(全脂)	141
河蟹	389	白脱(牛油黄油)	534
鸭肝	1 040	鸡蛋粉(全)	525
鸡蛋(白皮)	310	奶油	1 042
鸡蛋(红皮)	194	鹅肝	6 100

我国国人的膳食中维生素 A 的来源主要是胡萝卜素,为了避免维生素 A 和胡萝卜素在供给量中含混不清,膳食中营养素的参考摄入量用视黄醇当量计,可相互折算。1 μg 视黄醇当量 ＝1 μg 视黄醇或 6 μg β-胡萝卜素,1 μg 胡萝卜素＝0.167 μg 视黄醇当量,1 国际单位维生素 A＝0.3 μg 视黄醇。中国营养学会提出的中国居民膳食维生素 A 的每日推荐摄入量为:成年男性为800 μg 视黄醇当量,女性为 700 μg 视黄醇当量,可耐受最高摄入量为 3 000 μg 视黄醇当量。含胡萝卜素较丰富的食物见表 1-16。

表 1-16　含胡萝卜素较丰富的食物　　　　　　单位：μg/100 g 食物

名　称	含　量	名　称	含　量
乌菜（塌棵菜）	1 010	茼蒿（叶）	1 510
小白菜	1 680	芹菜（叶）	2 930
油菜薹	540	韭菜	1 410
芥蓝	3 450	西兰花	7 210
雪里蕻（鲜）	310	苜蓿	2 640
苋菜（青）	2 110	南瓜	890
菠菜	2 920	荠菜	2 590
蕹菜（空心菜）	1 520	杏	450
莴苣叶	880	柿子	120
胡萝卜（黄）	4 010	橘子	1 660
胡萝卜（红）	4 130	芒果	8 050

（二）维生素 D

维生素 D 对人体来说是一种非常重要的维生素。它是类固醇衍生物,溶于脂肪和脂肪性溶剂中,化学性质较稳定,耐热,对氧、碱较为稳定,在酸性溶液中则易分解。食品在通常的加工、加热、熟制过程中不会引起维生素 D 的损失,但脂肪酸败时,可造成维生素 D 的破坏。维生素 D 的种类很多,以维生素 D_2（麦角钙化醇）和维生素 D_3（胆钙化醇）最为重要。

维生素 D 也存在前体物质,可由光照转变成维生素 D,植物油、酵母等含的麦角固醇经紫外线照射后可转变成维生素 D_2,市面上出售的维生素 D_2 药品就是由照射麦角固醇而制成的,所以称麦角固醇为 D_2 原。鱼肝油、牛乳、鸡蛋等动物性食品中含有维生素 D_3。人的皮肤中含有 7-脱氢胆固醇,经紫外线或阳光照射后能转变为维生素 D_3,所以称 7-脱氢胆固醇为 D_3 原。维生素 D_2 和维生素 D_3 在体内经肝、肾转化为具有生理活性的 1.25-二羟胆钙化醇后,才能发挥其生理作用。

1. 生理功能和缺乏症

维生素 D 的主要功能是调节体内钙、磷的正常代谢,促进钙、磷的吸收和利用,维持儿童和成人骨质钙化,促使儿童骨骼生长,保持牙齿正常发育。缺乏时,儿童将引起佝偻病,成人则可引起骨质软化病,特别是老年人缺乏维生素 D 时,更容易发生骨质疏松症。

2. 食物来源和参考摄入量

维生素 D 的主要来源是鱼肝油、鸡蛋黄、黄油、肝、乳等食物。

中国营养学会提出的中国居民每日膳食维生素 D 的推荐摄入量:成人为 5 μg/d（微克/天）,儿童及老人为 10 μg/d。长期从事矿井下、隧道、地下工作的人员以及在户外活动少的婴幼儿因晒不到太阳,应给予适当补充或给予紫外线照射,但应遵医嘱。由于维生素 D 可在体内储存,因此当维生素 D 药剂摄入过多时,可发生慢性中毒。

（三）维生素 E

维生素 E 因与动物的生育功能有关,所以又叫生育酚,或称抗不育维生素,是一系列具有 α-生育酚生物活性的化合物。它是淡黄色的油状物,不溶于水而溶于有机溶剂。在酸性环境中较为稳定,在无氧条件下加热至 200 ℃以上亦不被破坏,但可被碱、紫外线（或阳光）

所破坏,也易氧化。因为它对氧不稳定,故为脂肪良好的抗氧化剂。

1. 生理功能和缺乏症

维生素 E 是人体内一种强抗氧化剂和自由基清除剂。它能防止自由基或氧化剂对细胞膜中多不饱和脂肪酸和核酸的损伤,从而维持细胞膜的正常脂质结构和生理功能。如果缺乏维生素 E,不饱和脂肪酸被氧化破坏,红细胞就受到损害,使寿命缩短,易引起贫血。维生素 E 还能促进毛细血管增生,改善微循环,可防止动脉粥样硬化和其他心血管疾病,它还有预防血栓的效能。实验发现它与性器官的成熟和胚胎的发育有关,故临床上用于治疗习惯性流产和不育症。维生素 E 对内分泌有调节作用,缺乏维生素 E 会使脑垂体、甲状腺功能低下。维生素 E 能增强肾上腺皮质功能,可以用来治疗风湿性疾病。近年来还发现维生素 E 有抗癌作用。维生素 E 还是维持骨骼肌、平滑肌、心肌结构和功能所必需的物质,缺乏维生素 E 会引起肌肉营养不良。如果长期缺乏维生素 E,容易发生未老先衰,产生疾病。

2. 食物来源和参考摄入量

维生素 E 广泛分布于动植物组织中,麦胚油、豆油、棉籽油、玉米油、花生油、芝麻油等植物油中含量最高,在肉类、鱼类、动物脂肪、奶类以及多种水果和蔬菜中虽含有但量甚少。

中国营养学会提出的中国居民每日膳食维生素 D 的推荐摄入量为:成年男女 14 mg α-TE[①]/d,可耐受最高摄入量(UL)800 mg α-TE/d。常见食物的维生素 E 含量见表 1-17。

表 1-17　常见食物的维生素 E 含量　　　　单位:mg/100 g 食物

食物名称	含　量	食物名称	含　量
棉籽油	86.45	芝麻油(香油)	68.53
玉米油	51.94	豆油	93.08
菜子油	60.89	胡萝卜(红)	0.41
花生油	42.06	甘薯(白芯)	0.43
奶油	66.01	马铃薯	0.34
全牛乳	0.48	番茄	0.57
鸡蛋(红皮)	2.29	苹果	2.12
鸡蛋(白皮)	1.23	香蕉	0.24
牛肝	0.13	葡萄(红玫瑰)	1.66
鸡肉	0.67	樱桃	2.22
猪肝	0.86	青豆	10.09

(四) 维生素 K

维生素 K 因具有凝血的作用,所以又叫凝血维生素。它是一种黄色结晶物质,耐热,在湿和氧的环境中稳定,但易被光、碱破坏。

1. 生理功能和缺乏症

维生素 K 在医学上作为止血药应用,所以它有"止血功臣"之称。维生素 K 不仅是凝血酶原的主要成分,而且还能促使肝脏凝血酶的合成。如果缺乏,将导致血中的凝血酶原含量降低,出血凝固时间延长;还会导致皮下肌肉和胃肠道常有出血现象。

---

① α-TE 表示 α-生育酚。

2. 食物来源和参考摄入量

维生素 K 主要存在于绿色蔬菜中,如菠菜、苜蓿、小白菜中含量最为丰富,肝、瘦肉中也含有维生素 K,此外还来源于人体大肠内细菌的合成。以凝血功能确定的每日维生素 K 的需要量约为 $1\ \mu g/kg$ 体重。从一项大规模分析维生素 K 不同摄入水平与发生骨折的关系的中老年妇女调查中推测,为保证骨骼系统的健康,维生素 K 的每日适宜摄入量应在 $2\ \mu g/kg$ 左右。考虑到维生素 K 的安全摄入范围较宽,这一数值可以作为计算维生素 K 摄入量的依据。中国营养学会制订的膳食营养素参考摄入量中,成人维生素 K 的膳食适宜摄入量为 $120\ \mu g/d$,可耐受最高摄入量未定。

三、水溶性维生素

(一) 维生素 B_1

维生素 B_1 是人类发现最早的维生素之一,因其分子组成中含有硫和氨基,所以又叫硫胺素或抗脚气病维生素。维生素 B_1 呈白色针状晶体,微带酵母咸味。维生素 B_1 在空气中和酸性环境中较稳定,在中性和碱性环境中遇热容易破坏,所以在烹调食品时,如果加碱过多就会造成维生素 B_1 的损失。因维生素 B_1 易溶与水,故在淘米或蒸煮时,常溶于水而缺失。

1. 生理功能和缺乏症

维生素 B_1 能预防和治疗脚气病,能增加胃肠蠕动及胰液和胃液的分泌,可增进食欲,帮助消化,预防心脏扩大,促进糖代谢。硫胺素在小肠吸收后,经血液运至肝,转变为具有活性的焦磷酸硫胺素(thiamine pyrophosphate,TPP),TPP 作为脱羟酶的辅酶,参与机体的糖代谢过程。如硫胺素缺乏或不足,脱羟酶活性下降,导致糖代谢障碍,丙酮酸不能进入三羟酸循环氧化而积存在组织中发生中毒,从而影响整个机体的代谢过程,使肌肉无力,身体疲倦。丙酮酸还有一部分形成乳酸,不仅会使能量供给发生障碍,乳酸堆积侵袭中枢神经系统,还可引起痉挛和神经炎。如长期食用碾磨过于精白的米和面粉,缺乏粗粮和多种副食的补充,就会造成硫胺素的缺乏而引起对称性周围神经炎,其症状为全身倦怠,肢端知觉异常,心悸、胃部有膨满感,便秘以致水肿。

2. 食物来源和参考摄入量

维生素 B_1 来源较广,含量最多的是米糠、麸皮、糙米、全麦粉、麦芽、豆类、酵母、干果、坚果及瘦肉、动物内脏等,常见食物中维生素 B_1 的含量见表 1-18。

表 1-18　常见食物中维生素 B_1 的含量　　　　单位:mg/100 g 食物

食物名称	含量	食品名称	含量
稻米(籼、标一)	0.15	黄豆	0.41
稻米(早籼特等)	0.13	豌豆	0.49
面粉(标准粉)	0.28	花生仁(生)	0.72
面粉(富强粉)	0.17	猪肝	0.27
小米	0.33	猪肉(腿)	0.53
高粱米	0.29	猪心	0.19
玉米(白)	0.27	牛肝	0.16
玉米(黄)	0.21	鸡蛋黄	0.33

维生素 B_1 的需要量与能量代谢有密切关系,因此维生素 B_1 供给量按照所需能量确定,一般为 $0.5\sim0.6$ mg/4.184 MJ。居民每日膳食中维生素 B_1 的推荐摄入量为:成年男子 1.4 mg,女子 1.3 mg,50 岁以上男女均为 1.3 mg。

(二) 维生素 B_2

维生素 B_2 因色黄而含核糖,所以又称核黄素。纯品为橙黄色结晶体,溶于水不溶于脂肪。在自然界分布虽广,但含量不多。维生素 B_2 在中性或酸性环境中比较稳定,在酸性溶液中加热到 100 ℃时仍能保存,但在碱性溶液中破坏较快。

1. 生理功能和缺乏症

维生素 B_2 是机体中许多重要辅酶的组成成分,参与机体的组织呼吸过程。维生素 B_2 还能维护皮肤、黏膜组织的健康;能够促进蛋白质、脂肪和糖类的代谢,参与体内铁的吸收、储存和动员。机体中若维生素 B_2 不足,则会导致物质代谢紊乱,将出现多种多样的缺乏症。常见的临床症状有口角炎(口角乳白及裂口)、口角溃疡、舌炎、脂溢性皮炎、阴囊皮炎、睑缘炎(烂眼边)、角膜血管增生、畏光与巩膜出血等。

2. 食物来源和参考摄入量

维生素 B_2 以动物性食品含量较高,特别是动物肝、肾和心脏中含量最多,乳类、蛋类、鳝鱼、螃蟹中含量也较多;植物性食品中绿叶蔬菜、酵母、菌藻类、豆类等含量较多。常见食物中维生素 B_2 的含量见表 1-19。

表 1-19 常见食物中维生素 B_2 的含量　　　　　　单位:mg/100 g 食物

食物名称	含　量	食物名称	含　量
酵母(干)	3.35	口蘑(干)	1.10
猪肝	2.08	花生仁(熟)	0.10
猪肾	1.14	紫菜	1.02
鸡肝	1.10	黑木耳	0.44
猪心	0.48	黄豆	0.20
黄鳝	0.98	豌豆(大洋豌豆)	0.31
河蟹	0.28	蚕豆(带皮)	0.23
全牛乳	0.14	苋菜(紫)	0.12
全鸡蛋	0.31	菠菜	0.11
全鸭蛋	0.35	面包	0.06

膳食模式对维生素 B_2 的需要量有一定影响,低脂肪、高碳水化合物膳食使机体对维生素 B_2 的需要量减少,高蛋白、低碳水化合物膳食或高蛋白、高脂肪、低碳水化合物膳食可使机体对维生素 B_2 的需要量增加。机体维生素 B_2 需要量应从蛋白质和能量摄入量及机体代谢状况三方面来考虑。成人每天摄入 0.4 mg/4.184 MJ 维生素 B_2 可预防临床缺乏症出现。中国营养学会制订的每日居民膳食维生素 B_2 推荐摄入量为:成年男子 1.4 mg,女子 1.2 mg,50 岁以上男女均为 1.4 mg。

(三) 维生素 PP

维生素 PP 又称烟酸、尼克酸,因它具有防治癞皮病的作用,所以又叫抗癞皮病维生素。

它在体内以烟酰胺的形式存在。维生素 PP 为一种白色针状结晶,易溶于水,不易被酸、碱、热及光所破坏,是维生素中性质最稳定的一种,食物经烹煮后也能保存。维生素 PP 在肠道内被吸收,体内储藏量甚少,过量的则随尿排出体外。

1. 生理功能和缺乏症

维生素 PP 以尼克酰胺的形式在体内构成脱氢辅酶Ⅰ和脱氢辅酶Ⅱ。这两种辅酶是多种不需氧脱氢酶的辅酶,是组织中重要的递氢体,在物质代谢和生物氧化过程中起着重要的作用。当人体缺乏维生素 PP 时,代谢物不能进行正常氧化,引起代谢障碍,所以易患癞皮病。其典型症状是对称性皮炎、胃肠炎及神经炎,严重者可出现腹泻、痴呆。早期症状为食欲减退,消化不良,全身无力,继而两手、两颊及机体其他裸露部分出现对称性皮炎、双颊有色素沉着,这时并伴有胃肠功能失常、口舌发炎,甚至出现严重腹泻,有的患者还有精神明显失常的症状。因此,维生素 PP 具有维持皮肤和神经健康,防止癞皮病和维持消化系统正常功能的作用。

2. 食物来源和参考摄入量

维生素 PP 广泛存在于动植物食品中,其中以酵母、花生、全谷、豆类及肉类、肝脏含量最为丰富,口蘑中可高达 44.3 mg/100 g。人体需要的维生素 PP 除了以食物为主要来源外,色氨酸也可以在体内转变成维生素 PP。因玉米中含色氨酸少,故以玉米为主食而缺乏副食供应的地区,容易发生维生素 PP 缺乏,常见食物中维生素 PP 的含量见表 1-20。

表 1-20　常见食物中维生素 PP 的含量　　　　　单位:mg/100 g 食物

食物名称	含　量	食物名称	含　量
啤酒酵母	37.9	标准面粉	2.0
猪肝	15.0	全麦面粉	4.0
牛肝	11.9	糙米	2.3
牛心	6.8	豌豆(嫩)	2.3
猪心	6.8	马铃薯	1.1
鸡脚	7.1	芝麻酱	5.8
大黄鱼	1.9	稻米(籼,标三)	3.5
鲤鱼	2.7	蛋类	0.2
鸡(肉鸡,肥)	13.1	全奶	0.1
鸭	4.2	油菜	0.7

中国营养学会制订的每日居民膳食维生素 PP 推荐摄入量为:成年男子 14 mg 烟酸当量,女子 13 mg 烟酸当量,50 岁以上男女均为 13 mg 烟酸当量。

(四) 维生素 B₆

维生素 B_6 又叫吡哆素,是一组含氮的化合物,包括吡哆醇、吡哆醛、吡哆胺 3 种形式。它们都具有维生素 B_6 的生物活性,而且可以相互转变。吡哆醇主要存在于植物性食物中,吡哆醛、吡哆胺主要存在于动物性食物中。维生素 B_6 为白色晶状体,略带苦味,易溶于水,耐热,对光敏感,碱性环境中易被破坏。

1. 生理功能

维生素 B_6 是体内多种酶的辅酶,如转氨酶、脱羧酶、消旋酶、脱氢酶、合成酶和羟化酶等。可促进糖、脂肪和蛋白质的分解利用,也能促进肝糖原或肌糖原分解释放热能,故有"主力维生素"之称。如参加氨基酸的脱羧作用,氨基转移作用,色氨酸的合成,含硫氨基酸的代谢和不饱和脂肪酸的代谢等生理过程。维生素 B_6 在维护健康、治疗多种疾病中起到了重要作用。如可使维生素 B_2、维生素 PP 在体内发挥作用;促进维生素 B_{12}、铁、锌的吸收;可制止多余的维生素 C 转化为草酸,预防肾结石。由于磷酸吡哆醛还是谷氨酸脱羧酶的辅酶,可促使谷氨酸脱羧生成 γ-氨基丁酸,后者对中枢神经系统有抑制作用,所以常用维生素 B_6 治疗婴儿惊厥和孕妇妊娠呕吐。另外,对小细胞型低血色素贫血及神经衰弱、眩晕(前庭器官功能紊乱),甚至皮炎、脂肪肝、动脉粥样硬化、高血脂等都可用维生素 B_6 来治疗。

2. 食物来源及参考摄入量

维生素 B_6 广泛存在于各种食品中,如各种谷类、豆类、肉类、肝、牛乳、蛋黄、酵母、鱼、白菜等。体内肠道细菌也可合成一部分维生素 B_6,但只有少量被吸收和利用。维生素 B_6 与氨基酸代谢有关,因而需要量应随蛋白质摄入量的增高而增加,有人建议维生素 B_6 的供给量以每摄入 1 g 蛋白质供给 0.016 mg 维生素 B_6 来计算为宜。例如,一个每日摄入 100 g 蛋白质的成年人,其维生素 B_6 的供给量应为 1.6 mg。中国营养学会制订的中国居民膳食参考摄入量中,维生素 B_6 适宜摄入量为:成年男女 1.2 mg/d(毫克/天),50 岁以上者 1.5 mg/d。

(五) 维生素 B_{12}

维生素 B_{12} 分子中含金属元素钴(Co),故又叫钴胺素,是化学结构最复杂的一种维生素。维生素 B_{12} 为粉红色针状晶体,易溶于水,在中性和弱酸性条件下稳定,在强酸强碱下易分解,在阳光照射下易被破坏。

1. 生理功能和缺乏症

维生素 B_{12} 在体内以甲基钴胺素的形式作为转甲基酶的辅酶,它的主要功能是提高叶酸的利用率,从而促进血细胞的发育和成熟。缺乏时会引起恶性贫血、脊髓变性、神经退化以及舌、口腔、消化道黏膜发炎等症状。维生素 B_{12} 还参与胆碱的合成,胆碱是脂肪代谢中必不可少的物质,缺了它会产生脂肪肝,影响肝功能。所以人在患肝炎时,常补充维生素 B_{12} 以防治脂肪肝。膳食维生素 B_{12} 缺乏较少见,多数缺乏症是由于吸收不良引起。膳食缺乏见于素食者,由于不吃肉食而可发生维生素 B_{12} 缺乏。老年人和胃切除患者胃酸过少可引起维生素 B_{12} 的吸收不良。

2. 食物来源和供给量

膳食中的维生素 B_{12} 来源于动物性食品,主要食物来源为肉类、动物内脏、鱼、禽、贝壳类及蛋类。乳及乳制品中含量较少。植物性食品基本不含维生素 B_{12}。肝、肾、瘦肉、鸡蛋、海鱼、虾等含量较多。此外发酵的豆制品如腐乳(或臭豆腐)、豆豉、豆瓣酱等含量也较丰富。正常人肠道内的某些细菌利用肠内物质也可合成。常见食物中维生素 B_{12} 的含量见表 1-21。

表 1-21　常见食物中维生素 B_{12} 的含量　　　　单位：$\mu g/100 g$ 食物

食物名称	含　　量	食物名称	含　　量
牛肝	310~1 200	鸡蛋	2.0
羊腿	17~66	臭豆腐(北京)	1.88~9.80
牛乳	1.6~6.6	酱豆腐(北京)	0.420
牛肉	1.8	大豆	2.0
鸡肉	0.5	小麦	1.0

中国营养学会制订的中国居民膳食参考摄入量中,维生素 B_{12} 适宜摄入量为:成年男女 $2.4\ \mu g/d$。

(六)叶酸

叶酸又称叶精、蝶酰谷氨酸、维生素 M、维生素 U 等。因从菠菜叶中分离出来而命名,可以还原为四氢叶酸,只有四氢叶酸才具有生理意义。叶酸是一种淡黄色结晶,微溶于水,其盐在水中的溶解度较大;在酸性环境下不稳定;加热和光照射易被破坏。食物在室温下较长时间储存时叶酸易损失。

1. 生理功能和缺乏症

叶酸在人体内被还原成有活性的四氢叶酸,后者作为一碳单位转移酶的辅酶参与机体的代谢过程。尤其是参与嘧啶和嘌呤的合成而对核酸和蛋白质的合成产生影响。缺乏叶酸时,骨髓幼红细胞中 DNA 合成受阻,红细胞分裂增殖速度下降,红细胞体积增大数量减少,细胞核内染色质疏松,出现巨幼红细胞性贫血症。叶酸缺乏可使孕妇先兆子痫、胎盘早剥的发生率增高;胎盘发育不良导致自发性流产;叶酸缺乏尤其是患有巨幼红细胞贫血的孕妇,易出现胎儿宫内发育迟缓、早产及新生儿低出生体重。孕早期叶酸缺乏可引起胎儿神经管畸形,是指由于胚胎在母体内发育至第 3～4 周时,神经管未能闭合所造成的先天缺陷,主要包括脊柱裂和无脑儿等中枢神经系统发育异常。

2. 食物来源和参考摄入量

叶酸主要存在于新鲜绿叶蔬菜、肝、肾和酵母中,其次为牛肉、豆类、菜花、乳类、鱼类。富含叶酸的食物为猪肝($236\ \mu g/100\ g$)、猪肾($50\ \mu g/100\ g$)、鸡蛋($75\ \mu g/100\ g$)、豌豆($83\ \mu g/100\ g$)、菠菜($347\ \mu g/100\ g$)。中国营养学会提出的中国居民膳食叶酸参考摄入量,成人推荐摄入量为 $400\ \mu gDFE[①]/d$。

(七)泛酸

泛酸又称遍多酸,因广泛存在于生物界而得名。泛酸为淡黄色黏性油状物,具酸性,易溶于水及乙醇,在中性溶液中耐热,在酸性溶液中易水解,对氧化剂和还原剂稳定。

1. 生理功能和缺乏症

泛酸是辅酶 A(CoA)的组成成分,CoA 是酰基转移酶的辅酶,在糖、脂肪和蛋白质代谢中起着转酰基作用。这三种物质氧化供能时必须先经过转酰基作用才能进入三羧酸循环,再释放出全部能量。CoA 还与乙酰胆碱的合成有关;乙酰胆碱是一种神经递质,是传导神经脉冲和解除某些药物毒性所必需的。另外,CoA 还是合成卟啉和参与肾上腺合成某些类固醇所必需的。泛酸还是葡萄糖载体系统的一部分,能促进肠黏膜对葡萄糖的吸收作用。

人体缺乏泛酸的现象较少见,但如摄入量低,很可能使许多代谢过程速度减慢,引起多种不十分明显的症状,如过敏、烦躁不安、足底灼痛、肌肉痉挛、肌肉活动异常、抗体形成速度下降、容易疲劳、精神抑郁、胃肠不适、上呼吸道感染等。

2. 食物来源和参考摄入量

各种食物中都含有泛酸。泛酸最好的来源是肉类与动物的内脏、鱼肉、鸡蛋、蘑菇、甘蓝、全粮谷类等。肠道微生物也能合成泛酸,但吸收率有限。中国营养学会提出的中国居民膳食泛酸参考摄入量,成人适宜摄入量为 $5.0\ mg/d$。

---

① DFE 表示叶酸当量。

（八）维生素 C

维生素 C 是一种抗坏血病的因子，因具有酸性，所以又称抗坏血酸。维生素 C 对人体及动物体是十分重要的，如果严重缺乏，会引起全身性出血的坏血病。它是一种白色结晶状的有机酸，易溶于水，不溶于脂肪，在酸性条件下稳定，但对热、碱、氧都不稳定，特别是和铜、铁金属元素接触时可促进其氧化破坏。它是所有维生素中最不稳定的一种，因此在加工食物时宜短时间高温，并切忌加碱，烧煮好后立即食用，以免维生素被破坏。蔬菜在储存过程中，维生素 C 都有不同程度的损失。但在某些植物中，特别是枣、刺梨等水果中含有生物类黄酮，能保护食物中维生素 C 的稳定性。

1. 生理功能和缺乏症

维生素 C 参与机体重要的氧化还原过程，保护酶的活性；促进胶原蛋白的形成，维持牙齿、骨骼、血管、肌肉的正常发育和功能，促进伤口愈合；能增加机体抗体的形成，提高白细胞的吞噬作用；对铅、苯、砷等化学毒物和细菌毒素具有解毒作用，还可以阻断致癌物质亚硝胺的形成；对铁有还原作用，能将难以吸收的三价铁还原成二价铁，促进肠道内铁的吸收，参与血红蛋白的合成，有利于治疗缺铁性贫血；促进胆固醇的代谢，对降低血清胆固醇，防治动脉粥样硬化、高脂血症、冠心病与胆结石症都有良好效果。

维生素 C 缺乏时，胶原结构异常，血管壁通透性及脆性增加，易发生毛细血管出血，典型症状是坏血病，其主要特征是多处出血，依次出现疲倦、虚弱、关节疼痛、牙龈出血、龈炎及牙齿松动等症状，随后因毛细血管脆弱而引起皮下出血。小儿则出现生长迟缓、消化不良，逐渐出现牙龈萎缩，多处出血以及骨骼脆弱、坏死等症状。

尽管维生素 C 的毒性很小，但服用量过多仍可产生一些不良反应。有报告指出，成人维生素 C 的摄入量超过 2 g，可引起渗透性腹泻。当摄入量不足 1 g 时，一般不增加尿酸排出，当超过 1 g 时，尿酸排出明显增加。研究发现，每日服用 4 g 维生素 C，可使尿液中尿酸的排出量增加一倍，并因此而导致尿酸盐结石增多。

2. 食物来源及参考摄入量

人体内不能合成维生素 C，因此人体所需要的维生素 C 要靠食物提供。维生素 C 广泛存在于新鲜蔬菜和水果中，特别是绿叶蔬菜和酸性水果中含量丰富。水果中以猕猴桃、鲜枣、山楂、柠檬、柑、橘、柚等含量最多。蔬菜含维生素 C 多的有柿子椒、菜花、苦瓜、雪里蕻、青蒜、甘蓝、油菜、芥菜、西红柿等。谷类和干豆不含维生素 C，但豆类发芽后，如黄豆芽、绿豆芽则含有维生素 C，这是冬季和缺菜区维生素 C 的来源。动物食品一般不含维生素 C，肝和肾仅含少量维生素 C。常见食物的维生素 C 含量见表 1-22。

表 1-22　常见食物的维生素 C 含量　　　　　　　单位：mg/100 g 食物

食物名称	含量	食物名称	含量
鲜枣	243	柿子椒（北京）	159
沙田柚	123	绿柿椒	72
山楂（鲜）	89	番茄	19
广柑	54	蒜苗（蒜薹）	35
柑	28	韭菜	24
柠檬	22	苋菜（绿）	47
柿	30	苋菜（紫）	30

续表

食物名称	含 量	食物名称	含 量
番石榴（广西）	68	甘蓝（卷心菜）	40
杏	4	油菜	36
苹果	8	大白菜	28
鸭梨	4	胡萝卜（红）	13
中华猕猴桃	62	胡萝卜（黄）	16
西瓜（黑皮）	6	苦瓜	56
绿豆芽	6	冬瓜	18
黄豆芽	8	菠菜	32

因维生素C易溶于水,烹调加热过程中又易被破坏,再加之需要的摄入量高,因此其供给量应当充裕才能满足机体需要,才有益于健康和增强对疾病的抵抗力。中国营养学会制订的中国居民膳食参考摄入量中,维生素C每日推荐摄入量为:成年人 100 mg/d。

任务六 水和膳食纤维认知

一、水

水是一种重要的营养素,是维持生命的基本物质,是生命的源泉。水的化学分子式是H_2O。对人的生命而言,断水比断食的威胁更为严重,例如,人在断食而只饮水时尚可生存数周,但如断水,则只能生存数日,一般断水 5～10 d(天)即可危及生命。人在断食至所有体脂和组织蛋白质耗尽 50% 时,才会死亡;而断水至失去全身水分的 10% 时就可能死亡。可见水对于生命的重要性。

水是人体各种物质组成中含量最多的成分。水占人体质量的百分比随年龄的增大而减少,如胚胎约含水 98%,婴儿约 75%,成人为 65%,老年人体内水分含量仅为体重的 50%。

水是机体内每一个细胞和组织的基本组成成分,但不同的组织含水量也各不相同,如血液含水 83%,肌肉含水 76%,皮肤含水 72%,骨骼含水 22%,牙齿含水 10%,唾液含水 99.5%,脂肪组织含水 20% 左右。

(一)水的生理功能

1. 机体的重要组成成分

水是维持生命、保持细胞外形、构成各种体液所必需的物质,每种体液和组织都含有一定量的水。

2. 参与机体代谢

水具有很强的溶解性,能使许多物质溶解于其中,形成水溶液来发挥其生理功能。水的流动性很强,可以作为体内很多物质的载体,对营养物质的吸收和代谢废物的排泄起到了极其重要的作用。同时水本身也参与体内的很多化学反应。可以说,水是各种化学物质在体内正常代谢的保障。

3．水具有调节体温的作用

水的比热容高、蒸发热大，从而可保证人体在冷热环境下体温的降低或升高不会过多。另外，水的导热性强，可保证体内各组织和器官的温度趋于一致。

4．水具有润滑功能

水的黏度小，可使体内摩擦部分润滑，减少损伤。如泪液可防止眼球干燥，唾液及消化液有利于咽部的润滑和食物的消化，人体的关节部位、内脏之间需要水来润滑保护。水可以保持肌肤柔软有弹性以及维持腺体的正常分泌。

（二）水的缺乏

水摄入不足或水丢失过多，可引起体内失水，亦称脱水。根据水与电解质丧失比例的不同，分为三种类型。

1．高渗性脱水

其特点是以水的流失为主，电解质流失相对较少。当失水量占体重的2%～4%时，为轻度脱水，表现为口渴、尿少、尿比重增高及工作效率降低等。当失水量占体重的4%～8%时，为中度脱水，除上述症状外，还可见皮肤干燥、口舌干裂、声音嘶哑及全身软弱等表现。如果失水量超过体重的8%，即为重度脱水，还可见皮肤黏膜干燥、高热、烦躁、精神恍惚等。若达10%以上，则可危及生命。

2．低渗性脱水

以电解质流失为主，水的流失较少。此种脱水的特点是循环血量下降，血浆蛋白质浓度增高，细胞外液低渗，可引起脑细胞水肿，肌肉细胞内水过多并导致肌肉痉挛。

3．等渗性脱水

此类脱水是水和电解质按比例流失，体液渗透压不变，临床上较为常见。其特点是细胞外液减少，细胞内液一般不减少，血浆 Na^+ 浓度正常，兼有上述两型脱水的特点，有口渴和尿少表现。

（三）水的平衡

1．水的摄入及来源

机体从以下三个来源获得水分。

（1）饮水和其他饮料。这包括饮用水、茶、咖啡和喝其他饮料，通过这些途径所摄取的水分占人体水分总来源的30%～40%。

（2）食物水。这包括固体食物（米饭、馒头、水果等）和液体食物（牛奶、汤等）。许多食物中都含有大量的水分，其中有一部分以结晶水的形式存在，有一部分则以结合水的形式存在，但都可以被人体吸收利用。从食物中摄入的水分占人体水分总来源的一半以上。

（3）代谢水。这代谢水是由营养素在体内氧化燃烧以后生成的，即食物进入体内后，某些营养成分在代谢过程中会生成一部分水分，不同成分在氧化过程中生成的水量各不相同（见表1-23），此途径为人体提供的水分约占人体水分总来源的10%。

表 1-23　不同食物成分在体内氧化生成水　　　单位：g/g 食物

食物成分	氧化生成水	食物成分	氧化生成水
碳水化合物	0.60	乙醇	1.17
脂肪	1.07	乳酸	0.60
蛋白质	0.42		

2. 水的排出

正常情况下，人体水分的摄入量应等于排出量，两者维持动态平衡。人体内的水主要通过以下途径排出体外。

（1）尿液。正常人摄入一般膳食所排出的尿量为 1 000~1 500 mL/d（毫升/天），约占体内排出总水分的一半。

（2）汗液。通过汗液蒸发所排出的水分约为 500 mL/d。

（3）肺呼吸。呼吸时也会丧失一部分水分，约 300 mL/d。

（4）粪便。粪便中也含有少量的水分，正常人每日通过粪便排出的水分为 200 mL左右。

二、膳食纤维

膳食纤维的定义有两种，一是从生理学角度将膳食纤维定义为哺乳动物消化系统内未被消化的植物细胞的残存物，包括纤维素、半纤维素、果胶、树胶、抗性淀粉和木质素等；另一种是从化学角度将膳食纤维定义为植物的非淀粉多糖加木质素。

膳食纤维可分为可溶性膳食纤维与不可溶性膳食纤维。前者包括部分半纤维素、果胶和树胶等，后者包括纤维素、木质素和一些半纤维素等。

（一）膳食纤维的生理功能

1. 有利于食物的消化过程

膳食纤维能增加食物在口腔咀嚼的时间，可促进肠道消化酶分泌，同时加速肠道内容物的排泄，这些都有利于食物的消化吸收。

2. 降低血清胆固醇，预防冠心病

膳食纤维可结合胆酸，故有降血脂作用，此作用以可溶性纤维（如果胶、树胶、豆胶）的降脂作用较明显，而非水溶性纤维无此种作用。

3. 预防胆结石

大部分胆结石是由于胆汁内胆固醇过度饱和所致，当胆汁酸与胆固醇失去平衡时，就会析出小的胆固醇结晶而形成胆石。膳食纤维可降低胆汁和胆固醇的浓度，使胆固醇饱和度降低，而减少胆石症的发生。

4. 促进结肠功能，预防结肠癌

肠道厌氧菌大量繁殖会使中性或酸性粪固醇，特别是胆酸、胆固醇及其代谢物降解，产生的代谢产物可能是致癌物。膳食纤维可抑制厌氧菌，促使嗜氧菌的生长，使具有致癌性的代谢物减少；同时膳食纤维还可借其吸水性扩大粪便体积，缩短粪便在肠道的时间，防止致癌物质与易感的肠黏膜之间长时间接触，从而减少产生癌变的可能性。

5. 防止能量过剩和肥胖

膳食纤维有很强的吸水能力或结合水的能力,可增加胃内容物容积而增加饱腹感,从而减少摄入的食物和能量,有利于控制体重,防止肥胖。

6. 维持血糖正常平衡,防治糖尿病

可溶性膳食纤维可降低餐后血糖升高的幅度,降低血糖胰岛素水平或提高机体胰岛素的敏感性。

此外,膳食纤维尚有防止习惯性便秘,预防食管裂孔疝、痔疮等作用。

(二)食物来源及摄入量

食物中的膳食纤维来自植物性食物,如水果、蔬菜、豆类、坚果和各种谷类。由于蔬菜和水果中的水分含量较高,因此所含纤维的量就较少。膳食中膳食纤维的主要来源是谷物,全谷粒和麦麸等富含膳食纤维,而精加工的谷类食品则含量较少。食物中含量最多的是不可溶膳食纤维,它包括纤维素、木质素和一些半纤维素。谷物的麸皮,全谷粒和干豆类,干的蔬菜和坚果也是不可溶膳食纤维的良好来源。可溶膳食纤维富含于燕麦、大麦、水果和一些豆类中。除了天然食物所含自然状态的膳食纤维外,近年来有多种粉末状、单晶体等形式从天然食物中提取的膳食纤维产品。

中国居民的膳食纤维的适宜摄入量是根据《平衡膳食宝塔》推算出来的。成人以每日摄入 30 g 左右膳食纤维为宜,低能量 7 531 kJ（1 800 kcal）膳食为 25 g/d,中等能量膳食 10 042 kJ（2 400 kcal）为 30 g/d,高能量膳食 11 715 kJ（2 800 kcal）为 35 g/d。过多摄入对机体无益,还可影响营养素的吸收利用,这是因为膳食纤维可与钙、铁、锌等结合,从而影响这些元素的吸收利用。

◤ 习题

一、名词解释

1. 必需氨基酸
2. 氨基酸模式
3. 蛋白质的利用率
4. 必需脂肪酸
5. 微量元素

二、选择题

1. 人体需要的六大营养素不包括（　　　）。
   （A）蛋白质、维生素　　　（B）氧　　　（C）糖、脂　　　（D）矿物质、水
2. 蛋白质生物学价值最高的食物是（　　　）。
   （A）猪肉　　　（B）牛奶　　　（C）鸡蛋　　　（D）大米
3. 冬眠的动物和骆驼等,之所以可以长期不进食,就是靠体内储存的大量（　　　）营养素来维持其在"禁食"期间的生存的。
   （A）糖　　　（B）水　　　（C）维生素　　　（D）脂肪
4. 含必需脂肪酸较多的脂肪是（　　　）。
   （A）猪油　　　（B）牛油　　　（C）羊油　　　（D）花生油

5. 碳水化合物主要是由哪三种元素组成的(　　)。

　　(A) 碳、氢、氧　　　　　(B) 碳、氮、氢　　(C) 氧、氢、氮　　(D) 碳、氮、硫

6. 能被人体直接吸收的糖是果糖和(　　)。

　　(A) 蔗糖　　　　　　(B) 乳糖　　　(C) 半乳糖　　　(D) 葡萄糖

7. 目前我国居民膳食能量主要来源于(　　)。

　　(A) 碳水化合物　　　(B) 脂肪　　　(C) 蛋白质　　　(D) 矿物质

8. 在高发病区流传着这样的民谣:"一代甲(指甲状腺肿),二代傻,三代四代断根芽"。这很形象地道出了缺乏(　　)矿物质的严重后果。

　　(A) 铁　　　　　　　(B) 碘　　　　(C) 蛋白质　　　(D) 钙

9. 人体内缺乏什么矿物质时易患贫血症(　　)。

　　(A) 铁　　　　　　　(B) 钙　　　　(C) 锌　　　　　(D) 硒

10. 胡萝卜素在体内可转化为(　　)。

　　(A) 维生素 A　　　　(B) 维生素 B　　(C) 维生素 E　　(D) 维生素 K

三、填空题

1. 蛋白质的基本结构单位是_____。人体蛋白质含有_____余种氨基酸。

2. 营养学上脂类包括_____和_____。

3. 脂类是人体必需营养素之一,它与_____、_____是产能的三大营养素,在供给人体能量方面起着重要作用。

4. 维生素 A 缺乏容易患_____,维生素 D 缺乏容易患_____或_____。

5. 膳食中膳食纤维的主要来源是_____。

6. 谷类食物的第一限制氨基酸为_____。

7. 脂溶性维生素主要包括_____、_____、_____和_____。

四、简答题

1. 什么是蛋白质的互补作用? 为充分发挥食物蛋白质的互补作用,在调配膳食时,应遵循的原则是什么?

2. 脂类的生理功能有哪些?

3. 钙在自然界是含量最高的元素之一,为什么中国人还容易缺钙?

4. 人体内缺碘会对人的健康造成什么危害?

5. 胆固醇对人体健康有何作用?

6. 有人说多吃胡萝卜对眼睛有好处,是这样吗? 为什么?

7. 水对人体有哪些重要作用?

五、实训题

1. 吃面条时加点豆腐和肉就能大大提高面条蛋白质的营养价值,这是什么原因?

2. 老年人容易发生缺铁性贫血,请指导发生缺铁性贫血的老年人通过食物补充铁元素。

项目二 认识各类食物的营养价值

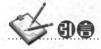 **引言**

"肚子一空,万事皆空",这句话道出了饮食的重要性,随着生活质量的提高,吃已经不是填饱肚子那么简单了,吃什么,怎么吃才是人们所关心的。而老年人要拥有真正健康的生活,全面均衡的膳食和营养是关键。因此,有必要对各类食物的营养价值进行全面深入的了解,从而更好地指导老年人的膳食。

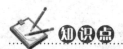 **知识点**

食物按其来源和性质不同,可以分为三类:①动物性食物,如畜禽肉类、奶类、蛋类、鱼类等;②植物性食物,如粮谷类、薯类、豆类、坚果类、蔬菜、水果类等;③各类食物的制品,以动物性、植物性天然食物为原料,经过加工制作的食品,如糖、油、酒、糕点、罐头等食品。

食物的营养价值是指某种食物所含营养素和能量满足人体营养需要的程度。食物营养价值的高低,取决于食物中营养素的种类、数量、比例以及消化吸收的程度。由于不同食物营养素的构成不同,其营养价值有较大差异。例如,动物性食物的营养价值体现在能提供丰富的优质蛋白质,较多的脂肪、矿物质和维生素;粮谷类食物能提供较多的碳水化合物和能量,但蛋白质的含量和营养价值均较低;蔬菜、水果能提供丰富的矿物质、维生素及膳食纤维,但其蛋白质、脂肪的含量很低。即使是同一种食物,由于品种、产地和加工、烹调方法的不同,营养价值也会存在一定的差异。除母乳可满足新生儿及婴儿早期营养需要外,自然界还没有一种天然食物能完全满足机体对营养的需要。因此,必须合理搭配食物,才能全面满足机体对营养的需要。

项目分解

为了保证老年人的膳食营养均衡,需全面了解各类食物的营养价值。按照食物的分类,将本项目分解为植物性食物的营养价值、动物性食物的营养价值以及调味品和其他食品的营养价值三部分。

任务一　植物性食物的营养价值认知

植物性食物包括粮谷类、薯类、豆类、蔬菜和水果等,其营养作用各不相同,是人类主要的食物来源。

一、谷类的营养价值

在我国居民的膳食结构中,谷类食物占有突出地位,是我们的主食。人体每天所需能量的50%～70%来源于谷类,所需蛋白质的50%～55%由谷类及其制品提供,另外谷类还是B族维生素和一些矿物质的主要来源,也是酿造业和畜禽业的重要原料及饲料。我国主要的谷类食物是小麦和稻米,此外还有玉米、小米和高粱等杂粮。

(一)谷类的结构和营养素分布

谷类都有相似的结构,其最外层是谷壳,主要起到保护谷粒的作用。谷粒去壳后即为谷皮、糊粉层、胚乳和胚芽四部分。

(1)谷皮。谷粒的外面包围着数层被膜叫做谷皮。谷皮在化学组成上不同于谷粒其他部分,主要由纤维素和半纤维素组成,并含有较高的灰分和脂肪,占谷粒重量的13%～15%。

(2)糊粉层。谷皮的里面是一层由多角形细胞构成的糊粉层,占谷粒的6%～7%,含有较多的蛋白质、脂肪和丰富的B族维生素及矿物质。它在植物学上属于胚乳的外层,在碾磨加工时容易与谷皮同时被分离下来而混入糠麸中,这对谷粒的营养价值会产生较大的影响。

(3)胚乳。胚乳是谷类的主要部分。胚乳系由淀粉细胞构成,约占全粒重量的83%,含有大量的淀粉和一定量的蛋白质,而脂肪、维生素和纤维素等含量都很低。

(4)胚芽。胚芽位于谷粒的一端,占全谷粒重量的2%～3%。胚芽中含有丰富的脂肪、蛋白质和维生素。胚芽的特点是脂肪及纤维素含量很高、质地比较松软而韧性较强,所以不易被粉碎,在磨粉加工过程中容易与胚乳分离而混入糠麸中。

(二)谷类食物的营养特点

1. 碳水化合物含量丰富

谷类中碳水化合物占总量的70%～80%,其主要成分是淀粉,集中在胚乳的淀粉细胞内。淀粉是机体最理想、最经济的能量来源。淀粉可分直链淀粉和支链淀粉(二者分别占20%～30%和70%～80%)。直链淀粉经烹调后容易消化吸收,但支链淀粉在加工糊化后较黏,不易消化,如糯米中几乎全是支链淀粉,所以煮出的粥比较黏稠。谷类中含有少量果糖和葡萄糖,约占碳水化合物的10%,虽然它们所占的比例小,但在食品加工上却有重要意义,当制作面包在第一次发酵时,这少量的单糖则是供给酵母发酵最直接的碳原。

2. 蛋白质的生物价较低

谷类的蛋白质含量一般为7%～16%,多数在8%左右。在每日膳食中谷类食品所提供的蛋白质数量不少,但美中不足的是谷类蛋白质的质量较差,必需氨基酸的数量和种类皆存在一定的缺陷,其中最常见的是普遍存在赖氨酸的缺乏,这就导致机体对谷类蛋白质的生物利用率降低,尤其不利于儿童的生长发育。此外,谷类蛋白质必需氨基酸组成比值与人体蛋白质有较大的差距,造成蛋白质的氨基酸不平衡,合成人体蛋白质的效率较低,所以营养价值不高。

在谷类蛋白质中,最为缺乏的赖氨酸为第一限制氨基酸;其次为苏氨酸和苯丙氨酸(玉米为色氨酸)。谷类蛋白质的生物学价值比较低,除大米、莜麦及大麦可达70%左右外,一般为50%～60%。虽然谷类食品蛋白质的营养价值较低,但在膳食中人体蛋白质营养发挥的作用仍很重要,目前已经有很多方法来改善谷类蛋白质营养价值,主要有两种,一是用其所缺少的氨基酸进行强化,如赖氨酸强化面包等;二是根据食物蛋白质互补作用的原理来克服谷类的这一缺陷。所谓"蛋白质互补作用",即利用不同食物之间互相补充必需氨基酸的不足。例如,小麦中缺乏赖氨酸,但大豆中赖氨酸的含量特别高,只要把小麦和大豆制品合在一起吃,就可解决小麦中赖氨酸不足的问题,使小麦中的蛋白质充分发挥其生物学作用,既经济又有效。

3. 脂肪的含量与作用

谷类中脂肪含量普遍不高,为1%～2%,主要集中于谷胚与谷皮部分。谷类所提取的脂肪含必需脂肪酸非常丰富,营养价值甚高,具有降低血胆固醇、防止动脉粥样硬化的作用。例如,小麦胚芽油中不饱和脂肪酸占80%以上,其中60%为亚油酸;玉米油中必需脂肪酸的含量为80%以上,其中50%为亚油酸;米糠油中必需脂肪酸含量为70%,其中44%为亚油酸。除此之外,谷类油脂中还含有有益健康的成分,包括丰富的卵磷脂和植物固醇,并含有大量的维生素E。卵磷脂在体内可形成传递神经信号的物质,即脑磷脂乙酰胆碱,对大脑活动有帮助,对心血管具有保健作用。植物固醇能够抑制胆固醇的吸收,对降低体内胆固醇的含量有益。维生素E具有抗氧化、抗衰老作用,在种子里常常和油脂成分在一起。谷类所含的脂肪具有营养和保健的双重作用。

谷类中脂肪有调节食物色香味的作用,使其各类制品在蒸制后产生一种特有的香气。但谷类粮食在长期储存中,由于空气中氧的作用,脂肪会发生氧化酸败现象,使谷类食物的香气消失或减少,并产生令人不快的陈味。因此脂肪的氧化是粮食陈化的重要原因之一。

4. 维生素

谷类食物是膳食中B族维生素,特别是硫胺素(也称为维生素 B_1)和尼克酸的重要来源,一般不含维生素C、维生素D和维生素A,只有黄玉米和小麦含有少量的类胡萝卜素。小麦胚芽中含有丰富的维生素E。维生素主要存在于糊粉层和胚芽中。小麦、大米由于进行了精细加工,B族维生素损失较多,而小米、高粱、荞麦和燕麦等杂粮不需要过多研磨,其维生素保存比较多,维生素 B_1、B_2 的含量都高于我们日常所吃的大米、白面,是膳食中维生素 B_1、B_2 很好的补充。所以说经常吃些粗杂粮对身体大有益处。

大米在烹调之前的淘洗,要损失29%～60%的硫胺素、23%～25%的核黄素,米越精白、搓洗次数越多、水温越高、浸泡时间越长,维生素的损失就越严重。因此在我国南方以大米为主食的地区,如果长期食用加工程度过高的大米,再由于蒸制方法不合理,就容易导致脚气病及其他B族维生素缺乏症的发生。

玉米中的烟酸主要以结合型存在,只有经过适当的烹调加工,如用碱处理,使之变为游离型的烟酸,才能被人体吸收利用。若不经处理,以玉米为主食的地区就容易发生烟酸缺乏症而患癞皮病。

5. 矿物质

谷类食物均含有一定数量的矿物质,为1.5%～3%,主要存在于谷皮和糊粉层中。大米在烹调之前经过淘洗,会损失掉70%的矿物质。大米蛋白质的含量又比较低,钙与磷的比值小,并且不含维生素D等能帮助人体吸收钙的营养素,所以钙在人体中的吸收利用率较低;小麦中铁和钙的含量略高于大米,而且小麦粉在加工成食物的过程中,不经过淘洗,所以矿物质的保存率较高。

一般谷类中都含有植酸,它能和铁、钙、锌等人体必需的矿物质元素结合,生成人体无法吸收的植酸盐,所以人体对谷类中矿物质的消化吸收较差。但由于小麦粉常是经发酵后蒸制成馒头或烤制成面包供人食用的,在发酵过程中,植酸大部分被水解而消除;又由于小麦粉蛋白质含量丰富,消化时水解为氨基酸,能与钙等矿物质元素形成人体易于吸收的可溶性盐类,因而有利于人体的吸收利用。据测定,小麦粉中铁的吸收率是玉米的2倍,大米的5倍。

(三)谷类食品的合理利用

谷类的营养价值随着加工、烹调、储藏等条件的影响会发生一些变化。

1. 合理加工

谷类加工有利于食用和消化吸收。但由于蛋白质、脂肪、矿物质和维生素主要存在于谷粒表层和胚芽中,加工精度越高,营养素损失越大,尤以B族维生素损失显著。随着人民生活水平的提高,对精白米、面的需求量日益增加,从米、面营养素角度考虑,为保留米、面中各种营养成分,其加工精度不宜过高。但是谷类加工粗糙时虽然出粉出米率高,营养素损失小,但是感官性状差而且消化吸收率也相应降低,而且由于植酸和纤维素含量较多还会影响其他营养素的吸收。所以,应当根据我国居民膳食结构及饮食特点,制订相应的强化措施,以保证人们的健康。例如,我国于20世纪50年代初加工生产的标准米和标准粉比精米、精面保留了更多的B族维生素和纤维素、矿物质。这在节约粮食预防某些营养缺乏病方面收到了很好的效益。

2. 合理烹调

粮谷类食物经烹调后,改善了感官性状,促进消化吸收。烹调使纤维素变软,同时增加了其主要成分——淀粉的适口性。但烹调加工过程可使某些营养素损失,如淘米时,可以使水溶性维生素和矿物质发生损失。而且各种营养素的损失,将随着搓洗次数增多、浸泡时间延长、水温增高而加重。

米和面采用不同烹调方法会不同程度地损失一些营养素,主要是B族维生素的损失。如制作米饭采用蒸的方式,B族维生素的损失要比捞饭的方式少得多,米饭在电饭煲里保温时,随时间的延长维生素B_1将损失。制作面食采用蒸、烙、烤的方式维生素B族损失较少,但是高温油炸的方式损失较大。

面食在焙烤过程中,还原糖和氨基化合物发生褐变反应产生褐色物质,称为美拉德反应。这种褐色物质在消化道中不易被水解,无营养价值,而且使赖氨酸失去效能。为此,应注意控制焙烤温度和糖的使用量。

3. 合理储存

在适宜的条件下谷类可以较长时间地储藏,其蛋白质、维生素、矿物质含量变化不是很大。但是当储藏条件改变,如相对湿度增大或温度升高时,谷类中的酶活性变大,呼吸作用增强,会促进真菌的生长,引起蛋白质、脂肪、碳水化合物分解产物堆积,发生霉变,使谷类的营养价值降低,甚至引起食物中毒。因此,粮谷类应在避光、通风、干燥和阴凉的环境中储存。

二、豆类的营养价值

豆类是我国的传统食物之一,古时就有"五谷宜为养,失豆则不良"的说法,这足以说明豆类的营养价值之高。豆类可分为大豆类和其他豆类。大豆类按其色泽又可分为黄、青、黑、褐和双色大豆五种,其他豆类包括蚕豆、豌豆、绿豆和赤豆等。前者含有较多的蛋白质和脂肪,碳水化合物较少;后者含有较少的蛋白质和脂肪,而碳水化合物相对较多。大豆及其制品是我国居民膳食中优质蛋白质的重要来源,充分利用大豆及其制品是解决居民膳食中蛋白质摄入不足的重要途径。

(一)豆类的营养价值

1. 大豆的营养成分

(1)蛋白质:大豆含有35%～40%的蛋白质,是植物性食物中含蛋白质最高的食品。其氨基酸组成接近人体需要,且富含谷类蛋白较为缺乏的赖氨酸,具有较高的营养价值。

(2)脂肪:大豆含脂肪15%～20%,其中不饱和脂肪酸占85%,以亚油酸为主。大豆还含有较多的磷脂、少量的胆固醇,以及具有抗氧化作用的维生素E。

(3)碳水化合物:大豆含碳水化合物25%～30%,其中一半为可供利用的淀粉、阿拉伯糖、半乳聚糖和蔗糖,另一半为人体不能消化吸收的棉子糖和水苏糖,存在于大豆细胞壁,在肠道细菌作用下发酵产气可引起腹胀,但有保健作用。

(4)矿物质:大豆富含钙、磷、铁等矿物质,其中,钙含量丰富,比牛肉、猪肉高数十倍,是儿童与老人膳食钙的较好来源。

(5)维生素:大豆含丰富的维生素B_1、维生素B_2、维生素PP。另外,还含有较多的胡萝卜素和维生素E,大豆几乎不含维生素C,但发芽后可产生一定量的维生素C。

2. 大豆中的抗营养因子

大豆中含有一些天然的抗营养因子,可影响人体对某些营养素的吸收,如蛋白酶抑制剂、胀气因子、植酸及植物红细胞凝集素等,使大豆蛋白质的消化率只有65%左右。在食用大豆时,通过水泡、磨浆、加热、发酵、发芽等方法加工成豆制品,合理地处理抗营养因素,可提高大豆的消化率,充分发挥其营养价值。

3. 其他豆类的营养价值

其他豆类蛋白质含量均低于大豆,一般为20%左右,脂肪含量很少,碳水化合物占50%～60%,主要以淀粉形式存在,其他营养素与大豆相似,也是营养价值较高的一类植物性食物,起着丰富人们膳食结构的作用。

(二)豆制品的营养价值

豆制品是以大豆或其他豆类为原料加工制成的各类副食品。根据制造工艺不同可分为非发酵豆制品,主要有豆腐及其制品、豆浆和豆芽、腐竹等;以及发酵豆制品,主要有豆腐乳、豆豉、豆瓣酱等。

豆腐的蛋白质含量为8%,但由其制成的豆腐干及其他豆制品的蛋白质可达

17%～45%,是生物学价值较高的优质蛋白质,而且当大豆制成豆腐后蛋白质消化率由65%提高至92%～96%,大大提高了大豆的营养价值。同时,豆腐也是钙和B族维生素的良好来源。

豆浆蛋白质含量近似牛奶,其中必需氨基酸种类较齐全,消化率为85%左右,铁的含量比牛奶高很多,也是多种营养素含量丰富的传统食品。需注意的是,在食用豆浆时必须充分煮沸,避免由于豆中胰蛋白酶抑制剂破坏不充分,导致蛋白质难以消化吸收而导致恶心、呕吐等不良症状。

豆芽是用大豆、绿豆在适宜的水分和温度下发芽生成,大豆在发芽过程中蛋白质分解成氨基酸或多肽,淀粉转化成单糖和低聚糖,同时破坏了抗胰蛋白酶因子,提高了蛋白质的生物利用率。在发芽过程中,由于酶的作用,使矿物质和维生素含量倍增,尤其是维生素C,发芽前几乎为零,发芽后可达6～8 mg/100 g,可作为冬季或某些地区缺乏蔬菜时维生素C的良好来源,尤其在蔬菜供应淡季可起到重要的调节作用。

(三)豆类食品在我国膳食中的地位和作用

我国目前膳食结构的主要特点是以谷类为主,动物性食物相对不足,膳食结构不合理,食物单调,营养不足与过剩并存,部分农村营养不良仍较常见,与此同时,一些城市居民"富裕病"发病率有增高趋势。豆类和豆制品营养丰富,在我国以谷类为主的膳食结构中应该发挥重要的营养与保健作用。

(1)大豆蛋白质的功能。大豆的蛋白质含量高于牛肉、猪肉,为谷类和薯类的3～8倍,且是优质蛋白质,尤其是富含谷类缺乏的赖氨酸等,与谷类同食可发挥蛋白质的互补作用,提高膳食的营养价值。为提高乡村居民蛋白质的摄入量及预防城市居民过多消费肉类带来的不利影响,应大力倡导食用豆类及其制品。

(2)优质的食用油脂。大豆的脂肪含量高,消化吸收率高达97%以上,脂肪中的不饱和脂肪酸比例高,其中一半是亚油酸。另外,还含有丰富的磷脂酰胆碱(卵磷脂),已成为我国居民膳食中最常见的优质食用油。

(3)提供矿物质和维生素。豆类的矿物质、维生素含量丰富,制作成豆腐或加工成豆芽后,其含量更加丰富,更易吸收,是人体多种矿物质、维生素的重要来源。

(4)丰富人们的膳食结构。豆类可制作成多种食品,特别是大豆可制成豆浆、豆腐、豆腐脑、豆腐干、腐竹、豆腐乳、豆豉、豆芽等多种营养丰富的食品,丰富了人们的菜肴。以大豆为原料加工制成的营养豆奶是近年来发展起来的新型保健食品,和牛奶一样正成为世界各地消费者喜爱的饮品。

(5)大豆的保健作用。大豆具有多种生物活性物质,有降低血糖、抗氧化、抗动脉粥样硬化和免疫调节等作用,大豆磷脂有激活脑细胞、提高记忆力和注意力的作用。大豆皂苷通过增加超氧化物歧化酶含量,清除自由基和降低过氧化脂质,具有提高人体免疫力、抗过敏、抗高血压、抗衰老的作用。大豆中的异黄酮能有效地延缓更年期和绝经期女性因卵巢分泌的激素减少而引起的骨密度降低。凡经常吃豆制品的地区,居民肿瘤发生率低于以肉食为主的地区。现已发现,大豆中至少含有异黄酮等5种以上具有抗肿瘤生物活性的化学物质。

三、蔬菜和水果的营养价值

蔬菜和水果品种繁多,在我国居民膳食中的食物构成比分别为33.7%和84%,是人类膳食的重要组成部分。蔬菜、水果富含人体所必需的维生素、矿物质和膳食纤维,含蛋白质、脂肪很少。此外,由于蔬菜、水果中含有各种有机酸和色素等成分,使它们具有良好的感观性状,对增进食欲、促进消化、丰富食物多样性具有重要意义。另外,许多蔬菜和水果还具有营养和药用价值。

(一)蔬菜的营养价值

蔬菜按其品种和可食部分,分为叶菜类、根茎类、瓜茄类及豆荚类等。蔬菜一般含蛋白质和脂肪很少,主要营养成分有碳水化合物、矿物质和维生素。

1. 碳水化合物

蔬菜中的碳水化合物包括可被机体吸收利用的单糖、双糖、淀粉及膳食纤维。其种类和含量因蔬菜的种类和品种而有很大差别。蔬菜中含碳水化合物较高的有胡萝卜、西红柿、南瓜等;含淀粉较多的是根茎类蔬菜,如土豆、芋头、山药、藕等。

蔬菜所含的纤维素、半纤维素等多糖类是人们膳食纤维的主要来源。膳食纤维虽不参与体内代谢,但可促进肠道蠕动,利于通便;减少或阻止胆固醇等物质的吸收,有益于健康,并在防治糖尿病和预防肠道肿瘤等方面有积极作用。

2. 矿物质

蔬菜中含有丰富的矿物质,如钙、磷、铁、钾、钠、镁、铜等,是膳食中矿物质的主要来源,对维持人体内的酸碱平衡起重要作用。绿叶蔬菜如菠菜、雪里蕻、油菜、苋菜含钙较多。但蔬菜中存在的草酸不仅影响本身所含钙和铁的吸收,而且还影响其他食物中钙和铁的吸收。因此,在选择蔬菜时不能只考虑其钙的绝对含量,还应注意其草酸的含量。草酸是一种有机酸,能溶于水,故食用含草酸多的蔬菜时,可先在开水中烫一下,去除部分草酸,以利钙、铁的吸收。绿色蔬菜中含铁较多,一般为 1~2 mg/100 g,但其吸收率较低,约为 5%,不过蔬菜中的铁在我国居民膳食供给量中仍占一定比重。

3. 维生素

新鲜蔬菜是维生素 C、胡萝卜素、维生素 B_2 和叶酸的重要来源。各种蔬菜都含有一定量的维生素 C,一般深绿色蔬菜维生素 C 含量较浅色蔬菜高,叶菜中的含量较瓜菜中高,如苋菜中维生素 C 为 47 mg/100 g,小白菜为 28 mg/100 g,黄瓜为 9 mg/100 g。

胡萝卜素与蔬菜的颜色密切相关,在绿色、黄色或红色蔬菜中含量较多,如胡萝卜、南瓜、苋菜。习惯上丢弃的芹菜叶、莴苣叶、萝卜叶等,胡萝卜素含量也很丰富,故应加以利用。胡萝卜素也是我国居民膳食中维生素 A 的重要来源。

(二)水果的营养价值

新鲜水果含水分多,蛋白质和脂肪含量少,水果的营养价值与新鲜蔬菜相似,是人体矿物质和维生素的重要来源,其营养特点如下。

1. 碳水化合物

水果所含碳水化合物为 6%~25%,主要是果糖、葡萄糖和蔗糖,在不成熟的水果内则有淀粉。水果种类不同,所含碳水化合物的种类和数量也有较大差异。例如苹果和梨以果糖为主,桃、李、柑橘以蔗糖为主,葡萄、草莓则以葡萄糖和果糖为主。许多水果还富含纤维素、半纤维素和果胶等。果胶对果酱的加工有重要意义,以苹果、山楂、海棠等含量为多。

2. 矿物质

水果也是人体所需矿物质如钙、磷、铁、锌、铜、镁的良好来源,与蔬菜一样也是碱性食品。

3．维生素

新鲜水果含较多的维生素 C，以鲜枣中最多，可高达 243 mg/100 g，山楂、柑橘、鲜荔枝、草莓、柠檬中的含量也很高。芒果、柑橘、杏等含胡萝卜素较多。

4．芳香物质、有机酸和色素

许多水果都含有各种芳香物质和色素，使水果具有特殊的香味和颜色，赋予水果良好的感官性状。水果中的有机酸以柠檬酸、苹果酸和酒石酸为主，可促进消化酶的分泌，增进食欲，有利于食物的消化吸收；另一方面，有机酸使食物保持一定酸度，对维生素 C 有保护作用。

（三）野菜、野果和食用蕈的营养价值

我国地域辽阔，可食用的野菜、野果和蕈类资源丰富，种类繁多，而且许多品种有很高的营养价值。

1．野菜

常见的野菜有苜蓿、启明菜、马齿苋、灰菜、野苋菜等，这些野菜含有丰富的胡萝卜素、核黄素、维生素 C 及叶酸、钙、铁等，含量皆是普通蔬菜的数倍甚至数十倍，其蛋白质含量一般也高于普通蔬菜，氨基酸组成比较平衡，具有很好的食用价值。需要注意的是有些野菜含有毒性物质，要谨慎选择后食用。

2．野果

我国许多地区，特别是山区生长着各种可食野果，如猕猴桃、沙棘（醋柳）、刺梨、酸枣等。这些野果各具特色风味，富含维生素 C，并含有大量胡萝卜素、有机酸和生物类黄酮及其他具有营养和保健作用的物质。可用于制作果汁、饮料、果脯、罐头或用于酿酒。

3．食用蕈

食用蕈可分为野生蕈和人工栽培蕈两大类。我国的食用蕈品种很多，野生的如口蘑、羊肚菌、鸡油菌、美味牛肝菌等；人工栽培的有金针菇、香菇、银耳、黑木耳等。食用蕈风味独特，营养丰富，是一类较珍贵的副食品，有些还具有一定的保健和药用价值，如黑木耳具有补血、强精、镇静等作用；从猴头菌中提取的猴头菌素，已经用于胃炎的临床治疗；食用菌中含有的多糖体，可成为抗肿瘤药物的潜在资源，并被视为滋补品。

4．海藻

海藻是在海洋里生长的蔬菜，目前已知有 70 多种，如海带、紫菜、裙带菜、发菜等可供食用。海藻含有蛋白质、糖类、褐藻酸、甘露醇、胆碱、纤维素和钙、磷、钾、钠、镁、碘、锰、锌、钴、硒、铜、硅等矿物质和多种维生素。实践证明，沿海居民常吃富含碘的海藻食物，不仅很少有患甲状腺疾病的，其他如心血管疾病、肺癌和肝病等的发病率也很低。海藻还有抗放射性污染的作用。海带在日本备受重视，日本医学专家认为海带有重要的食疗作用：如抗癌，降血压，预防动脉硬化和便秘，防止血液凝固和甲状腺肿，维持钾钠平衡以及减肥等。海藻食物来源充足，不受季节影响，价格也很便宜，加之食法多样，深受人们欢迎，在膳食中我们应当有计划地选择食用。

（四）加工烹调对蔬菜、水果营养价值的影响

蔬菜因直接暴露在自然环境中或埋藏在泥土中生长，加之施肥或农药的影响，在烹调前

需要仔细清洗。但如果清洗方法不当,则会对其中的水溶性维生素和矿物质造成破坏和损失,特别是维生素 C。蔬菜应在较完整的状态下清洗,切忌先切后洗或在水中浸泡时间过长。

蔬菜的烹调方法有炒、煮和凉拌等,在烹制过程中因高热可使维生素破坏,并能促进维生素的氧化,所以蔬菜烹调加工时适宜急火快炒,否则烹调时间愈长,则维生素损失愈多。烹调后的蔬菜,放置时间过长,不仅感官性状有改变,维生素也会有损失。适宜生食的蔬菜如青瓜、生菜、胡萝卜、西红柿等,应尽量生食,如做成可口凉拌菜或蔬菜沙拉等。使用合理加工烹饪方法,即先洗后切,急火快炒,现做现吃,烧汤时开汤下菜是保存蔬菜中维生素的有效措施。

不同质地的烹饪用具对蔬菜中维生素 C 的影响也不同,铜锅炒、熬时蔬菜维生素 C 损失最多,比其他锅损失多 2～6 倍,铁锅次之,铝锅损失最小,所以在烹调蔬菜时还要选择适当的烹调用具。

水果大都以生食为主,不受烹调加热影响,但在加工成制品时,如果脯、干果、罐头食品等,维生素将有不同程度的损失。

任务二　动物性食物的营养价值认知

动物性食物种类很多,主要有畜类、禽类、鱼类、奶类、蛋类等。动物性食物营养丰富,能提供人体需要的优质蛋白质、脂肪、矿物质和维生素等多种营养成分,是人类重要的食物资源。

一、畜肉、禽肉及鱼类的营养价值

畜肉、禽肉和鱼类在动物性食物中占的比重较大,该类食物能提供大量的蛋白质,丰富的脂肪、矿物质和维生素,是食用价值较高的食物。

(一)畜肉类的营养价值

畜肉类指猪、牛、羊等牲畜的肌肉、内脏、头、蹄、骨、血及其制品,因畜肉类肌肉颜色较深,呈暗红色,所以有"红肉"之称。总体而言,畜肉类富含蛋白质、脂肪、矿物质和维生素,但营养素的分布因动物种类、年龄、肥瘦程度及部位不同而异。在肥瘦不同的肉中,脂肪和蛋白质差异大。相对而言,内脏脂肪少,蛋白质、维生素、矿物质和胆固醇较高。

1. 蛋白质

畜肉类的蛋白质大部分存在于肌肉组织中,占 10%～20%。其中,牛羊肉的蛋白质含量(20%)高于猪肉(15%)。同一家畜不同部位的蛋白质含量也有所不同。以猪肉为例,猪里脊肉的蛋白质含量大约是 21%,猪后臀尖约为 15%,猪肋条肉约 10%,而猪奶脯肉蛋白质含量很低,只有 8%。

畜肉类的蛋白质为完全蛋白质,含人体必需的氨基酸,含量十分充足,而且种类和比例接近人体的需要,因此易被人体消化吸收,充分利用,其营养价值很高,为优质蛋白质。然而,在结缔组织中,如猪皮和筋腱,虽然蛋白质含量也较高,可达 35%～40%,但缺乏色氨酸和蛋氨酸等人体必需氨基酸,利用率低,为不完全蛋白质。因此,以猪皮和筋腱为主要原料的食物,常常需要搭配其他食物来补充必需氨基酸。

2. 脂肪

畜肉类的脂肪含量因家畜的种类、年龄不同而有较大的差异。总体而言,猪肉中的脂肪含量最高,平均约为18%,羊肉次之,牛肉的脂肪含量最低。脂肪含量也因家畜的肥瘦程度和部位不同有较大的差异,以猪肉为例,猪里脊肉的脂肪含量仅7.9%,远远低于猪前肘(31.5%)和猪五花肉(35.3%),而猪肥肉的脂肪含量最高,达90%。

畜肉中的脂肪以饱和脂肪酸为主,90%为中性脂肪,即三酰甘油,还有少量卵磷脂、胆固醇和游离脂肪酸。此外需注意的是,家畜内脏中的胆固醇含量远远高于畜肉。例如,猪瘦肉的胆固醇含量是81 mg/100 g,猪肝和猪肾的胆固醇含量是猪瘦肉的3～4倍多(分别是288 mg/100 g和354 mg/100 g),而猪脑则高达30倍(2 571 mg/100 g)。

因此,对于血脂异常、血胆固醇比较高的人群,在日常膳食摄入中要尽量减少动物内脏的摄入量。膳食中的动物脂肪的主要作用是提供给人体所需能量,所以应合理控制,防止能量摄入过多,引起肥胖和其他慢性疾病,如心血管疾病。

3. 碳水化合物

畜肉中的碳水化合物主要以糖原形式存在于肌肉和肝中,含量极少,而且在动物屠宰后,含量逐渐降低。

4. 矿物质

畜肉中的矿物质含量为0.8%～1.2% ,其中钾含量最高,磷次之。畜肉是铁和锌的重要来源,肉类中的铁含量较高,以血红素铁形式存在,生物利用率很高,而且吸收率不受食物中各种干扰物质的影响,如植酸、鞣酸等,以肝含铁量最高,例如猪肝中的含铁量高达22.6 mg/100 g。此外,畜血也是膳食铁的优质来源。畜肉中锌、硒、铜等微量元素较为丰富,且吸收利用率远远高于植物性食物,但畜肉中的钙含量比较低,仅为7.9 mg/100 g。

5. 维生素

畜肉富含维生素,包括维生素 B_1、维生素 B_2、维生素 A、维生素 E、维生素 B_6、维生素 B_{12}、叶酸、烟酸等,其中脂溶性维生素含量较低,而水溶性维生素含量较高,但维生素 C 除外,其含量较低。

一般而言,畜肉的 B 族维生素含量丰富,尤其是猪肉,其硫胺素(维生素 B_1)含量较高(0.54 mg/100 g),是牛肉的8倍,羊肉的4倍。

家畜内脏含有多种维生素,不同程度地高于畜肉,特别是维生素 D、维生素 A 和维生素 B_{12}。以猪肝为例,每100 g猪肝中含有4 973 μg维生素 A,羊肝中含量更高,可达20 972 μg。我国中医很早就采用羊肝来治疗夜盲症。

(二)禽肉类的营养价值

禽肉类包括鸡、鸭、鹅、鸽、鹌鹑等的肌肉、内脏及其制品,由于禽肉类和水产品的肉色较浅,呈白色,因此又有"白肉"之称。禽肉类的营养价值与畜肉类相似,可为人体提供蛋白质、脂肪、矿物质和维生素。

1. 蛋白质

蛋白质含量约为20%,鸡肉、鹌鹑肉的蛋白质含量高于鹅肉,鸭肉次之,而各种禽内脏的蛋白质含量最低。

2. 脂肪

脂肪含量较畜肉而言相对较低,以鸭和鹅最高,为 20% 左右,鸡和鸽子的脂肪含量为 14%～17%,火鸡和鹌鹑的脂肪含量最低,在 3% 以下。禽肉脂肪中不饱和脂肪酸比例较高,以单不饱和脂肪酸为主,多不饱和脂肪酸比例较低。

3. 维生素

禽肉提供多种维生素,以维生素 A 和 B 族维生素为主,其中内脏含量高于肌肉。

4. 矿物质

禽肉类也提供多种矿物质,家禽内脏的矿物质含量高于肌肉。内脏和血中铁含量十分丰富,铁消化利用率高,是铁的最佳食物来源,其中鸭肝中铁含量最丰富(23 mg/100 g),对缺铁性人群而言,是补充铁的非常好的食物来源。

(三)水产品的营养价值

水产品包括鱼类、甲壳类和软体动物类。根据生活环境不同,鱼类可分为海水鱼和淡水鱼。甲壳类包括小虾、对虾、龙虾、蟹类等。软体动物包括扇贝、牡蛎、蛤类等双壳类和章鱼、乌贼等无壳类软体动物。鱼肉和禽肉类一起,也被称为"白肉"。

1. 蛋白质

鱼类是人类使用最多的水产品,其蛋白质含量为 15%～25%。氨基酸组成较为平衡,与人体需要接近,利用率高,属于优质蛋白质,但与畜肉类相比,利用率稍低。此外,鱼肉的肌纤维细、短,间质蛋白少,更易消化吸收。

2. 脂肪

鱼类中的脂肪含量很少,不同种类的含量差别较大,为 1%～10%。鱼类的脂肪主要分布于皮下和内脏周围,肌肉中含量很低。需要注意的是,鱼类中的胆固醇含量一般为 100 mg/100 g,但鱼子含量较高,因此对于血脂异常、胆固醇含量较高的人群,在食用鱼子时尤其要注意控制量。

鱼类中的脂肪多为不饱和脂肪酸,占 80% 左右,熔点较低,消化吸收率较高,可达 95%。多不饱和脂肪酸主要存在鱼油中,主要是二十碳五烯酸(EPA)和二十二碳六烯酸(DHA),在许多婴幼儿辅食或婴幼儿奶粉、代乳品中添加了 EPA 和 DHA,可以促进大脑神经系统和视觉系统的发育。此外,EPA 和 DHA 可以降低血中低密度脂蛋白胆固醇,升高高密度脂蛋白胆固醇,从而防治动脉粥样硬化,预防冠心病的发生。同时,EPA 和 DHA 也可以降低癌症发生的危险。因此常吃鱼,尤其是深海鱼,其心血管疾病和肿瘤的发生率较低。

3. 矿物质

鱼类的矿物质含量为 1%～2%,其中锌和硒含量很丰富,钙、钠、钾、镁等的含量也较多。海产鱼类富含碘,一般可达 50～100 µg/100 g,而淡水鱼含量相对较低,仅为 5～40 µg/100 g。

4. 碳水化合物

与畜肉、禽肉类一样,鱼类的碳水化合物含量较低,一般低于 0.3%,主要储藏在肌肉和肝中。

5. 维生素

鱼肉含有一定量的维生素 A、维生素 D、维生素 E,维生素 B$_2$ 含量较高。其中,鱼油和鱼肝油是维生素 A 和维生素 D 的重要来源,也是维生素 E 的一般来源。

(四)加工烹调对畜、禽、鱼类食物营养素的影响

畜、禽、鱼类食物在加工、烹调过程中,蛋白质含量的变化不大,而且经烹调后,更有利于蛋白质的消化吸收。矿物质和维生素在用炖、煮、烧方法加工时,可部分溶于水,若连汤一起食用,则损失不大;在高温制作过程中,B族维生素损失较多,如禽、鱼类罐头。不同的烹调方法,对B族维生素的影响不同,如猪肉切丝炒时,维生素 B_1 可保存 87%,做蒸肉丸时保存率为 53%,清炖猪肉时(用大火煮沸后,再用小火煨半小时)保存率为 40%。

二、蛋及蛋制品的营养价值

蛋类是指禽类所产卵,包括鸡蛋、鸭蛋、鹅蛋、鹌鹑蛋、鸽蛋等。蛋制品是指以蛋类作为主要原料的食品,如松花蛋、蛋黄酱、咸蛋、蛋粉等。蛋类的营养素含量丰富,而且质量高,是营养价值很高的食物。不同品种的蛋类营养成分大致相同。

(一)蛋类的营养价值

1. 蛋白质

全蛋的蛋白质含量约为 12.8%,其中蛋清的蛋白质总量占全蛋的 54%,高于蛋黄(46%)。蛋类含人体所需的各种氨基酸,且组成模式与合成人体组织所需的蛋白模式最为接近,容易消化吸收,生物学价值高达 95%,是最理想的天然优质蛋白质,因此常被作为参考蛋白质。

2. 脂肪

蛋中的脂肪含量为 10%~15%,集中于蛋黄中(98%)。蛋黄中的脂肪颗粒细小,易消化吸收,大部分为中性脂肪,即三酰甘油,占 62%~65%,且以单不饱和脂肪酸最为丰富。此外,蛋黄是磷脂的极好来源,占脂肪总量的 30%~33%。蛋黄中的磷脂主要包括卵磷脂和脑磷脂,卵磷脂可以降低血胆固醇水平,促进脂溶性维生素的吸收。

需要注意的是,蛋中的固醇含量较高,90% 为胆固醇,其中以鹅蛋黄中的含量最高(1 696 mg/100 g),鸭蛋黄、鸡蛋黄次之,鹌鹑蛋黄中含量最低。

3. 碳水化合物

同其他动物性食物一样,蛋类中的碳水化合物含量也非常低。

4. 矿物质

蛋类的矿物质主要存在于蛋黄中,含量为 1.0%~1.5%,其中磷含量最为丰富,可达 60% 以上,其次为钙,约占 13%。蛋类是多种矿物质元素的良好来源,包括铁、硫、镁、钾等,但需要注意,蛋中的铁以非血红素铁的形式存在,且与磷蛋白结合,因而利用率很低,仅为 3%。所以在婴幼儿的喂养过程中,如果添加的辅食以蛋类为主,需要注意铁的补充,否则易发生缺铁性贫血。

5. 维生素

蛋类的维生素主要存在蛋黄中,含量十分丰富,而且品种也较为齐全,包括所有的B族维生素、维生素 A、维生素 D、维生素 E、维生素 K 和微量的维生素 C,其中以维生素 A 和核黄素最为突出。

(二)加工烹调对蛋类营养价值的影响

不同的加工烹调方式对蛋类的价值影响也不同,其中煎、烤、炸等烹调方法对蛋中的维

生素 B$_1$ 和 B$_2$ 损失较大。皮蛋中维生素 B$_1$ 和 B$_2$ 损失也很大。一般而言,煮蛋营养素损失不大。咸蛋的钠含量大幅度上升,因此高血压患者应限制咸蛋的食用。

三、奶及奶制品的营养价值

奶类为天然食品,其营养素种类齐全、比例适当、易消化吸收,营养价值极高。母乳能满足新生儿生长发育的全部需要。奶类以牛奶食用最普遍,适合于所有健康人群,更是母乳不足的新生儿、婴儿、患者等人群的理想食品。与人乳相比牛奶含蛋白质较多,乳糖较少,故以牛奶为代乳品时,应适当调整使其接近人乳组成,有益于乳儿的生长发育。我国居民奶制品的消费明显低于世界平均水平,在膳食中适当增加奶制品,对提高优质蛋白质、钙及维生素的供应,增强整个民族体质具有重要意义。

奶类作为食品,主要提供优质蛋白质、脂肪、维生素 A、维生素 B$_2$ 和钙。除牛奶外,还有羊奶、马奶比较常见。

(一) 奶类的营养价值

奶呈乳白色,是由水、蛋白质、脂肪、乳糖、矿物质、维生素等组成的复杂乳胶体。味道温和,稍有甜味,并有香味。牛奶比重平均为 1.032,比重大小与奶中固体物质含量有关,奶除脂肪含量变动较大外,其他成分基本稳定,故比重可作为鲜奶的简易指标。

1. 蛋白质

奶类中蛋白质含量平均为 3.0%,主要由酪蛋白(79.6%)、乳清蛋白(11.5%)和乳球蛋白(3.3%)组成。奶蛋白消化率为 87%～89%,生物学价值为 85%。其中,乳球蛋白与机体免疫有关。奶类蛋白质的必需氨基酸含量和构成与鸡蛋相似,属于优质蛋白,含有丰富的赖氨酸,是谷类食物的天然互补食品。

2. 脂肪

奶类的脂肪含量约为 3.0%,以微粒状的脂肪球分散在乳浆中,静置时,脂肪小球集于一处,从而形成奶油浮于牛奶的上层。脂肪熔点较低,易消化,吸收率达 97%。乳脂肪中脂肪酸组成复杂,短链脂肪酸含量较高,是乳脂肪风味良好及易消化的原因。其中,油酸约占30%,而亚油酸和亚麻酸分别占 5.3% 和 2.1%。此外,还有少量的卵磷脂、胆固醇,并含有脂溶性维生素。母乳中含有较高的脂解酶,促进脂肪消化,使其转变为能量。

3. 碳水化合物

奶类中的碳水化合物主要为乳糖,比人乳少,其甜度为蔗糖的 1/6,有调节胃酸、促进胃肠蠕动和促进消化液分泌的作用;还能促进钙的吸收和助长肠道乳酸菌繁殖、抑制腐败菌的生长等。消化道中的乳糖酶可使乳糖分解为葡萄糖和半乳糖,但随着年龄的增长乳糖酶渐少,甚至缺乏,有些人食用牛奶后常发生腹泻等症状,称为乳糖不耐受症。可采用少量多次饮用,以便肠道逐渐适应对牛奶的消化,或饮用酸奶,来避免此症。

4. 矿物质

奶类矿物质含量为 0.7%～0.75%,以钙、磷、钾等为多,而微量元素有锌、碘、硅等。一般 100 mL(毫升)牛奶中含钙 100 mg,且吸收度率高,是钙的良好来源。但奶中铁元素的含量偏低,100 mL 中仅含 0.2 mg。

5. 维生素

奶中含有人体所需的各种维生素,如维生素 A、维生素 D、维生素 B$_1$、维生素 B$_2$,是维生

素 B_2 的良好来源。维生素含量与饲养方式有关,如放牧期牛奶中的维生素 A、维生素 D、胡萝卜素和维生素 C 含量,较冬春季在棚内饲养明显增多。鲜牛奶中的维生素 C 含量较少,若经过加工处理后所存无几。此外,牛奶中还含有丰富的色氨酸,在体内可小量转成烟酸。

(二)奶制品的营养价值

鲜奶经过加工可制成多种产品以满足不同需要,主要包括巴氏杀菌乳(消毒鲜奶)、奶粉、炼乳、酸奶、奶油、奶酪等。

1. 巴氏杀菌乳(消毒鲜奶)

巴氏杀菌乳是将鲜牛奶过滤、加热杀菌后,分装出售的饮用奶,是奶制品中产量最大的一种。除维生素 B_1 和维生素 C 有损失外,营养价值与鲜牛奶差别不大,且常强化维生素 A、维生素 D 和维生素 B_1 等营养素。

2. 奶粉

根据是否脱脂及调制,奶粉可分为全脂奶粉、脱脂奶粉和调制奶粉。

(1)全脂奶粉:鲜奶消毒后,除去 70%～80% 的水分,采用喷雾干燥法把奶喷成雾状微粒。此加工对蛋白质的性质、奶的色香味及其他营养成分影响很小。

(2)脱脂奶粉:生产工艺类似全脂奶粉,但原料奶经过脱脂处理,因脱脂造成脂溶性维生素损失,适合于腹泻的婴儿及要求少脂膳食的人群。

(3)调制奶粉:即母乳化奶粉,是以牛奶为基础,按照母乳组成的模式及特点加以调制,使营养成分的种类、含量和比例接近母乳,以适合于婴幼儿生长发育的需要。如调制牛奶中酪蛋白的含量和酪蛋白与乳清蛋白的比例,添加乳糖,以适当比例强化维生素 A、维生素 D、维生素 B_1、维生素 B_2、维生素 C 和叶酸、微量元素等。

3. 酸奶

酸奶是一种发酵奶制品,是以鲜牛奶、奶粉或炼乳为原料接种乳酸菌,经过不同工艺发酵制成,其中以酸牛奶最为普遍。发酵后,将乳糖变成乳酸,蛋白质凝固和脂肪不同程度的水解,形成独特的风味,备受使用者喜爱。酸奶营养丰富,且易消化吸收,还可刺激胃酸分泌,乳酸杆菌和双歧杆菌具有整肠作用,蛋白质被部分水解产生活性肽类,提高了维生素 B_{12} 和叶酸含量,乳酸可降低肠腔中的 pH,有利于钙元素的吸收。酸奶尤其适合于消化功能不良的婴幼儿、老年人饮用,并能使成人原发性乳糖酶缺乏者的乳糖不耐受症状减轻。

4. 炼乳

炼乳是一种浓缩乳,按其成分可分为甜炼乳、淡炼乳、全脂炼乳、脱脂炼乳,若添加维生素 D 等营养物质可制成各种强化炼乳。市场上常见的是甜炼乳和淡炼乳。

(1)甜炼乳:是在牛奶中加入约 16% 的蔗糖,并经浓缩至原体积的 40% 的一种乳制品。成品中蔗糖含量为 40%～45%,渗透压增大,可抑制细菌的生长,成品保质期较长。甜炼乳因糖分高,食用前需加水稀释,造成蛋白质等营养成分相对降低,故不宜用于喂养婴儿,主要用于家庭甜食的制作或冲入咖啡饮用。

(2)淡炼乳:为无糖炼乳,又称蒸发乳。将牛奶浓缩至原体积 1/3 后装罐密封,经加热灭菌并通过均质操作制成的耐保存乳品。淡炼乳经高温处理后,维生素 B_1 损失,若予增补,其营养价值与鲜奶几乎相同。高温处理后形成的软凝乳块经均质处理,脂肪球微细化,有利于消化吸收,可用于喂养婴儿。

5. 复合奶

将脱脂奶粉和无水奶油分别溶解,按一定比例混合,再加入 50% 的鲜奶即成复合奶,其营养价值与鲜奶基本相似。

6. 奶油

奶油是由牛奶中分离的脂肪制成的乳制品,一般含脂肪 80%～83%,而水分低于 16%,主要用于佐餐、面包和糕点制作。

(三)储藏和加工对奶及奶制品营养价值的影响

1. 加热处理

牛奶杀菌可以采用 60～70 ℃ 的传统巴氏杀菌、80～90 ℃ 的高温短时杀菌、90～120 ℃ 的超高温瞬时杀菌等。超高温瞬时杀菌对保存营养素最为有利。超高温瞬时杀菌对蛋白质的生物价值无显著影响,但对消化率的影响是有利的。

2. 发酵处理

乳酸发酵和酵母发酵对食品的营养价值是有利的。

(1)降低食品中有害细菌繁殖,延长保质期。

(2)增加某些 B 族维生素含量。

(3)提高蛋白质含量和质量。

(4)提高蛋白质的消化吸收率。

(5)提高微量元素的生物利用率。

(6)调整肠道菌群平衡。

3. 脱水处理

常用的脱水方法有喷雾干燥、滚筒干燥和真空冷冻浓缩。喷雾干燥法营养损失小,但水溶性维生素有一定损失;滚筒干燥法会使赖氨酸和维生素受到较严重的损失,蛋白质的水合能力也大大降低;真空冷冻浓缩法对产品品质影响最小。

4. 储藏条件的影响

鲜牛奶必须储藏在 4 ℃ 下,并应尽快消费。牛奶应用不透明的包装,并存放在避光处。奶粉宜储藏在阴凉处,并用隔氧、避光的包装。乳酪应储藏在 4 ℃ 下,黄油应储藏在 0 ℃ 以下。

任务三　调味品和其他食品的营养价值认知

调味品、食用油、茶、酒、糖果和巧克力等其他食品,不仅是满足食物烹调加工以及人们饮食习惯的需要,也是补充人体营养素的一个重要途径,其中有些食品还具有一定的保健功能。了解这些食品的组成特点和营养价值,对合理选择和利用这些食品具有重要意义。

调味品是指能调节食物色、香、味的一些食品,也称调料或作料;调味品的种类繁多,日常生活中最常用的有盐、酱油、酱、醋、糖、味精、姜、辣椒、胡椒等。目前我国调味品大致可以分为如下六大类。

(1)发酵调味品:包括酱油类、食醋类、酱类、腐乳类、豆豉类、料酒等多个门类。

(2)酱腌菜类:包括酱渍、糖渍、糖醋渍、糟渍、盐渍等各类制品。

（3）香辛料类：包括辣椒制品、胡椒制品、大蒜、葱、洋葱、香菜等。

（4）复合调味品类：包括酱类、风味调料类、方便调料类、增鲜调料类等。

（5）其他调味品：包括盐、糖、调味抽、水解植物蛋白、鲣鱼汁、海带浸出物、酵母浸膏、香菇浸出物等。

（6）各种食品添加剂：味精、酶制剂、柠檬酸、甜味剂、酵母、香精香料、乳化增稠剂、品质改良剂、防腐剂等。

（一）主要调味品的特点和营养价值

1. 酱油和酱类调味剂

（1）蛋白质和氨基酸：酱油和酱的鲜味主要来自于含氮化合物，含量高低是其品质的重要标志。

（2）碳水化合物和甜味物质：酱油中含有少量还原糖以及少量糊精，它们也是构成酱油浓稠度的重要成分。

（3）维生素和矿物质：酱类中的维生素 B_1 含量与原料含量相当，而维生素 B_2 含量在发酵之后显著提高。

（4）酱油和酱中的咸味来自氯化钠。

（5）酱油的香气成分主体为酯类物质，包括醋酸乙酯、乳酸乙酯、乙酸丙酯、苯甲酸丙酯、琥珀酸乙酯等约 40 种酯类，此外，醛类也是酱香气的主要来源。

2. 醋类

与酱油相比，醋中蛋白质、脂肪和碳水化合物的含量都不高，但却含有较为丰富的钙和铁。

3. 味精和鸡精

食品中鲜味的主要来源是氨基酸、肽类、核苷酸和有机酸及其盐类。其中味精是最主要的鲜味调味剂，它是咸味的助味剂，也有调和其他味道、掩盖不良味道的作用。味精即谷氨酸单钠结晶而成的晶体（北方地区饮用水呈碱性，因而略加少量食醋可使食品的鲜味增强）。鸡精等复合鲜味调味品中含有的核苷酸类物质容易被食品中的磷酸酯酶分解，最好在菜肴加热完成之后再加入这类含有鲜味核苷酸的调味品。

4. 盐

咸味是食物中最基本的味道，而膳食中咸味的来源是食盐，也就是氯化钠。低钠食盐当中加入 1/3 左右钾盐，包括氯化钾和谷氨酸钾等，可以在基本不影响调味效果的同时减少钠的摄入量。

5. 糖和甜味剂

日常使用的食糖主要成分为蔗糖，木糖醇、山梨醇、甘露醇等糖醇类物质为糖类加氢制成，为保健型甜味剂，不升高血糖，不引起龋齿，然而保持了糖类的基本物理性质，已经广泛应用于糖尿病病人、减肥者食用的甜食，以及口香糖、糖果等食品当中。

（二）食用油脂的营养价值

油脂的组成特点和营养价值：植物油是必需脂肪酸的重要来源，为了满足人体的需要，在膳食中不应低于总脂肪来源的 50%。主要油脂的特点和营养价值如下。

1. 大豆油

大豆油富含维生素 E，但是经过脱臭处理后，大部分维生素 E 以脱臭馏出物的形式被分离除去。

2. 菜籽油

菜籽油取自油菜籽,其脂肪酸的组成受气候、品种等的影响较大,如一般寒带地区芥酸含量较低,亚油酸含量相对较高,气温较高的地区相反。由于芥酸大量存在,曾引起营养学领域的极大争议。有研究发现,用占膳食能量5%菜籽油的食物喂养幼鼠,发现其心肌出现脂肪沉积和纤维组织形成。

3. 花生油

花生油具有良好的氧化稳定性,是良好的煎炸油。但花生油中含有少量的磷脂,若不将其除去,在煎炸食品时易起泡沫而溢锅,因此必须将其中的大部分磷脂去除才能用于煎炸食品。

4. 棉籽油

棉籽油的主要脂肪酸组成为:棕榈酸22%,油酸18%,亚油酸56%,与花生油的主要脂肪酸相似,与其他油不同的是棉籽油中含有0.1%～0.3%的环丙烯酸,一般认为对生物体有不利作用。制作棉籽油必须经过冬化处理,冬化后分出的固态脂是制造人造奶油及起酥的很好原料。

5. 玉米油

玉米油的亚油酸含量高,其降低血清胆固醇的效能优于其他油脂。玉米油富含维生素E,虽然不饱和程度高,但热稳定性较好。

6. 向日葵油

向日葵油富含维生素E,还含有绿原酸(水解可生成咖啡酸),具有抗氧化作用,因此向日葵油的氧化稳定性很好。

7. 芝麻油

芝麻油的维生素E含量不高,但它的稳定性很高,保质期也很长,这是由于芝麻粗油中含有1%左右的芝麻酚/芝麻素等天然抗氧化剂。

8. 猪油

猪油中的饱和脂肪酸含量很高,通过酯交换后的改性猪油是一种性能良好的起酥油,广泛应用于食品工业。猪油中的天然抗氧化剂的含量很低,致使其保质期很短,但是可以通过添加抗氧化剂来延长它的储存期。

(三)其他食品的营养价值

1. 酒

酒提供能量主要取决于酒所含乙醇的量,酒类的能量来源都是一些小分子物质,极易被机体吸收利用,因此酒提供的能量高效而且迅速。运动员经过较长时间的比赛和训练之后,可适当饮用一些啤酒,就是这个道理。肥胖者过多地饮用啤酒、葡萄酒、黄酒等可能对维持体重或减肥不利。葡萄酒中的酚类物质具有很强的抗氧化性,具有预防心血管病的作用。

2. 茶叶

茶叶中的营养成分包括蛋白质、脂肪、碳水化合物、多种维生素和矿物质。各种脂肪酸中含亚油酸和亚麻酸较多。茶叶中的非营养成分较多,主要包括酚类、色素、茶氨酸、生物碱、芳香物质、皂苷等。咖啡因是茶叶生物碱中含量最多的。茶叶的保健作用包括:预防肿瘤,预防心血管病,抑菌、消炎、解毒和抗过敏等。

▼ 习题

一、选择题

1. 我国居民膳食结构中蛋白质的主要来源是（　　　）。
   (A) 粮谷类　　　(B) 蔬菜类　　　(C) 肉类　　　(D) 蛋类　　　(E) 豆类及其制品

2. 在谷类中，下列哪一种营养成分占的比重最大？（　　　）
   (A) 碳水化合物　(B) 蛋白质　　(C) 脂肪　　(D) 维生素　　(E) 无机盐

3. 下列哪种食物可提供丰富的蛋白质、脂肪、无机盐、维生素，且脂肪多由不饱和脂肪酸组成，消化吸收率可达 95％？（　　　）
   (A) 牛肉　　　(B) 羊肉　　　(C) 奶类　　　(D) 禽肉类　　　(E) 鱼类

4. 下列食物中蛋白质含量最高的是（　　　）。
   (A) 粮谷类　　　(B) 大豆　　　(C) 肉类　　　(D) 蛋类　　　(E) 奶类

5. 谷类加工越细，越容易损失下列何种维生素？（　　　）
   (A) 维生素 B_1　(B) 维生素 C　(C) 维生素 D　(D) 维生素 A　(E) 维生素 E

二、填空题

1. 食物按其来源和性质不同，可以分为三类：＿＿＿＿＿、＿＿＿＿＿、＿＿＿＿＿。
2. 谷类的结构基本相似，都是由 ＿＿＿＿＿、＿＿＿＿＿、＿＿＿＿＿、＿＿＿＿＿四部分组成。
3. 味精最好在＿＿＿＿＿加入。
4. 为了满足人体的需要，在膳食中植物油不应低于总脂肪来源的＿＿＿＿＿。
5. 奶类作为食品，主要提供的营养素包括＿＿＿＿＿、＿＿＿＿＿、＿＿＿＿＿和＿＿＿＿＿。

三、简答题

1. 简述谷类食物的营养特点。
2. 简述豆类食品在我国膳食中的地位和作用。
3. 烹调加工对蛋类的营养价值有何影响？
4. 奶类与蛋类的营养有何异同点？
5. 简述茶叶的营养价值。

四、实训题

李奶奶，60 岁，长年以素食为主，最近经常出现双下肢无力、走路不稳等症状，体检发现维生素 B_{12} 缺乏，请给李奶奶制定一份饮食建议。

项目三　预防食品污染及中毒

随着社会经济的发展和人民生活水平的提高,人们对食品的质和量有了更高的需求,其中食品安全和卫生问题也愈来愈受关注。对于老年人,由于其消化系统功能的退化,对食品的安全与卫生具有更高的要求。因此,预防食品污染和食品中毒,加强食品的卫生管理成为非常重要的膳食营养指导内容。

任务一　预防食品污染

食品污染是指食品被外来的、有害人体健康的物质所污染。按照污染物的性质,可分为生物性、化学性及物理性污染三类。

生物性污染包括微生物、寄生虫、昆虫和生物制剂污染。其中以微生物污染范围最广、危害也最大,主要有细菌与细菌毒素、真菌与真菌毒素。寄生虫和虫卵主要有囊虫、蛔虫、绦虫、中华支睾吸虫等。昆虫污染主要有甲虫类、螨类、谷蛾、蝇、蛆等。战时生物武器的使用可造成生物战剂对食品的污染。

化学性污染种类繁多,来源复杂,主要是食品受到各种有害的无机或有机化合物或人工合成物的污染。如农药使用不当,残留于食物;工业三废(废气、废水、废渣)不合理排放,致使汞、镉、砷、铬、酚等有害物质对食物的污染;食品容器包装材料质量低劣或使用不当,致使其中的有害金属或有害塑料单体等溶入食品;N-亚硝基化合物、多环芳烃化合物、二噁英等污染食品;滥用食品添加剂和化学制剂的污染。

物理性污染主要来自十多种非化学性杂物,主要为食品产、存、储、运等过程中的污染杂物和食品掺杂掺假;放射性物质的开采、冶炼、生产以及在生活中的应用与排放;核爆炸、核废物的污染。

一、生物性污染及其预防

(一)细菌性污染与食品腐败变质

1. 常见细菌性污染的菌属及其危害

致病菌对食品的污染有两种情况,第一种是生前感染,如奶、肉在禽畜生前即潜存着致病菌。主要有引起食物中毒的肠炎沙门菌、猪霍乱沙门菌等沙门菌,也有能引起人畜共患的结核病的结核分枝杆菌,布氏病的布鲁杆菌、炭疽病的炭疽芽胞杆菌。第二种是外界污染,致病菌来自外环境,与畜体的生前感染无关。主要有痢疾志贺菌、副溶血性弧菌、致病性大肠埃希菌、伤寒沙门菌、肉毒梭菌等。这些致病菌通过带菌者粪便、病灶分泌物、苍蝇、工

(用)具、容器、水、工作人员的手等途径传播,造成食品的污染。

条件致病菌指通常情况下不致病,但在一定的特殊条件下才有致病力的细菌,常见的有葡萄球菌、链球菌、变形杆菌、韦氏梭菌、蜡样芽孢杆菌等,能在一定条件下引起食物中毒。

非致病菌在自然界分布极为广泛,在土壤、水体、食物中更为多见。食物中的细菌绝大多数都是非致病菌,这些非致病菌中,有许多都与食品腐败变质有关,能引起食品腐败变质的细菌,称为腐败菌,是非致病菌中最多的一类。

2. 食品腐败变质

食品腐败变质是指食品在一定环境因素影响下由微生物的作用而引起食品成分和感官性状发生改变,并失去食用价值的一种变化。食品腐败变质的原因如下。

(1)食品本身的组成和性质:动植物食品本身含有各种酶类,在适宜温度下酶类活动增强,使食品发生各种改变,如新鲜的肉和鱼的后熟,粮食、蔬菜、水果的呼吸作用。这些作用可引起食品组成成分分解,加速腐败变质。

(2)环境因素:主要有温度、湿度、紫外线和氧等。环境温度不仅可加速食品内的化学反应过程,而且有利于微生物的生长繁殖。水分含量高的食品易于腐败变质。紫外线和空气中的氧均有加速食品组成物质氧化分解的作用,特别是对油脂作用尤为显著。

(3)微生物的作用:在食品腐败变质中起主要作用的是微生物。除一般食品细菌外,尚包括酵母菌与真菌,但在一般情况下细菌常比真菌和酵母菌占优势。微生物本身具有能分解食品中特定成分的酶,一种是细胞外酶,可将食物中的多糖、蛋白质水解为简单的物质;另一种是细胞内酶,能将已吸收到细胞内的简单物质进行分解,产生的代谢产物使食品具有不良的气味和味道。

食品腐败变质时,首先使感官性状发生改变,如刺激性气味、异常颜色、酸臭味以及组织溃烂、黏液污染等。其次使食品成分分解,营养价值严重降低,不仅蛋白质、脂肪、碳水化合物被破坏,而且维生素、矿物质等也有大量破坏和流失。此外,腐败变质的食品一般都有微生物的严重污染,菌相复杂和菌量增多,因而增加了致病菌和产毒真菌存在的机会,极易造成食物中毒。

为防止食物腐败变质,可采用以下方法。

(1)低温防腐:低温可以抑制微生物的繁殖,降低酶的活性和食品内化学反应的速度。低温防腐一般只能抑制微生物生长繁殖和酶的活动,使组织自溶和营养素的分解变慢,并不能杀灭微生物,也不能将酶破坏,食品质量变化并未完全停止,因此保藏时间应有一定的期限。一般情况下,肉类在 4 ℃ 可存放数日,0 ℃ 可存放 7～10 d,−10 ℃ 以下可存放数月,−20 ℃ 可保存更长时间。但鱼类如需长时间保存,则需在 −30～−25 ℃ 为宜。

(2)高温灭菌防腐:食品经高温处理,可杀灭其中绝大部分微生物,并可破坏食品中的酶类。如结合密闭、真空、迅速冷却等处理,可有效地控制食品腐败变质,延长保存时间。高温灭菌防腐主要有高温灭菌法和巴氏消毒法两类。高温灭菌法的目的在于杀灭微生物,如食品在 115 ℃ 左右的温度,大约 20 min,可杀灭繁殖型和芽孢型细菌,同时可破坏酶类,获得接近无菌的食品,如罐头的高温灭菌常用 100～120 ℃。巴氏消毒法是将食品在 60～65 ℃ 左右加热 30 min,可杀灭一般致病性微生物,亦有用 80～90 ℃ 加热 30 s(秒)或 1 min 的高温短时巴氏消毒法,以 130～135 ℃ 加热 3～4 s 的超高温瞬时灭菌。

(3)脱水与干燥防腐:将食品水分含量降至一定限度以下(如细菌为 10% 以下,真菌为

13%～16%以下,酵母为20%以下),微生物则不易生长繁殖,酶的活性也受抑制,从而可以防止食品腐败变质。这是一种保藏食品常用的方法。脱水采取日晒、阴干、加热蒸发、减压蒸发或冰冻干燥等方法。日晒法虽然简单方便,但其中的维生素几乎全部损失。冰冻干燥(又称真空冷冻干燥、冷冻升华干燥、分子干燥)是将食物先低温速冻,使水分变为固冰,然后在较高的真空度下使固态变为气态而挥发。此种方法几乎使大多数食品长期保藏,既保持食品原有的物理、化学、生物学性质不变,又保持食品原有的感官性状。食用时,加水复原后可恢复到原有的形状和结构。

(4)提高渗透压防腐:常用的有盐腌法和糖渍法。盐腌法可提高渗透压,微生物处于高渗状态的介质中,可使菌体原生质脱水收缩并与细胞膜脱离而死亡。食盐浓度为8%～10%时,可停止大部分微生物的繁殖,但不能杀灭微生物。杀灭微生物需要食盐的浓度达到15%～20%。糖渍食品是利用高浓度(60%～65%)糖液,作为高渗溶液来抑制微生物繁殖。不过此类食品还应在密封和防湿条件下保存,否则容易吸水,降低防腐作用。糖渍食品常见的有甜炼乳、果脯、蜜饯和果酱等。

(5)提高氢离子浓度防腐:大多数细菌一般不能在pH 4.5以下正常发育,故可利用提高氢离子浓度的办法进行防腐。提高氢离子浓度的方法有醋渍和酸发酵等。多用于各种蔬菜,比如黄瓜。醋渍法是向食品内加食醋。酸发酵法是利用乳酸菌和醋酸菌等发酵产酸防止食品腐败。

(6)添加化学防腐剂:化学防腐剂属于食品添加剂,其作用是抑制或杀灭食品中引起腐败变质的微生物。由于化学防腐剂中某些成分对人体有害,因此在使用时只能限于我国规定允许使用的几种防腐剂,例如苯甲酸及其钠盐、山梨酸及其钠盐、亚硫酸及其盐类和对羟基苯甲酸酯类等。

(7)辐照保藏防腐:食品辐照保藏是20世纪40年代开始发展起来的一种新的保藏技术,主要利用^{60}Co、^{137}Cs产生的γ射线及电子加速器产生的电子束作用于食品进行灭菌、杀虫、抑制发芽,从而达到食品保鲜并延长食品保存期限的目的。

3.细菌性污染预防要点

(1)加强防止食品污染的宣传教育,在食品生产、加工、储存、销售过程以及食用前的各个环节应保持清洁卫生,防止细菌对食品的污染。

(2)合理储藏食品,控制细菌生长繁殖。

(3)采用合理的烹调方法,彻底杀灭细菌。

(4)细菌学监测,常监测的指标有食品中菌落总数、大肠菌群、致病菌。

(二)真菌与真菌毒素污染及其预防

真菌在自然界分布很广,种类繁多。有些真菌对人类是有益的,如在发酵酿造工业和抗生素医药制造等方面起着重要的作用。但有些真菌污染食品后能迅速繁殖,导致食品腐败变质,失去食用价值。甚至有些真菌在一定条件下产生毒素,使人和畜中毒。真菌毒素与细菌毒素不同,它不是复杂的蛋白质分子,不会产生抗体。它的形成受菌株、环境、气候、生态学等因素的影响,在0℃以下和30℃以上多数真菌产毒能力减弱或消失。因此,造成真菌毒素人畜中毒常有地区性和季节性的特点。

目前已知真菌毒素大约为200种,一般按其产生毒素的主要真菌名称来命名,比较重要的有黄曲霉毒素、杂色曲霉毒素、镰刀菌毒素、展青毒素、黄绿青霉素及黄变米毒素。其中黄

62

曲霉毒素尤其重要。

1. 黄曲霉毒素的易污染食品

黄曲霉毒素在自然界分布十分广泛,在土壤、粮食、油料作物、种子中均可见到。我国26个省市食品中黄曲霉毒素 B_1 的污染普查发现,受黄曲霉毒素污染较重的地区是长江流域以及长江以南的广大高温高湿地区,北方各省污染较轻。污染的品种以花生、花生油、玉米最严重,大米、小麦、面粉较轻,豆类一般很少受污染。其他食品如白薯干、甜薯、胡桃、杏仁等也曾有报道受到污染。

2. 黄曲霉毒素的危害

(1) 急性中毒:黄曲霉毒素是剧毒物质,其毒性为氰化钾的10倍,对鱼、鸡、鸭、大鼠、豚鼠、兔、猫、狗、猪、牛、猴及人均有强烈毒性。黄曲霉毒素属于肝毒。除抑制肝细胞DNA、RNA的合成外,也抑制肝蛋白质的合成,一次口服中毒剂量后,2～3 d可出现肝实质细胞坏死、胆管上皮增生、肝脂肪浸润及肝出血等急性病变。人体组织的体外试验证实黄曲霉毒素对人体组织有毒性,如含10 mg/L黄曲霉毒素的组织培养液可使人胚肝细胞RNA减少,细胞核形状改变,1 mg/L可阻止肝细胞DNA和RNA的合成。

黄曲霉毒素引起人类急性中毒,国内外都发生过。我国台湾省有三家农民因食用黄曲霉毒素含量高的发霉大米,导致39人中有25人中毒,其中有3名儿童死亡。1974年,印度有200个村庄爆发黄曲霉毒素中毒性肝炎,397人发病,死亡106人。中毒患者都食用过霉变的玉米。中毒临床表现以黄疸为主,且有呕吐、厌食和发热,重者出现腹水、下肢水肿,肝、脾大及肝硬化,解剖时发现肝有广泛肝胆管增生及胆汁淤积。这是人类急性黄曲霉毒素中毒的典型事件。

(2) 慢性中毒:长期少量持续摄入黄曲霉毒素可引起慢性中毒,主要表现为动物生长障碍,肝出现亚急性或慢性损伤。表现为肝功能改变,可见血中转氨酶、碱性磷酸酶、异柠檬酸酶的活力升高和球蛋白含量升高,白蛋白、非蛋白氮、肝糖原和维生素A降低。肝组织学检查可见到肝实质细胞坏死、变性、胆管上皮增生、肝纤维细胞增生,形成再生结节,甚至肝硬化等慢性损伤等。

(3) 致癌性:猴、大鼠、鱼类及家禽等多种动物诱发实验性致癌。不同的动物致癌的剂量差别很大,其中以大白鼠最为明显。实验证实,用黄曲霉毒素含量为15 μg/kg的饲料喂大鼠,经68周,12只雄性大鼠全部出现肝癌;黄曲霉毒素诱发肝癌的能力比二甲基亚硝胺大75倍,是目前公认的最强的化学致癌物质之一。黄曲霉毒素不仅可诱发动物肝癌,对其他部位也可致肿瘤,如胃腺瘤、肾癌、直肠癌及乳腺、卵巢、小肠等部位肿瘤。黄曲霉毒素对人类是否有致癌性,虽然目前尚不能肯定,但从亚非国家及我国肝癌流行病学调查研究发现,人群膳食中黄曲霉毒素污染程度与居民原发性肝癌的发生率呈正相关。

3. 黄曲霉毒素污染的预防

黄曲霉毒素污染的预防要点主要是防霉、去毒、经常性食品卫生监测,并以防霉为主。

(1) 防霉:食品中真菌生长繁殖的条件,主要是有适宜的湿度、温度和氧气,尤以湿度最为重要。所以控制粮食中的水分是防霉的关键。在粮食收获后,必须迅速将水分含量降至安全水分以下。所谓安全水分,就是使粮食不易发霉的最高水分含量。不同粮粒的安全水分不同,如一般粮粒含水分在13%以下,玉米在12.5%以下,花生在8%以下,真菌不易生长繁殖。粮食入仓之后应注意通风,保持粮库内干燥。采用除氧充氮的方法对防霉也有较好的效果。

（2）去毒：粮食污染黄曲霉毒素后，可采用下列方法去毒。①挑出霉粒：对花生、玉米去毒效果较好。②研磨加工：发霉的大米加工成精米，可降低毒素含量。③加水反复搓洗或用高压锅煮饭。④加碱破坏：适用于含黄曲霉毒素较高的植物油。⑤吸附去毒：在含毒素的植物油中加入活性白陶土或活性炭等吸附剂，经搅拌、静置，毒素可被吸附而去除。

（3）经常性食品卫生监测：根据国家有关食品卫生要求和规定，加强食品卫生监测，限制各种食品中黄曲霉毒素的含量，是控制黄曲霉毒素对人体危害的重要措施。

二、化学性污染及其预防

（一）农药污染及其预防

农药能防治病、虫、鼠害，提高农畜产品产量，是获取农业丰收的重要措施。但如果使用不当，对环境和食品会造成污染。施用农药后，在食品表面及食品内残存的农药及其代谢产物、降解物或衍生物，统称为农药残留。食用含有农药残留的食品，大剂量可能引起急性中毒，低剂量长期摄入可能有致畸、致癌和致突变作用。

目前世界上使用的农药原药多达一千多种，我国目前使用的农药也有近两百种原药和近千种制剂。我国原药年产量近 40 万吨，在世界上排第二位。农药按化学结构可分为有机氯类、有机磷类、有机氮类、氨基酸酯、有机硫、拟除虫菊酯、有机砷、有机汞等多种类型。如按用途可分为杀虫剂、杀菌剂、除草剂、杀线虫剂、杀螨剂、杀鼠剂、落叶剂和植物生长调节剂等类型。使用较多的是杀虫剂、杀菌剂和除草剂三大类。

1. 食品中农药残留及其毒性

（1）有机氯农药对人体的危害：有机氯是最早使用的一种农药，主要有六六六及 DDT 等，在环境中稳定性强，不易降解，在环境和食品中残留期长，如 DDT 在土壤中消失 95% 的时间需 3～30 年（平均 10 年），通过食物链进入体内后，因是脂溶性物质，故主要蓄积于脂肪组织中。

有机氯农药多数属于中等毒或低毒。急性中毒时，主要表现为神经毒作用，如震颤抽搐和瘫痪等。有机氯农药的慢性毒性作用主要侵害肝、肾和神经系统等。人在慢性中毒时，初期有知觉异常，进而出现共济失调，精神异常，肌肉痉挛，肝、肾损害，如肝大、蛋白尿等。

有机氯农药能诱发细胞染色体畸变，因为有机氯可通过胎盘屏障进入胎儿，部分品种及其代谢产物具有一定致癌作用。人群流行病学调查资料表明，使用有机氯农药较多的地区畸胎发生率和死亡率比使用较少的地区高 10 倍左右。

（2）有机磷农药对人体的危害：有机磷农药是目前使用量最大的一种杀虫剂，常用产品是美曲膦酯（敌百虫）、敌敌畏、乐果、马拉硫磷等。大多数有机磷农药的性质不稳定，易迅速分解，残留时间短，在生物体内也较易分解，故在一般情况下少有慢性中毒。有机磷农药对人的危害主要是引起急性中毒。有机磷属于神经性毒剂，可通过消化道、呼吸道和皮肤进入体内，经血液和淋巴转运至全身。其毒性作用机制主要是与生物体内胆碱酯酶结合，形成稳定的磷酰化乙酰胆碱酯酶，使胆碱酯酶失去活性，从而导致乙酰胆碱在体内大量堆积，引起胆碱能神经纤维高度兴奋。

（3）拟除虫菊酯类：本类产品是人工合成的除虫菊酯，可用作杀虫剂和杀螨剂，具有高效、低毒、低残留、用量少的特点。目前大量使用的产品有数十个品种,如溴氰菊酯(敌杀死)、丙炔菊酯、苯氰菊酯、三氟氯氰菊酯等。其毒性作用机制是通过对钠泵的干扰使神经膜动作电位的去极化期延长,阻断神经传导。另外,还具有改变膜的流动性,增加兴奋性神经介质和 cGMP 的释放,干扰细胞色素 C 和电子传递系统功能。此类农药由于施用量小,残留低,一般慢性中毒少见,急性中毒多由于误服或生产性接触所致。

(4)氨基甲酸酯类:这类农药属中等毒农药,目前使用量较大,主要用作杀虫剂(如西维因、速灭威、混灭威、呋喃丹、克百威、灭多威、敌克松、害扑威等)或除草剂(如丁草特、野麦畏、哌草丹、禾大壮等)。该类农药的特点是药效快,选择性高,对温血动物、鱼类和人的毒性较低,容易被土壤中的微生物分解,在体内不蓄积,属于可逆性胆碱酯酶抑制剂。急性中毒主要表现为胆碱能神经兴奋症状,慢性毒性和三致(致癌、致畸、致突变)毒性方面报道不一,目前尚无定论。有实验报道,此类农药在弱酸条件下可与亚硝酸盐结合生成亚硝胺,有潜在致癌作用。

2. 预防措施

(1)发展高效、低毒、低残留农药:所谓高效就是用量少,杀虫效果好;而低毒是指对人畜的毒性低,不致癌、不致畸、不产生特异病变;低残留是农药在施用后降解速度快,在食品中残留量少。

(2)合理使用农药我国已颁布《农药安全使用标准(GB 4285—1989)》和《农药合理使用准则(GB 4321.1～3—1987～1989)》,对主要作物和常用农药规定了最高用药量或最低稀释倍数,最高使用次数和安全间隔期(最后一次施药到距收获时的天数)。

(3)加强对农药的生产经营和管理:许多国家都有严格的农药管理和登记制度。我国国务院 1997 年发布的《农药管理条例》中规定由国务院农业行政主管部门负责全国的农药登记和农药监督管理工作。同时还规定了我国实行农药生产许可制度。未取得农药登记和农药生产许可证的农药不得生产、销售和使用。

(4)限制农药在食品中的残留量。

(二)有毒金属污染及其预防

环境中的金属元素大约有 80 余种,主要是通过消化道,也可通过呼吸道和皮肤接触等途径进入人体。有些金属是构成人体组织必需的元素,如钙、铁、磷、钾、钠等,而某些金属元素在较低摄入量的情况下即对人体产生毒性作用,如铅、汞、镉、砷等,常称为有毒金属。

1. 污染途径

(1)工业三废。含有金属毒物的工业三废排入环境中,可直接或间接污染食品,而污染水体和土壤的金属毒物还可通过生物富集作用,使食品中的含量显著增高。

(2)食品生产加工过程污染。食品在生产加工过程中,接触不符合卫生要求的机械设备、管道、容器或包装材料,在一定的条件下,其有害金属可溶出污染食品;在食品运输过程中,由于运输工具被污染,也可污染食品。

(3)农药和食品添加剂污染。某些金属农药(如有机汞、有机砷等),或农药不纯含有金属杂质,在使用过程中均可污染食品。食品在生产加工过程中,使用含有金属杂质的食品添加剂,也可造成对食品的污染。

(4)某些地区自然环境中本底含量高。生物体内的元素含量与其所生存的空气、土壤、水体中这些元素的含量成明显正相关关系,高本底的有毒金属元素的地区生产的动植物食品中有毒金属元素含量高于其他低本底的地区。

2．预防措施

（1）消除污染源。有毒金属污染食品后，由于残留期较长，不易去除。因此，消除污染源是降低有毒金属元素对食品污染的最主要措施。应重点做好工业三废的处理和严格控制三废的排放，加强卫生监督，禁用含砷、铅、汞的农药和不符合卫生标准的食品添加剂、容器包装材料、食品加工中使用的化学物质等。

（2）制定各类食品中有毒金属元素的最高允许限量标准，加强食品卫生质量检测和监督工作。

（3）严格管理有毒有害金属及其化合物，防止误食、误用、投毒或人为污染食品。

（三）N-亚硝基化合物污染及其预防

1．食品的污染来源

食品中天然存在的亚硝胺含量极微，一般在 10ppb（微克/千克）以下，但其前体亚硝酸盐及仲胺等则广泛存在于自然界。施用硝酸盐化肥可使蔬菜中含有较多的硝酸盐，蔬菜腌渍时，因时间、盐分不够，蔬菜容易腐败变质，腐败菌可将硝酸盐还原为亚硝酸盐，导致亚硝酸盐含量增高。食物在烹调、烟熏、制罐过程中可使仲胺含量增高，食物霉变后，仲胺含量可增高数十倍至数百倍；肉、鱼类食品加工时，常用硝酸盐做防腐剂、发色剂，食品中的硝酸盐在细菌硝基还原酶的作用下，可形成亚硝酸盐。仲胺和亚硝酸盐在一定条件下，可在体内，也可在体外合成亚硝胺。

有些加工食品，如熏鱼、腌肉、酱油、酸渍菜、腌菜、发酵食品、啤酒以及油煎咸肉均含有一定量的 N-亚硝基化合物。

2．对人体的危害

N-亚硝基化合物对动物具有致癌性是公认的。N-亚硝基化合物可通过消化道、呼吸道、皮肤接触或皮下注射诱发肿瘤。一次大剂量摄入，可产生以肝坏死和出血为特征的急性肝损害。长期小剂量摄入，则产生以纤维增生为特征的肝硬化，并在此基础上发展为肝癌。关于致癌的机制，两类 N-亚硝基化合物有所不同。亚硝酰胺（如甲基亚硝基脲、甲基亚硝基脲烷、甲基亚硝基胍）本身为终末致癌物，无须体内活化就有致癌作用，而亚硝胺（如二甲基亚硝胺、吡咯烷亚硝胺）本身是前致癌物，需要在体内活化、代谢产生自由基，使核酸或其他分子发生烷化而致癌。

N-亚硝基化合物对人类直接致癌还缺少证据，但许多学者认为 N-亚硝基化合物对人致癌的可能性很大，其理由是：在体外实验中发现人和大鼠的肝对二甲基亚硝胺的代谢性质和速度极为相似，均有近相同数量的核酸被甲基化，在人胚肾细胞培养液中加入二甲基亚硝胺发现很快出现上皮增生，且有剂量反应关系。据流行病学调查资料表明，人类某些癌症可能与 N-硝基化合物摄入量有关。如智利胃癌高发可能与当地大量使用硝酸盐化肥有关，日本人胃癌高发可能与其爱吃咸鱼和咸菜有关。我国林县食管癌高发，经现场研究发现，该县食物中亚硝胺检出率为 23.3％（低发区检出率仅 1.2％），并且该县食物中亚硝胺类物质可以使正常人胚肺成纤维细胞发生转化，证实它具有致癌性。N-硝基化合物还对动物具有致畸作用。

3．预防要点

（1）制定食品中硝酸盐、亚硝酸盐使用量及残留量标准。我国规定在肉类罐头及肉类制品中硝酸盐最大使用量为每千克食物 0.5 g,亚硝酸盐每千克食物 0.15 g,残留量以亚硝酸钠计,肉类罐头为每千克食物不得超出 0.05 g,肉制品每千克不得超过 0.03 g。

(2) 防止微生物污染及食物霉变,做好食品保藏,防止蔬菜、鱼肉腐败变质,产生亚硝酸盐及仲胺。这对降低食物中亚硝基化合物的含量极为重要。

(3) 阻断亚硝胺合成。维生素 C 具有阻断 N-亚硝基化合物合成的作用。抗坏血酸盐与亚硝酸盐在一起能很快起作用,抗坏血酸被氧化,生成脱氢抗坏血酸,亚硝酸盐则被还原生成一氧化氮(NO),使硝酸盐离子浓度降低,胺的亚硝化作用从而受到阻断。据研究资料表明,维生素 E、维生素 A、大蒜及大蒜素可抑制亚硝胺的合成,茶叶、猕猴桃、沙棘果汁也有阻断亚硝胺合成的作用。

(4) 施用钼肥。钼在植物中的作用主要是固氮和还原硝酸盐。如植物内缺钼,则硝酸盐含量增加。施用钼肥可以使粮食增产,而且粮食中钼含量增加,硝酸盐含量下降。如大白菜和萝卜施用钼肥后维生素 C 含量比对照组高 385%,亚硝酸盐平均下降 265%。

(四) 多环芳烃类化合物污染及其预防

多环芳烃类(PAH)是由两个以上苯环稠合在一起并在六碳环中杂有五碳环的一系列芳香烃化合物及其衍生物。目前,已发现约 200 种,其中多数具有致癌性。苯并芘[B(a)P]是多环芳烃类化合物中的一种主要的食品污染物。

1. 食品的污染来源

(1) 熏烤食品污染。熏烤食品时所使用的熏烟中含有多环芳烃。烤制时,滴于火上的食物脂肪焦化产物热聚合反应,形成 B(a)P,附着于食物表面,这是烤制食物中 B(a)P 的主要来源。食物炭化时,脂肪因高温裂解,产生自由基,并相互结合(热聚合)生成 B(a)P,例如烤焦的鱼皮,B(a)P 高达 53.6～70 μg/kg。

(2) 油墨污染。油墨中含有炭黑,炭黑含有几种致癌性多环芳烃。有些食品包装纸的油墨未干时,炭黑里的多环芳烃可以污染食品。

(3) 沥青污染。沥青有煤焦沥青及石油沥青两种。煤焦沥青中苯并芘含量较高,石油沥青 B(a)P 含量较煤焦沥青少。我国一些地方的农民常将粮食晒在用煤焦沥青铺的马路上,从而使粮食受到污染。

(4) 液状石蜡污染。包装纸上的不纯液状石蜡,可以使食品污染多环芳烃。不纯的石蜡纸中的多环芳烃还可污染牛奶。

(5) 环境污染食物。大气、水和土壤中如果含有多环芳烃,则可污染植物。一些粮食作物、蔬菜和水果受污染较突出。

2. 对人体的危害

B(a)P 主要通过食物或饮水进入机体,在肠道被吸收,入血后很快分布于全身。乳腺和脂肪组织可蓄积 B(a)P。动物实验发现,经口摄入 B(a)P 可通过胎盘进入胎儿体内,引起毒性及致癌作用。B(a)P 主要经过肝、胆道从粪便排出体外。B(a)P 对兔、豚鼠、大鼠、小鼠、鸭、猴等多种动物,均能引起胃癌,并可经胎盘使子代发生肿瘤,造成胚胎死亡及仔鼠免疫功能下降。关于 B(a)P 致癌的机制与其代谢活化过程有关。B(a)P 在体外并不能与 DNA、RNA 或蛋白质以共价结合,但是进入体内后,即被微粒体混合功能氧化酶氧化成环氧化物,则可与核酸大分子中的亲核基团结合而诱发肿瘤。

3. 预防措施

(1) 减少污染。改进食品的烤熏工艺;使用纯净的食品用石蜡做包装材料;加强环境质量监控,减少多环芳烃对环境及食品的污染。

(2) 限制食品中 B(a)P 的含量。有人估计每人每年从食物中摄入的 B(a)P 总量为 1～2 mg,也有人认为在 40 年内,人体摄入 B(a)P 总量达 8 mg 时,就有可能致癌。我国目前制定的卫生标准要求:熏烤动物性食品中 B(a)P 含量≤5 μg/kg(GB 7104—1986),食用油中 B(a)P含量≤10 μg/kg(GB 2716—1988)。

(五)杂环胺类化合物污染及其预防

杂环胺类化合物包括氨基咪唑氮杂芳烃(AIAs)和氨基咔啉两类。AIAs 包括喹啉类(IQ)、喹恶啉类(IQx)和吡啶类。AIAs 咪唑环的氨基在体内可转化为 N-羟基化合物而具有致癌和致突变活性。AIAs 亦称为 IQ 型杂环胺,其胍基上的氨基不易被亚硝酸钠处理而脱去。氨基咔啉类包括 α咔啉、γ咔啉和 δ咔啉,其吡啶环上的氨基易被亚硝酸钠脱去而丧失活性。

1. 危害性

杂环胺类化合物主要引起突变和致癌。但杂环胺在哺乳动物细胞体系中致突变性较细菌体系弱。杂环胺需代谢活化才具有致突变性。杂环胺对啮齿动物均具不同程度的致癌性,致癌的主要靶器官为肝,有些可诱导小鼠肩胛间及腹腔中褐色脂肪组织的血管内皮肉瘤及大鼠结肠癌。最近发现 IQ 对灵长类也具有致癌性。

2. 杂环胺的生成

食品中的杂环胺类化合物主要产生于高温烹调加工过程,尤其是蛋白质含量丰富的鱼、肉类食品在高温烹调过程中更易产生。影响食品中杂环胺形成的因素。主要有以下两方面。

(1) 烹调方式。杂环胺的前体物是水溶性的,加热反应主要产生 AIAs 类杂环胺。这是因为水溶性前体物向表面迁移并被加热干燥。加热温度是杂环胺形成的重要影响因素,当温度从 200 ℃升至 300 ℃时,杂环胺的生成量可增加 5 倍。烹调时间对杂环胺的生成亦有一定影响,在 200 ℃油炸温度时,杂环胺主要在前 5 min 形成,在 5～10 min 形成减慢,进一步延长烹调时间杂环胺的生成量则不再明显增加。而食品中的水分是杂环胺形成的抑制因素。因此,加热温度越高、5～10 min 内水分含量越少,产生的杂环胺越多。故烧、烤、煎、炸等直接与火接触或与灼热的金属表面接触的烹调方法,由于可使水分很快丧失且温度较高,产生杂环胺的数量远远大于炖、焖、煨、煮及微波炉烹调等温度较低、水分较多的烹调方法。

(2) 食物成分。在烹调温度、时间和水分相同的情况下,营养成分不同的食物产生的杂环胺种类和数量有很大差异。一般而言,蛋白质含量较高的食物产生杂环胺较多,而蛋白质的氨基酸构成则直接影响所产生杂环胺的种类。肌酸或肌酐是杂环胺中 α-氨基-3-甲基咪唑部分的主要来源,故含有肌肉组织的食品可大量产生 AIAs 类(IQ 型)杂环胺。

3. 预防措施

(1) 改变不良烹调方式和饮食习惯。杂环胺的生成与不良烹调加工有关,特别是过高温度烹调食物。因此,应注意不要使烹调温度过高,烧焦食物,并应避免过多食用烧烤煎炸的食物。

(2) 增加蔬菜水果的摄入量。膳食纤维有吸附杂环胺并降低其活性的作用,蔬菜、水果中的某些成分有抑制杂环胺的致突变性和致癌性的作用。因此,增加蔬菜水果的摄入量对于防止杂环胺的危害有积极作用。

（3）灭活处理。次氯酸、过氧化酶等处理可使杂环胺氧化失活,亚油酸可降低其诱变性。

（4）加强监测,建立和完善杂环胺的检测方法,加强食物中杂环胺含量监测,深入研究杂环胺的生成及其影响条件、体内代谢、毒性作用及其阈剂量等,尽快制定食品中的允许限量标准。

三、物理性污染及其预防

（一）食品的杂物污染及其预防

1．污染途径

（1）生产时的污染。如生产车间密闭不严而又处于锅炉房的附近,在大风天气时食品可能会受到灰尘和烟尘的污染;在粮食收割时常有不同种类和数量的草籽的混入;动物在宰杀时血污、毛发及粪便对畜肉污染;加工过程中设备的陈旧或故障引起加工管道中金属颗粒或碎屑对食品污染。

（2）食品储存过程中的污染。如苍蝇、昆虫的尸体和鼠、雀的毛发、粪便等对食品污染,还有食品包装容器和材料的污染,如大型酒池、水池、油池和回收饮料瓶中昆虫、动物尸体及脱落物品、承装物品等杂物的污染。

（3）食品运输过程的污染。如运输车辆、装运工具、不清洁铺垫物和遮盖物对食品的污染。

（4）意外污染。如戒指、头上饰物、头发、指甲、烟头、废纸、杂物的污染及抹布、拖把头、线头等清洁卫生用品的污染。

（5）掺杂掺假食品。掺杂掺假是一种人为故意向食品中加入杂物的过程,其掺杂的主要目的是非法获得更大利润。掺杂掺假所涉及的食品种类繁杂,掺杂污染物众多,如粮食中掺入的沙石,肉中注入的水,奶粉中掺入大量的糖,牛奶中加入的米汤、牛尿、糖、盐等。掺杂掺假严重破坏了市场的秩序,危害人体健康,有的甚至造成人员中毒和死亡,必须加强管理,严厉打击。

2．预防措施

（1）加强食品生产、储存、运输、销售过程的监督管理,执行良好的生产规范。

（2）通过采用先进的加工工艺设备和检验设备,如筛选、磁选和风选去石,清除有毒的杂草籽及泥沙石灰等异物,定期清洗专用池、槽,防尘、防蝇、防鼠、防虫,尽量采用食品小包装。

（3）制定食品卫生标准,如《小麦粉》(GB 1355—1986)中规定了磁性金属物的限量。

（二）食品的放射性污染及其预防

食品的放射性污染是指食品吸附或吸收了外来的(人为的)放射性核素,使其放射性高于自然放射性本底。预防食品的放射性污染可从以下几方面着手:

（1）加强卫生防护和食品卫生监督。食品加工厂和食品仓库应建立在从事放射性工作单位的防护监测区以外的地方,对产生放射性废物和废水的单位加强监督,对单位周围的农、牧、水产品等定期进行放射性物质的监测。

（2）严格执行国家卫生标准。我国 1994 年颁布的《食品中放射性物质限制浓度标准》

(GB 14882—1994)中规定了粮食、薯类、蔬菜水果、肉鱼虾类和鲜奶等食品中人工放射性核素的限制浓度,应严格执行。

(3)妥善保管食品。选择坚固,不易燃烧、表面光滑和防护性能好的包装材料包装食品;在没有掩蔽条件下堆放的食品应严密覆盖;受放射性污染的食品必须消除污染后方可食用。

任务二　预防食品中毒

食物中毒系指摄入了含有生物性和化学性有毒、有害物质的食品,或把有毒、有害物质当作食品摄入后出现的非传染性急性或亚急性疾病。食物中毒既不包括因暴饮暴食而引起的急性胃肠炎、食源性肠道传染病(如伤寒)和寄生虫病(如旋毛虫病、猪囊尾蚴病),也不包括因一次大量或长期少量摄入某些有毒、有害物质而引起的以慢性毒害为主要特征(如致癌、致畸、致突变)的疾病。在我国引起食物中毒的各类食物中,动物性食品引起的食物中毒较为常见,占50%以上。其中肉及肉制品引起的食物中毒居首位。

食物中毒发生的原因各不相同,但发病具有如下共同特点:①发病呈暴发性,潜伏期短,来势迅猛,短时间内可能有多数人发病,发病曲线呈上升的趋势。②中毒病人一般具有相似的临床表现,常常出现恶心、呕吐、腹痛、腹泻等消化道症状。③发病与食物有关,患者在近期内都食用过同样的食物,发病范围局限在食用该有毒食物的人群,停止食用该食物后很快停止,发病曲线在突然上升之后即突然呈下降趋势,无余波。④食物中毒病人对健康人不具传染性。

有些食物中毒具有明显的地区性和季节性,例如,我国肉毒梭菌毒素中毒90%以上发生在新疆地区,副溶血性弧菌食物中毒多发生在沿海各省,而霉变甘蔗和酵米面食物中毒多发生在北方。食物中毒全年皆可发生,但第二、第三季度是食物中毒的高发季节,尤其是第三季度。

食物中毒按病原物质可分为4类:①细菌性食物中毒,主要有沙门菌食物中毒、变形杆菌食物中毒、副溶血性弧菌食物中毒、葡萄球菌肠毒素食物中毒、肉毒梭菌食物中毒、蜡样芽胞杆菌食物中毒、韦梭菌食物中毒、致病性大肠埃希菌食物中毒等。②有毒动植物中毒,指误食有毒动植物或摄入因加工、烹调不当未除去有毒成分的动植物食物而引起的中毒,其发病率较高,病死率因动植物种类而异。有毒动物中毒,如河豚、有毒贝类等引起的中毒;有毒植物中毒,如毒蕈、含氰苷果仁、木薯、四季豆等中毒等。③化学性食物中毒,指误食有毒化学物质或食入被其污染的食物而引起的中毒,发病率和病死率均比较高,如某些金属或类金属化合物、亚硝酸盐、农药等引起的食物中毒。④真菌毒素和霉变食品中毒,食用被产毒真菌及其毒素污染的食物而引起的急性疾病,其发病率较高,死亡率因菌种及其毒素种类而异,如赤霉病麦、霉变甘蔗等中毒。

一、预防细菌性食物中毒

细菌性食物中毒是由于吃了含有大量细菌或细菌毒素的食物而引起的中毒,是食物中毒中最常见的一类。由活菌引起的食物中毒为感染型,由菌体产生的毒素引起的食物中毒为毒素型。有的食物中毒既有感染型,又有毒素型。细菌性食物中毒发生的基本条件是:①细菌污染食物。②在适宜的温度、水分、pH及营养条件下,细菌急剧大量繁殖或产毒。③进食前食物加热不充分,未能杀灭细菌或破坏其毒素。

细菌性食物中毒全年皆可发生,但在夏秋季节发生较多,引起细菌性食物中毒的食物主要为动物性食品。一般病程短、恢复快、预后良好,对抵抗力低的人群,如老人、儿童、病人和身体衰弱者,病情常较为严重。

(一)沙门菌食物中毒

沙门菌属种类繁多,目前国际上已发现2 300多个血清型,我国有255个。其中引起食物中毒的主要有鼠伤寒沙门菌、猪霍乱沙门菌、肠炎沙门菌等。沙门菌进入肠道后大量繁殖,除使肠黏膜发炎外,大量活菌释放的内毒素同时引起机体中毒。

1. 沙门菌食物中毒的流行病学特点

(1)中毒全年都可发生,但多以夏季为主,主要在5—10月,其中7—9月最多。

(2)中毒食品以动物性食品为多见。主要是肉类,如病死牲畜肉、冷荤、熟肉等,也可由鱼、禽、奶、蛋类食品引起。

(3)中毒原因主要是由加工食品用具、容器或食品存储场所生熟不分、交叉污染,食前未加热处理或加热不彻底引起。

2. 中毒表现

沙门菌食物中毒有多种多样的中毒表现,临床有5种类型,即胃肠炎型、类霍乱型、类伤寒型、类感冒型和败血症型,其共同特点如下:

(1)潜伏期一般为12~36 h。短者6 h,长者48~72 h。

(2)中毒初期表现为头痛、恶心、食欲不振,以后出现呕吐、腹泻、腹痛、发热,重者可引起痉挛、脱水、休克等。

(3)腹泻一日数次至十余次或数十次不等,主要为水样便,少数带有黏液或血。

3. 预防措施

(1)防止污染。不食用病死牲畜肉,加工冷荤熟肉一定要生熟分开。要采取积极措施控制感染沙门菌的病畜肉类流入市场。

(2)高温杀灭。烹调时肉块不宜过大,禽蛋煮沸8 min以上。

(3)控制繁殖。沙门菌繁殖的最适温度为37 ℃,但在20 ℃以上即能大量繁殖,因此低温储存食品是一项重要预防措施。冷藏食品如果控制在5 ℃以下,并做到避光、隔绝氧气,则效果更佳。

(二)葡萄球菌食物中毒

葡萄球菌在空气、土壤、水、粪便、污水及食物中广泛存在,主要来源于动物及人的鼻腔、咽喉、皮肤、头发及化脓性病灶。葡萄球菌可产生多种毒素和酶类。引起食物中毒的主要是能产生肠毒素的葡萄球菌,其中以金黄色葡萄球菌致病力最强。此菌耐热性不强,最宜生长温度为37 ℃,最适pH为7.4,大约50%以上的金黄色葡萄球菌菌株可在实验室条件下产生两种或两种以上的葡萄球菌肠毒素。食物中的肠毒素耐热性强,一般烹调温度不能被破坏,只有在218~248 ℃油温下经30 min才能被破坏。

1. 流行病学特点

(1)中毒多发生在夏秋季节,其他季节亦可发生。

(2)中毒食品主要为乳及乳制品、蛋及蛋制品、各类熟肉制品,其次为含有乳制品的冷冻食品,个别也有含淀粉类食品。

(3)中毒原因主要是被葡萄球菌污染后的食品在较高温度下保存时间过长,如在25～30℃环境中放置5～10 h,就能产生足以引起食物中毒的葡萄球菌肠毒素。

2.中毒表现

(1)起病急,潜伏期短,一般在2～3 h,多在4 h内,最短1 h,最长不超过10 h。

(2)中毒表现为典型的胃肠道症状,表现为恶心、剧烈而频繁地呕吐(严重者可呈喷射状,呕吐物中常有胆汁、黏液和血)、腹痛、腹泻(水样便)等。

(3)年龄越小对葡萄球菌肠毒素的敏感性越强,因此儿童发病较多,病情较成人严重。

(4)病程较短,一般在1～2天痊愈,很少死亡。

3.预防措施

(1)防止污染

①防止带菌人群对各种食物的污染,定期对食品加工人员、饮食从业人员、照护员进行健康检查,对患局部化脓性感染(疖疮、手指化脓)、上呼吸道感染(鼻窦炎、化脓性咽炎、口腔疾病等)者,应暂时调换其工作。②防止葡萄球菌对奶的污染,要定期对奶牛的乳房进行检查,患化脓性乳腺炎时其分泌的牛乳不能食用,健康奶牛的奶在挤出后,除应防止葡萄球菌污染外,亦应迅速冷却至10℃以下,防止在较高温度下,该菌的繁殖和毒素的形成,此外,奶制品应以消毒奶为原料。③患局部化脓性感染的畜禽肉应按病畜、病禽肉处理,将病变部位除去后,按条件可食肉经高温处理以熟制品出售。

(2)防止肠毒素的形成

在低温、通风良好条件下储存食物不仅可防止葡萄球菌生长繁殖,也是防止毒素形成的重要条件。因此,食物应冷藏或置阴凉通风的地方,如剩饭在常温下存放应置阴凉通风的地方,其放置时间亦不应超过6 h,在气温较高的夏秋季节,食前还应彻底加热。

(三)肉毒梭菌毒素食物中毒

肉毒梭菌是一种革兰阳性厌氧菌,具有芽孢,主要存在于土壤、江河湖海的淤泥及人畜粪便中。食物中毒是由肉毒梭菌产生的外毒素,即肉毒毒素所致。该类毒素是一种强烈的神经毒素,毒性比氰化钾强1万倍。

肉毒梭菌芽孢能耐高温,干热180℃下5～15 min方能杀死芽孢。肉毒梭菌的各菌型之间对温度的抵抗力略有差别。杀死A型肉毒梭菌芽孢需要湿热100℃6 h,120℃4 min。E型肉毒梭菌芽孢不耐高热,100℃1 min、90℃5 min、80℃30 min即死亡,但70℃2 h仍能存活。F型的芽孢在110℃经10 min可被杀灭。

1.流行病学特点

(1)四季均可发生中毒,多发生在冬春季节。

(2)中毒食品与饮食习惯有关,主要为家庭自制的豆类制品(发酵豆、面酱、臭豆腐),其次为肉类和罐头食品。

(3)中毒原因主要是被污染了肉毒毒素的食品在食用前未进行彻底的加热处理。

2.中毒表现

(1)潜伏期数小时至数天不等,一般为12～48 h,最短者6 h,长者可达8～10 d。

(2)中毒主要表现为运动神经麻痹症状,如头晕、无力、视物模糊、眼睑下垂、复视、咀嚼无力、步态不稳、张口和伸舌困难、咽喉阻塞感、饮食发呛、吞咽困难、呼吸困难、头颈无力、垂头等。

（3）症状的轻重程度可有所不同，病死率较高。

3．预防措施

（1）停止食用可疑中毒食品。

（2）自制发酵酱类时，原料应清洁新鲜，腌前必须充分冷却，盐量要达到 14% 以上，并提高发酵温度。要经常日晒，充分搅拌，使氧气供应充足。

（3）不吃生酱。

（4）肉毒梭菌毒素不耐热，加热 80 ℃ 经 30 min 或 100 ℃ 经 10~20 min，可使各型毒素破坏，所以对可疑食品进行彻底加热是破坏毒素预防肉毒梭菌毒素中毒的可靠措施。

（四）副溶血弧菌食物中毒

副溶血弧菌是一种嗜盐性细菌。存在于近岸海水、海底沉积物和鱼、贝类等海产品中，为革兰阴性，有鞭毛，兼性厌氧菌；在含 2%~4% 氯化钠的普通培养基上生长最佳，在无食盐培养基上不生长，但在营养成分丰富的无机盐培养基上，此菌仍能良好生长。生长的 pH 范围为 5.0~9.6，最适宜为 7.5~8.5；温度范围为 15~40 ℃，最适宜为 37 ℃。副溶血性弧菌中毒是我国沿海地区最常见的一种食物中毒。

副溶血弧菌不耐热，75 ℃ 加热 5 min 或 90 ℃ 加热 1 min 即可杀灭。对酸敏感，在稀释 1 倍的食醋中经 1 min 即可死亡。在淡水中生存不超过 2 d，海水中能生存 47 d 以上。繁殖的最适温度为 30~37 ℃。带有少量细菌的食品，在适宜温度下经 3~4 h，细菌可急剧增加，并可引起食物中毒。

1．流行病学特点

（1）副溶血弧菌食物中毒多发生在 6—9 月份高温季节，海产品大量上市时。

（2）中毒食品主要是海产品，其次为咸菜、熟肉类、禽肉、禽蛋类，约半数为腌制品。

（3）中毒原因主要是烹调时未烧熟、煮透或熟制品污染后未再彻底加热。

2．中毒表现

（1）潜伏期一般在 6~10 h，最短者 1 h，长者 24~48 h。

（2）发病急，主要症状为恶心、呕吐、腹泻、腹痛、发热，尚有头痛、多汗、口渴等症状。

（3）呕吐、腹泻严重，腹泻多为水样便，重者为黏液便和脓血便，失水过多者可引起虚脱并伴有血压下降。

（4）大部分病人发病后 2~3 d 恢复正常；少数重症病人可休克、昏迷而死亡。

3．预防措施

（1）停止食用可疑中毒食品。

（2）加工海产品，如鱼、虾、蟹、贝类一定要烧熟煮透。蒸煮时间需加热至 100 ℃ 30 min。海产品用盐渍也可有效地杀死细菌。

（3）烹调或调制海产品生冷拼盘时可加适量食醋。

（4）加工过程中生熟用具要分开，宜在低温下储藏。对烹调后的鱼虾和肉类等熟食品，应放在 10 ℃ 以下存放，存放时间最好不超过 2 天。

二、预防有毒动植物中毒

（一）河豚中毒

河豚中毒是指食用了含有河豚毒素的鱼类引起的食物中毒。在我国主要发生在沿海地区及长江、珠江等河流入海口处。河豚鱼的有毒成分为河豚毒素，河豚毒素对热稳定，220℃以上可分解。河豚鱼的卵巢和肝毒性最强，其次为肾、血液、眼睛、鳃和皮肤。鱼死后较久时，内脏毒素可渗入肌肉，使本来无毒的肌肉也含毒。河豚的毒素常随季节变化而有差异，每年2—5月为卵巢发育期，毒性最强；6—7月产卵后，卵巢萎缩，毒性减弱。故河豚中毒多发生于春季。

1. 中毒表现

（1）发病急，潜伏期一般10～45 min，长者达3 h。

（2）先感觉手指、口唇、舌尖麻木或有刺痛感，然后出现恶心、呕吐、腹痛、腹泻等胃肠道症状，并有四肢无力、口唇、舌尖及肢端麻痹，进而四肢肌肉麻痹，以致身体摇摆、行走困难，甚至全身麻痹成瘫痪状。严重者眼球运动迟缓，瞳孔散大，对光反射消失，然后言语不清、青紫、血压和体温下降，呼吸先迟缓、浅表，而后呼吸困难，最后呼吸衰竭而死亡。

2. 预防措施

（1）捕捞时必须将河豚剔除。

（2）水产部门必须严格执行《水产品卫生管理办法》，严禁出售鲜河豚。加工干制品必须严格执行规定的操作程序。

（3）加强宣传河豚鱼的毒性及危害，学会识别河豚，不擅自吃沿海地区捕捞或捡拾的不认识的鱼。

（4）严禁饭店、酒店自行加工河豚。

（二）鱼类引起的组胺中毒

引起此类中毒的鱼大多是含组胺高的鱼类，主要是海产鱼中的青皮红肉鱼类，如金枪鱼、秋刀鱼、竹荚鱼、沙丁鱼、青鳞鱼、金线鱼、鲐鱼等。当鱼不新鲜或腐败时，鱼体中游离组氨酸经脱羧酶作用产生组胺。当组胺积蓄至一定量时，食后便可引起中毒。

中毒的潜伏期一般为0.5～1 h，最短可为5 min，最长达4 h。以局部或全身毛细血管扩张、通透性增强、支气管收缩为主，主要症状为脸红、头晕、头痛、心慌、脉速、胸闷和呼吸窘迫等，部分出现眼结膜充血、瞳孔散大、视物模糊、脸发胀、唇水肿、口和舌及四肢发麻、恶心、呕吐、腹痛、荨麻疹、全身潮红、血压下降等。中毒特点是发病快、症状轻、恢复迅速，偶有死亡病例报道。

预防措施：

（1）不吃腐败变质的鱼，特别是青皮红肉的鱼类。市售鲜鲐鱼等应冷藏或冷冻，要有较高的鲜度。

（2）选购青皮红肉的鱼等要特别注意其鲜度，如发现鱼眼变红、色泽不新鲜、鱼体无弹性时，不得食用。选购后应及时烹调，如盐腌，应劈开鱼背并加25％以上的食盐腌制。

（3）烹调前应去内脏、洗净，切成两寸段，用水浸泡4～6 h，可使组胺量下降44％，烹调时加入适量雪里蕻或红果，组胺可下降65％，不宜油煎或油炸。

（4）有过敏性疾患者，以不吃此类鱼为宜。

（三）毒蕈中毒

毒蕈又称毒蘑菇，是指食后可引起中毒的蕈类。在我国目前已鉴定的蕈类中，可食用蕈近300种，有毒蕈类约有100种，可致人死亡的至少有10种。由于生长条件的差异，不同地区发现的毒蕈种类、大小、形态不同，所含毒素亦不一样。

毒蕈的有毒成分十分复杂，一种毒蕈可以含有几种毒素，而一种毒素又可存在于数种毒蕈之中。毒蕈中毒全国各地均有发生，多发生在高温多雨的夏秋季节，以家庭散发为主，有时在一个地区连续发生多起，常常是由于误采毒蘑菇食用而中毒。

毒蕈中毒的临床表现复杂多样，因毒蕈种类不同，其有毒成分、临床表现也不同。目前，一般将毒蕈中毒临床表现分为5种类型：

1. 胃肠炎型

潜伏期一般为半小时至6 h，多在食后2 h左右发病，最短仅10 min。主要症状为剧烈恶心、呕吐，阵发性腹痛，有的呈绞痛，以上腹部和脐部为主，剧烈腹泻，水样便，每日可多达10余次，不发热。该型中毒病程较短，一般病程2～3 d，经过适当对症处理可迅速恢复，预后良好，死亡率低。

2. 神经精神型

引起该型中毒的毒蕈约有30种，所含毒性成分多种多样。潜伏期一般为半小时至4 h，最短仅10 min。临床表现最为复杂多变，以精神兴奋、精神抑制、精神错乱、矮小幻觉或以上表现交互出现为特点。病人常狂笑、手舞足蹈、行动不稳、共济失调，可出现"小人国幻觉症"，闭眼时幻觉更明显，还可有迫害妄想，类似精神分裂症。重症病人出现谵妄、精神错乱、抽搐、昏迷等。可有副交感神经兴奋症状，如流涎、流泪、大量出汗、瞳孔缩小、脉缓、血压下降等。也可引起交感神经兴奋，如瞳孔散大、心跳加快、血压上升、颜面潮红。部分有消化道症状。病程1～2 d，病死率低。

3. 溶血型

引起该型中毒的多为鹿花蕈（又为马鞍蕈）、褐鹿花蕈、赭鹿花蕈等。潜伏期6～12 h，最长可达2 d，初始表现为恶心、呕吐、腹泻等胃肠道症状，发病3～4 d后出现溶血性黄疸、肝脾大、肝区疼痛，少数病人出现血红蛋白尿。严重者出现心律不齐、谵妄、抽搐或昏迷。也可引起急性肾衰竭，导致预后不良。给予肾上腺皮质激素治疗可很快控制病情，病程2～6 d，一般死亡率不高。

4. 脏器损害型

此型中毒最为严重，病情凶险，如不及时抢救，死亡率极高。按病情发展可分为5期：潜伏期、胃肠炎期、假愈期、脏器损害期、恢复期，但有时分期并不明显。出现肝、肾、心、脑等脏器损害，经积极治疗，一般在2～3周后进入恢复期，中毒症状消失、肝功好转。

预防毒蕈中毒的措施主要包括：

（1）停止食用并销毁毒蘑菇和用毒蘑菇制作的食品，加工盛放毒蘑菇食品的容器炊具也应洗刷干净。

（2）毒蘑菇中毒的原因主要是误食，由于毒蘑菇难以鉴别，在中毒发生后应及时通过新闻媒体进行广泛宣传，教育当地群众不要采集野蘑菇食用，以免中毒再次发生。

（3）关于毒蕈与食用蕈的鉴别，目前尚缺乏简单可靠的方法，一般认为毒蕈有如下一些特征可供参考:颜色奇异鲜艳,形态特殊,蕈盖有斑点、疣点,损伤后流浆、发黏,蕈柄上有蕈环、蕈托,气味恶劣,不长蛆,不生虫,破碎后易变色,煮时能使银器变色、大蒜变黑等。

(四)含氰苷类植物中毒

引起食物中毒的往往是一些核仁和木薯。苦杏仁中含有苦杏仁苷,木薯和亚麻籽中含有亚麻苦苷。此外苦桃仁、枇杷仁、李子仁、樱桃仁也都含有毒成分氰苷。氰苷可在酶或酸的作用下释放出氢氰酸。含氰苷类植物中毒以散发为主。

苦杏仁中毒潜伏期为半小时至数小时,一般为 1~2 h。主要症状为口内苦涩、头晕、头痛、恶心、呕吐、心慌、脉速、四肢无力,继而出现胸闷、不同程度的呼吸困难,有时呼出气可闻到苦杏仁味,严重者意识不清、呼吸微弱、四肢冰冷、昏迷,常发出尖叫。继之意识丧失,瞳孔散大,对光反射消失,牙关紧闭,全身阵发性痉挛,最后因呼吸麻痹或心跳停止而死亡。空腹、年幼及体弱者中毒症状重,病死率高。

应加强宣传教育,不生吃各种苦味果仁,也不能食用炒过的苦杏仁。若食用果仁,必须用清水充分浸泡,再敞锅蒸煮,使氢氰酸挥发掉。不吃生木薯,食用时必须将木薯去皮,加水浸泡 2 天,再敞锅蒸煮后食用。

三、预防化学性食物中毒

化学性食物中毒,指误食有毒化学物质或食入被其污染的食物而引起的中毒,发病率和病死率均比较高,如亚硝酸盐引起的食物中毒。亚硝酸盐食物中毒是指食用了含硝酸盐及亚硝酸盐的蔬菜或误食亚硝酸盐后引起的一种高铁血红蛋白血症,也称肠源性青紫病。

(一)亚硝酸盐的来源

(1) 新鲜的叶菜类,如菠菜、芹菜、大白菜、小白菜、圆白菜、生菜、韭菜、甜菜、菜花、萝卜叶、灰菜、荠菜等,含有较多的硝酸盐,在肠道内硝酸盐还原菌的作用下转化为亚硝酸盐。新鲜蔬菜储存过久,蔬菜腐烂及放置过久的煮熟蔬菜,亚硝酸盐的含量明显增高。

(2) 刚腌不久的蔬菜中含有大量亚硝酸盐,尤其是加盐量少于 12%、气温高于 20℃ 的情况下,可使菜中亚硝酸盐含量增加,第 7~8 d 达高峰,一般于腌后 20 d 消失。

(3) 苦井水含较多的硝酸盐,当用该水煮粥或食物,再在不洁的锅内放置过夜后,则硝酸盐在细菌作用下可还原成亚硝酸盐。

(4) 食用蔬菜过多时,大量硝酸盐进入肠道,对于儿童、胃肠功能紊乱、贫血、蛔虫症等消化功能欠佳者,其肠道内的细菌可将蔬菜中硝酸盐转化为亚硝酸盐,且在肠道内过多过快地形成以致来不及分解,结果大量亚硝酸盐进入血液导致中毒。

(5) 腌肉制品加入过量硝酸盐及亚硝酸盐。

(6) 误将亚硝酸盐当作食盐。

(二)中毒表现

(1) 潜伏期一般为 10~15 min,大量食入蔬菜或未腌透菜类者,一般为 1~3 h,个别可长达 20 h 后发病。

(2) 症状体征有头痛、头晕、无力、胸闷、气短、嗜睡、心悸、恶心、呕吐、腹痛、腹泻,口唇、指甲及全身皮肤、黏膜青紫等。严重者可有心率减慢、心律不齐、昏迷和惊厥,常因呼吸循环衰竭而死亡。

(三)急救处理

(1)消除毒物。催吐、洗胃和导泻。

(2)解毒剂。氧化型亚甲蓝(美蓝)可使高铁血红蛋白还原为低铁血红蛋白,恢复携氧功能,一般人用药 30 min 后症状即可缓解。1～2 h 后可重复半量或全量,以后根据病情适当延长用药间隔或减少用量,直至青紫消失。此外,维生素 C 亦可还原高铁血红蛋白,故可口服大量维生素 C 或静脉注射维生素 C 500 mg。临床上用美蓝、维生素 C 和葡萄糖三者合用,效果较好。

(3)对症治疗。出现严重发绀应吸氧。若经美蓝、维生素 C 及输液治疗后,症状明显存在者,可输入适量新鲜血液。

(四)预防措施

(1)保持蔬菜新鲜,禁食腐烂变质蔬菜。短时间不要进食大量含硝酸盐较多的蔬菜;勿食大量刚腌的菜,腌菜时盐应稍多,至少待腌制 15 d 以上再食用。

(2)肉制品中硝酸盐和亚硝酸盐的用量应严格按国家卫生标准的规定,不可多加。

(3)不喝苦井水,不用苦井水煮饭、煮粥,尤其勿存放过夜。

(4)妥善保管好亚硝酸盐,防止错把其当成食盐或碱而误食中毒。

任务三　食品卫生管理

食品从生产到运输、存储、销售等环节中,均可能受到生物性、化学性和物理性等有毒有害物质污染,出现卫生问题,威胁人体健康,因此需要了解各类食物及食品加工的卫生问题及要求,采取适当的措施,确保食用安全。

一、植物性食品卫生管理

1. 粮豆类的卫生要求

不同品种的粮豆都具有固有的色泽及气味,有异味时应慎食,霉变的不能食用,尤其是成品粮。为了保证食用安全,我国对粮豆类食品已制定了许多卫生标准。豆制品含水量高,营养成分丰富,若有微生物污染,极易繁殖引起腐败变质。而目前不少豆制品生产以手工加工为主,卫生条件比较差,生产器具、管道和操作人员等多种因素,只要其中有一环没有按卫生标准做好清洁工作,就会成为污染源头。另外,产品的保存方式也很重要,豆制品成品能够新鲜存放的时间很短,特别是夏季,如果豆制品成品不及时冷藏,很快就会变质。因此,要注意搞好豆腐、豆浆等豆制品的卫生管理。通常豆制品在销售和储藏时最好用小包装。豆制品中使用的添加剂也要按照有关规定执行。

2. 蔬菜和水果的卫生要求

(1)保持新鲜。为了避免腐败和亚硝酸盐含量过多,新鲜的蔬菜和水果最好不要长期保藏,采收后及时食用不但营养价值高,而且新鲜、适口。如果一定要储藏的话,应剔除有外伤的蔬菜和水果并保持其外形完整,以小包装形式进行低温保藏。

(2)清洗消毒。为了安全食用蔬菜,既要杀灭肠道致病菌和寄生虫卵,又要防止营养素的流失,最好的方法是先在流水中清洗,然后在沸水中进行极短时间的热烫。食用水果前也应彻底洗净,最好用沸水烫或消毒水浸泡后削皮再吃。为了防止二次污染,严禁将水果削皮切开出售。

常用的药物消毒有:①漂白粉溶液浸泡。②高锰酸钾溶液浸泡法及其他低毒高效消毒液等,均可按标识规定方法对蔬菜和水果进行消毒浸泡,应注意的是浸泡消毒后要及时用清水冲洗干净。

(3) 蔬菜水果卫生标准。我国食品卫生标准规定蔬菜水果中汞的含量不得超过0.01 mg/kg,六六六不得超过0.2 mg/kg,DDT不得超过0.1 mg/kg。

二、动物性食品卫生管理

1.禽畜肉的卫生管理

禽畜肉类的主要卫生问题包括腐败变质、人畜共患传染病、死因不明畜肉、药物残留、使用违禁饲料添加剂等。在我国食品卫生标准中,对鲜猪肉、鲜羊肉、鲜牛肉、鲜兔肉以及各类肉制品均定有卫生标准。现仅摘录《鲜猪肉卫生标准》于表 3-1 和表 3-2。

表 3-1　鲜猪肉卫生标准(感官指标)

项　目	新鲜肉	次鲜肉	变质肉(不能食用)
色泽	肌肉有光泽,红色均匀,脂肪洁白	肉色稍暗,脂肪缺乏光泽	肌肉无光泽,脂肪灰绿色
黏度	外表微干或微湿润,不黏手	外表干燥或黏手,新切面湿润	外表极度干燥,新切面发黏
弹性	指压后的凹陷立即恢复	指压后的凹陷恢复慢或不能完全恢复	指压后的凹陷不能恢复,留有明显痕迹
气味	具有新鲜猪肉的正常气味	有氨味或酸味	有臭味
肉汤	透明澄清,脂肪团聚于表面,有香味	稍有浑浊,脂肪呈小滴浮于表面,无鲜味	浑浊,有黄色絮状物,脂肪极少浮于表面,有臭味

表 3-2　鲜猪肉卫生指标(理化指标)

指　标		标　准
挥发性盐基氮/(mg/100 g)	新鲜肉	<15
	次鲜肉	15~30
	变质肉	>30
汞/(mg/kg)		<0.05
六六六/(mg/kg)	肥瘦肉(鲜重)	<0.5
	纯肥肉(脂肪)	<4
DDT/(mg/kg)	肥瘦肉(鲜重)	<0.5
	纯肥肉(脂肪)	<2

2. 水产品的卫生管理

水产品的主要卫生问题包括腐败变质、寄生虫感染、工业废水污染等。我国食品卫生标准对各类水产品食品均有规定。现摘录黄花鱼卫生标准见表 3-3～表 3-5。其他鱼种与黄花鱼大同小异。在我国水产品卫生管理办法中对供食用的水产品还规定：①黄鳝、甲鱼、乌龟、河蟹、青蟹、小蟹、各种贝类等，已死亡者均不得销售和加工。②含有自然毒素的水产品：鲨鱼、鲅鱼、旗鱼必须除去肝，鳕鱼应去除肝、卵，河豚鱼有剧毒，不得流入市场。③凡青皮红肉的鱼类，如鲣鱼、参鱼、鲐鱼、金枪鱼、秋刀鱼、沙丁鱼等易分解产生大量组胺，出售时必须注意鲜度质量；凡因化学物质中毒致死的水产品均不得供食用。

咸鱼和鱼松的卫生要求：咸鱼的原辅料应为良质鱼，食盐不得含嗜盐沙门菌，氯化钠含量应在 95％以上。盐腌场所和咸鱼体内不得含有干酪蝇及鲣节甲虫的幼虫。制作鱼松的原料鱼质量必须得到保证，先经冲洗清洁并干蒸后，用溶剂抽去脂肪再进行加工，其水分含量为 12％～16％，色泽正常、无异味。

表 3-3 黄花鱼卫生标准（感官指标）

部 位	新鲜鱼	次鲜鱼
体表	金黄色，有光泽，鳞片完整，不易脱落	淡黄、淡苍黄或白色，光泽较差，鳞片不完整，易脱落
鳃	色鲜红或紫红（小黄鱼多为暗红），无异臭或稍有腥臭，鳃丝清晰	色暗红、暗紫或带棕黄，灰红，有腥臭，但无腐败臭，鳃丝粘连
眼	眼球饱满凸出，角膜透明	眼球平坦或稍凹陷，角膜稍浑浊
肌肉	坚实，有弹性	松弛，弹性差
黏膜	呈鲜红色	呈淡红色

表 3-4 黄花鱼卫生标准（理化指标）

项 目		指 标
挥发性盐基氮/(mg/100 g)	新鲜鱼	<15
	次鲜鱼	<35
汞/(mg/kg)		<0.3
六六六/(mg/kg)		<2
DDT/(mg/kg)		<1

表 3-5 黄花鱼卫生标准（细菌指标）

项 目		指 标
细菌总数（每克中细菌数）	新鲜鱼	$<10^4$
	次鲜鱼	$<10^6$

3. 蛋类的卫生管理

蛋类的主要卫生问题包括微生物污染、化学性污染、吸收异味等。卫生要求包括：

（1）蛋类感官指标。蛋壳清洁完整，灯光透视时，整个蛋呈橘黄色至橙红色，蛋黄不见或略见阴影。打开后蛋黄凸起、完整、有韧性，蛋白澄清、透明、稀稠分明，无异味。

（2）理化指标。汞（以 Hg 计）≤0.03 mg/kg。

4. 奶及奶制品的卫生管理

奶类食品的主要卫生问题是微生物污染以及有毒有害物质污染等。卫生要求包括：

（1）消毒奶。消毒牛奶的卫生质量应达到《巴氏杀菌乳》（GB 5408.1—1999）的要求。

①感官指标：色泽为均匀一致的乳白或微黄色，具有乳固有的滋味和气味，无异味，无沉淀，无凝块，无黏稠物的均匀液体。

②理化指标：脂肪≥3.1％，蛋白质≥2.9％，非脂固体≥8.1％，杂质度≤2 mg/kg，酸度（OT）≤18.0。

③卫生检验：硝酸盐（以 $NaNO_3$ 计）≤110 mg/kg，亚硝酸盐（以 $NaNO_2$ 计）≤0.2 mg/kg，黄曲霉毒素 M_1≤5 g/kg，菌落总数≤30 000 cfu/ml；大肠菌群 MPN≤90 个/100 mL；致病菌不得检出。

（2）奶制品。奶制品包括炼乳、各种奶粉、酸奶、复合奶、奶酪和含奶饮料等。各种奶制品均应符合相应的卫生标准，卫生质量才能得以保证。如在乳和乳制品管理办法中规定，在乳汁中不得掺水和加入其他任何物质；乳制品使用的添加剂应符合《食品添加剂使用卫生标准》，用作酸奶的菌种应纯良、无害；乳制品包装必须严密完整，乳品商标必须与内容相符，必须注明品名、厂名、生产日期、批量、保存期限及食用方法。

三、罐头、冷饮食品的卫生管理

1. 罐头食品的卫生管理

罐头食品是指密封包装、经严格热杀菌能在常温条件下长期保存的食品。罐头食品所使用的容器种类很多，常用的有马口铁罐及玻璃罐两种。因为罐头食品长期保存在容器内，食品与容器内壁紧密地接触，故要求罐装容器严密坚固，使内容物与外界空气隔绝。容器内壁材料应不与食品起任何化学反应，不致使食品感官性质发生改变。所有罐装容器材料不应含有对人体有毒的物质。

马口铁罐头内常用化学性质不活泼的锡层作为保护层，但罐头内壁的锡层仍会受高酸性内容物的腐蚀而发生缓慢溶解，大量的溶出锡会引起中毒。番茄酱、酸黄瓜、茄子等少数蔬菜和大部分水果罐头均有较强的侵蚀力，国外报道了多起由果汁罐锡含量过高引起的锡中毒事件。少量锡对人体无明显毒害，但会使食品中的天然色素变色。铁皮镀锡应该均匀完整，罐头底盖之间的橡皮圈必须是食品工业用橡胶。

玻璃罐头不易腐蚀，能保持食品风味。罐壁透明，可以看到内容物的色泽形状；其缺点是易碎、导热性和稳定性较差，内容物易变色和褪色，在杀菌和冷却过程中容易破裂。

罐头内容物中重金属的含量规定：锡≤200 mg/kg，铅＜3 mg/kg，铜＜10 mg/kg。每批罐头食品出厂前先经保温试验，后通过敲击和观察，将胖听、漏斗及有鼓音的罐头剔除。保温试验后出现胖听的有 3 种情况：一种是微生物引起的变化，又称生物性气胀，是罐头在灭菌过程中不够彻底，以致微生物在罐内生长繁殖，产生气体，形成生物性气胀；另一种是化学性气胀，主要是马口铁受到食品的侵蚀，释放出氢，在氢的压力下，罐头发生膨胀，这种罐头重金属含量往往比较高；第三种胀气比较少见，叫做物理性气胀，是罐头放在低温下发生冰冻而引起的膨胀。这种罐头食品质量一般没有什么变化。区分此类罐头的保温检测法是：37 ℃中保温 7 d，若胖听程度增大，可能是生物性气胀；若胖听程度不变，可能是化学性膨胀；若胖听消失，可能是物理性膨胀。

2. 冷饮食品的卫生管理

冷饮食品包括冰棍（冰糕）、冰激淋、汽水、人工配制的果味水和果味露、果子汁、酸梅汤、食用冰、散装低糖饮料、盐汽水、矿泉水、发酵饮料、可乐型饮料及其他类似的冷饮和冷食。大多数冷饮食品的主要原料为水、糖、有机酸或各种果汁。另外加有少量的甜味剂、香料、色素等食品添加剂。因而除少量奶、蛋、糖和天然果汁外，一般考虑的重点不是其营养价值，而是其卫生质量和安全性。

冷饮食品的主要卫生问题是微生物和有害化学物质污染。被细菌污染的原因主要是适于细菌繁殖的原辅料。因此，一般在加热前污染较严重，虽经加热后细菌显著减少；但在制作过程中，随着操作工序的增多，污染又会增加。细菌污染可来自空气中杂菌的自然降落、使用不清洁的用具和容器及制作者个人卫生较差和手的消毒不彻底等。此外，销售过程也是极易被污染的一个环节。

有害化学物质污染主要来自所使用不合格的食品添加剂，如食用色素、香料、食用酸味剂、人工甜味剂和防腐剂等。若这些添加剂质量不合格，就可能造成对冷饮食品的污染。另外，在含酸较高的冷饮食品中有从模具或容器上溶出有害金属而造成化学性污染的可能。

对冷饮食品的卫生管理，一是要管好原辅料，所使用的原辅料必须符合《食品卫生标准》《食品添加剂使用卫生标准》和《生活饮用水卫生标准》的要求；二是要管理好生产过程，这是减少细菌污染和保证产品卫生质量的关键；三是要管理好销售网点；四是严格执行产品的检验制度。

▼ 习题

一、名词解释

1. 食品污染
2. 条件致病菌
3. 食品的腐败变质
4. 食物中毒

二、选择题

1. 食品生物性污染以（　　）污染范围最广，危害也最大。
   （A）寄生虫　　（B）微生物　　　（C）生物剂　　　（D）昆虫　　（E）寄生虫

2. 黄曲霉毒素具有很强的毒性，对于因黄曲霉污染而变色的稻米，以下处理方法正确的是（　　）。
   （A）不再食用
   （B）用醋浸泡一段时间后，洗净即可食用
   （C）用盐水浸泡一段时间后，洗净即可食用
   （D）用清水将表面的霉菌洗掉即可食用
   （E）加工成精米再食用

3. 烧焦的鱼上含有的极强致癌物质是（　　）。
   （A）苯并芘　　（B）二噁英　　　（C）黄曲霉毒素　　（D）亚硝胺　　（E）杂环胺

4. 花生最易受到（　　）污染而出现食品卫生学问题。
   （A）大肠菌　　（B）肠道致病菌　　（C）霉菌　　　　（D）酵母菌　　（E）沙门菌

5. 有机磷农药的主要急性毒性为（　　）。

（A）抑制胆碱酯酶活性　　　　（B）致癌性

（C）血液系统障碍　　　　（D）肝脏损害　　（E）肾毒性

三、填空题

1. 按照污染物的性质，食品污染可分为 _____ 、_____ 、_____ 三类。

2. 为防止食物腐败变质，可采取的方法有 _____ 、_____ 、_____ 。

3. 黄曲霉毒素的预防要点主要是 _____ 、_____ 、_____ 。

4. 食物中毒按病原物质可分为四类：_____ 、_____ 、_____ 、_____ 。

5. 水产品的主要卫生问题包括 _____ 、_____ 、_____ 。

四、简答题

1. 简述细菌性污染的预防要点。

2. 简述食物中毒发病的共同特点。

3. 细菌性食物中毒发生的基本条件是什么？

4. 简述食品中农药残留的来源及常见的农药残留，以及如何采取措施控制食品中的农药残留量。

5. 防止亚硝基化合物危害的主要措施有哪些？

五、实训题

佟爷爷，62岁，特别喜欢吃皮蛋，最近出现恶心、呕吐、食欲不振、腹胀、便秘、便血、腹绞痛、眩晕、烦躁不安等症状，排除生物性食物中毒，请你按照症状作出初步诊断并试着给出营养膳食建议。

项目四　指导老年人合理膳食

 **引言**

"民以食为天",食物是人类生存的物质基础。随着社会和经济的发展,我国大多数人民群众已经解决了温饱问题。但在现实生活中,由于各地经济发展不平衡以及普通民众缺乏营养知识,使人群中既存在营养素供给不足导致的营养缺乏,也有营养素摄入过多或营养失调导致的"富贵病",老年人群也不例外。只有膳食结构合理,各种营养素的摄入量和需求保持平衡,达到合理膳食的要求,才能保持和促进老年人群健康。

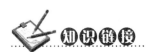 **知识链接**

合理膳食是指在满足卫生的条件下,合理地选择食物和搭配食物,合理地储存、加工和烹调食物,提供给用餐者合理的热量和所需的各种营养素,以满足人体正常的生理需要,并且保持各营养素之间的比例平衡和多样化的食物来源,以提高各种营养素的吸收和利用,达到平衡营养的目的。其核心是各种营养素要"全面、平衡、适度"。

合理膳食的基本要求:

1. 摄取的食物应供给足够的能量和各种营养素。摄取的食物所提供的热量和营养素,应能够满足维持机体的新陈代谢、生长发育、修复组织等基本生命活动的需要,并能满足人体从事各种劳动和生活活动过程的消耗所需。因此能量和各种营养素的摄入量应力求平衡,以达促进健康的目的。

2. 膳食应保持各种营养素之间的平衡,如三大供能营养素、必需氨基酸等的平衡。

3. 食物对人体无毒无害、保证安全。食物应无毒无害,不受污染,不含对机体有害的物质。应注意避免农药残留、食品添加剂过量和食品污染等问题,保证食用的安全性。

4. 科学的膳食制度。膳食制度是把每天食物定时定质定量地分配食用的一种制度。膳食制度要根据人们的生理需要、生活工作特点,适当安排。按照我国居民的生活习惯,一日三餐,两餐间相隔5~6 h为宜。三餐能量供给应以早餐占全天总能量的30%,午餐占40%,晚餐占30%为宜。三大功能营养素中,蛋白质产能应占总能量的10%~15%,脂肪占20%~30%,碳水化合物占55%~65%。

5. 合理的加工烹调。食物经加工烹调后具有良好的色、香、味、形等感官性状,能够增进食欲,易于消化吸收,同时可杀灭有害微生物。在加工烹调中应尽量减少营养素的损失。

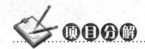

　　合理膳食要求摄取的食物供给足够的能量和各种营养素,要求保持各种营养素之间的平衡,建立科学的膳食结构等。本项目将从膳食结构、中国居民膳食指南、膳食营养素参考摄入量、满足老年人能量需要及老年人营养与膳食几方面进行任务分解。

任务一　膳食结构认知

　　膳食结构是指人群消费的食物种类及数量的相对组成。膳食结构是衡量一个国家或地区经济发展水平、社会文明程度和膳食质量的重要标志。

一、膳食结构类型

　　目前,世界上按照动植物性食物来源的不同,膳食结构主要分为 4 种类型:

　　1. 动物性食物为主的模式

　　以欧洲发达国家为代表。动物性食物提供的能量达到总能量的 50%,谷类等植物性食物所供能量较少,即高能量、高脂肪、高蛋白、低纤维的"三高一低"型膳食模式。这类膳食人群易营养过剩,其肥胖症、高脂血症、心血管疾病、糖尿病等较为多见。

　　2. 植物性食物为主的模式,即温饱型模式

　　以发展中国家为代表。谷类、根茎类等食物提供的能量达到总能量的 80% 以上,肉类等动物性食物极少。这类膳食质量较差,如蛋白质数量少、质量差,某些无机盐和维生素不足,易患各种营养缺乏病,体质低下,健康状况不良。

　　3. 动植物食物比例适当的模式,即营养型模式

　　以日本为代表。膳食以植物性食物为主,动物性食物占有一定的比重。植物性食物所供能量占总能量的 50%~60%,蛋白质约 40%~50% 来源于动物性食物。这类膳食既保持了以植物性食物为主的东方膳食优点,又避免了欧美发达国家"三高一低"膳食的缺陷。此类膳食人群心血管疾病等发病率较低,营养缺乏病较少见。

　　4. "地中海式"膳食结构

　　生活在欧洲地中海沿岸的意大利、西班牙、希腊等国居民心脏病发病率很低,是世界上的长寿地区之一。经过大量调查分析,发现这与该地区的膳食结构——"地中海式"膳食结构有关。强调多吃蔬菜、水果、鱼、海鲜、豆类食物,并且烹饪时用植物油,尤其提倡用橄榄油,加上适量的红酒及合理的烹调方式,是一种健康、合理的饮食方式。地中海饮食中常见的健康食物包括番茄、洋葱、大蒜、深海鱼、橄榄油、红酒等。研究发现,采取此种饮食结构的居民罹患心血管疾病、糖尿病及结肠癌、直肠癌等疾病的概率远远低于其他欧美国家。

二、我国居民膳食结构状况

　　中国居民的膳食结构传统上基本属于发展中国家的膳食模式,但自 20 世纪末发生了明显变化,在大城市变化尤为明显。变化的特点是粮谷类在膳食中的比重逐年下降,动物性食

物成倍增长。

(一)我国传统膳食结构的优点

1. 食物搭配合理

早在南北朝时,我国就"五谷为养、五畜为益、五果为助、五菜为充"的饮食思想,并不断总结出许多有价值的经验。我国饮食习惯基本符合现代营养学理论,如荤素搭配、粗细搭配、蔬菜水果搭配、干鲜食物搭配等。

2. 植物性食物为主

我国传统膳食以植物性食物为主,动物性食物为辅,荤素结合。又以谷类食物作为最基本的食物来源。在谷类食物中含有大多数人体需要的营养素。能量、蛋白质、多种无机盐、维生素、膳食纤维大部分由谷类提供。

3. 高膳食纤维膳食

我国南方一年四季都有新鲜蔬菜供应,北方薯类和根茎类蔬菜较多,这种膳食的粗纤维含量丰富。膳食纤维的作用已越来越被人们重视,膳食结构中保证一定量的膳食纤维可有效地降低肠道肿瘤、糖尿病、动脉硬化、肥胖、高脂血症等疾病的发病率。

(二)目前我国居民膳食结构存在的问题

近年来,中国居民膳食结构发生了很大变化,我国分别于1959年、1982年、1992年、2002年进行了4次全国居民营养健康调查。2005年7月下旬,我国首次发布《中国居民营养膳食与营养状况变迁》系列报告。报告显示,我国居民营养膳食状况明显改变,存在的问题主要表现在以下几方面:

1. 畜肉类及油脂摄入过多

我国居民喜爱肉食,尤其喜欢猪肉。猪肉中饱和脂肪酸含量远远超过禽肉。炒菜时又习惯多放油,热量高。1961年至2000年,世界各国人均肉食摄入量增加了2倍,而我国增加了10倍。1992年,肉食为国人提供的能量比例是15.2%,2002年是19.2%。人均油脂日摄入量由1992年的37 g上升至2002年的44 g,北京高达83 g,而中国营养学会推荐的每人每天油脂摄入量应少于30 g。脂肪提供的能量占总能量的比例城市居民达到35%,超过世界卫生组织推荐的30%的上限。公共卫生专家认为,膳食结构的"西化"是造成中国居民糖尿病和高血压发病率逐渐升高的首要原因。

2. 谷类食物摄入降低

我国传统膳食以谷类食物作为最基本的食物来源,但这种传统正在发生改变,谷类食物消费量呈明显下降趋势,从1992年的593.8 g下降至2002年的471.5 g。而且,杂粮消费量锐减,米和面加工太精细,导致一些矿物质和维生素等营养素的摄入不足。

3. 豆类和奶类摄入不足

我国居民豆类和奶类消费量呈上升趋势,分别从8.1 g、14.9 g增长至11.8 g、26.3 g,但距离营养学会推荐的标准还有一定差距。豆制品和奶制品的摄入不足,可能会加大患骨质疏松的风险。

4. 果蔬摄入有所降低

城市居民每天人均水果消费量由1992年的超过80 g下降到2002年的不足70 g,蔬菜的人均消费量由319.3 g下降到251.9 g。果蔬摄入量低于《中国居民膳食指南》的推荐量,即水果摄入量 100～200 g,蔬菜 400～500 g。

5. 食盐和糖的摄入减少,但仍偏高

氯化钠是食品中常用的风味增强剂,但过量摄入对机体具有诸多危害,如导致高血压和骨质疏松等。近年来,城市居民的食盐摄入量呈下降趋势,2000 年的人均日摄入量约为10.9 g,农村居民的食盐摄入量为 13～16 g。两者均高于膳食推荐标准 6 g。受风俗习惯的影响,南方人群膳食中喜欢加糖,导致糖的摄入量偏高,进而加大患肥胖和糖尿病等慢性疾病的风险。

任务二　中国居民膳食指南与老年人膳食指南认知

膳食指南是营养工作者根据营养学原理提出的一组以食物为基础的建议性陈述,以指导人们合理选择与搭配食物,倡导平衡膳食、合理营养,以期减少与膳食有关的疾病,促进健康。

我国人民的膳食依据是《中国居民膳食指南》,现行指南是 2007 年修订的。为了给居民提供最基本、科学的健康膳食信息,卫生部委托中国营养学会组织专家,对中国营养学会1997 年版的《中国居民膳食指南》进行了修改,制定了《中国居民膳食指南(2007)》。指南以先进的科学证据为基础,密切联系我国居民膳食营养的实际,对各年龄段的居民合理摄取营养、避免由不合理的膳食带来疾病具有普遍的指导意义。

《中国居民膳食指南》由一般人群膳食指南、特定人群膳食指南和中国居民平衡膳食宝塔三部分组成。

一、一般人群膳食指南

一般人群膳食指南适用于 6 岁以上的人群,根据该人群的生理特点和营养需要,结合我国居民的膳食结构特点,制订了 10 个条目,以期达到平衡膳食、合理营养、维护健康的目的。

1. 食物多样,谷类为主,粗细搭配

人类的食物是多种多样的。各种食物所含的营养成分不完全相同。除母乳外,任何一种天然食物都不能提供人体所需的全部营养素。平衡膳食必须由多种食物组成,才能满足人体各种营养需求,达到合理营养、促进健康的目的。

多种食物应包括以下五大类。

(1)谷类及薯类:谷类包括米、面、杂粮,薯类包括马铃薯、甘薯、木薯等,主要提供碳水化合物、蛋白质、膳食纤维及 B 族维生素。

(2)动物性食物:包括肉、禽、鱼、奶、蛋等,主要提供蛋白质、脂肪、矿物质、维生素 A 和B 族维生素。

(3)豆类及其制品:包括大豆及其他干豆类及其制品,主要提供蛋白质、脂肪、膳食纤维、矿物质和 B 族维生素。

(4)蔬菜水果类:包括鲜豆、根茎、叶菜、茄果等,主要提供膳食纤维、矿物质、维生素 C和胡萝卜素。

(5)纯能量食物:包括动植物油、淀粉、食用糖和酒类,主要提供能量。植物油还可提供维生素 E 和必需脂肪酸。

谷类食物是中国传统膳食的主体,是人体能量的主要来源,也是最经济的能源食物。坚持以谷类为主,就是为了保持我国膳食的良好传统。避免高能量、高脂肪和低碳水化合物膳食的弊端。人们应每天保持摄入适量的谷类食物,一般成年人每天以摄入 250～400 g 为宜。

另外要注意粗细搭配,经常吃一些粗粮、杂粮和全谷类食物,每天最好能吃 50～100 g。稻米、小麦不要碾磨太精,否则谷粒表层所含的维生素、矿物质和膳食纤维大部分会流失到糠麸之中。

2. 多吃蔬菜、水果和薯类

新鲜的蔬菜、水果是人类平衡膳食的重要组成部分,也是我国传统膳食的重要特点之一。蔬菜与水果含有丰富的维生素、矿物质和膳食纤维。蔬菜的种类繁多,包括植物的叶、茎、花薹、茄果、鲜豆、食用蕈藻等,不同品种所含的营养成分不尽相同,甚至差别很悬殊。红、黄、绿等深色蔬菜中的维生素含量超过浅色蔬菜和一般水果,它们是胡萝卜素、维生素 B_2、维生素 C 和叶酸、矿物质(钙、磷、钾、镁、铁)、膳食纤维以及天然抗氧化物的主要或重要来源。

有些水果的维生素及某些微量元素的含量不如新鲜蔬菜,但水果含有的葡萄糖、果糖、柠檬酸、果胶等物质又比蔬菜丰富,红黄色水果是维生素 C 和 B 族维生素的极好来源。我国近年来开发的野果(如猕猴桃、刺梨、沙棘、黑加仑等)也是维生素 C、胡萝卜素的丰富来源。

薯类含有丰富的淀粉、膳食纤维及多种维生素和矿物质。富含蔬菜、水果和薯类的膳食对保持身体健康,保持肠道正常功能,提高免疫力,降低患肥胖症、糖尿病、高血压等慢性疾病风险具有重要作用。

推荐我国成年人每天吃蔬菜 300～500 g,最好深色蔬菜约占一半,水果 200～400 g,每周吃 5 次左右的薯类,每次摄入 50～100 g,最好用蒸、煮、烤的方式。

3. 每天吃奶类、大豆或其制品

奶类营养成分齐全,组成比例适宜,容易消化吸收。奶类除含丰富的优质蛋白质和维生素外,含钙量较高,且利用率也很高,是膳食钙质的极好来源。各年龄人群适当多饮奶有利于骨健康,建议每人每天平均饮奶 300 mL,饮奶量多或有高血脂和超重肥胖倾向者应选择低脂奶、脱脂奶。

大豆含丰富的优质蛋白质、必需脂肪酸、钙及维生素 B_1、维生素 B_2、维生素 PP、维生素 E 和膳食纤维等营养素,且含有磷脂、低聚糖以及异黄酮、植物固醇等多种植物化学物质。应适当多吃人豆及其制品,建议每人每天摄入 30～50 g 大豆或相当量的豆制品。

4. 常吃适量的鱼、禽、蛋和瘦肉

鱼、禽、蛋和瘦肉均属于动物性食物,是人类优质蛋白质、脂类、脂溶性维生素、B 族维生素和矿物质的良好来源,是平衡膳食的重要组成部分。

动物性食物中的蛋白质不仅含量高,而且氨基酸组成更适合人体需要,尤其富含赖氨酸和蛋氨酸,如与谷类或豆类食物搭配食用,可更好地发挥蛋白质的互补作用。但动物性食物一般含有一定量的饱和脂肪酸和胆固醇,摄入过多可能增加患心血管病的危险。

鱼类脂肪含量一般较低,且含有较多的多不饱和脂肪酸。有些海产鱼类富含二十碳五烯酸(EPA)和二十二碳六烯酸(DHA),特别是海鱼肝脏含维生素 A 极为丰富,还富含维生素 B_{12}、叶酸等,对预防血脂异常和心脑血管病等有一定作用。禽类脂肪含量也较低,且不饱

和脂肪酸含量较高,其脂肪酸组成也优于畜类脂肪。蛋类富含优质蛋白质,各种营养成分比较齐全,是很经济的优质蛋白质来源。畜肉类一般含脂肪较多,能量高,但瘦肉脂肪含量较低,铁含量高且利用率好。肥肉和荤油为高能量和高脂肪食物,摄入过多会导致肥胖,并可能引起多种慢性疾病,应当少吃。目前我国部分城市居民食用动物性食物较多,尤其是食入的猪肉过多。应调整肉食结构,适当多吃鱼、禽肉,减少猪肉摄入。以上动物性食物成人每日应摄入的量分别为:鱼虾类 50～100 g,畜禽肉类 50～75 g,蛋类 25～50 g。

5. 减少烹调油用量,吃清淡少盐膳食

脂肪是人体能量的重要来源之一,并可提供必需脂肪酸,有利于脂溶性维生素的消化吸收,但是脂肪摄入过多是引起肥胖、高血脂、动脉粥样硬化等多种慢性疾病的危险因素之一。膳食盐的摄入量过高与高血压的患病率密切相关。食用油和食盐摄入过多是我国城乡居民共同存在的营养问题。为此,建议我国居民应养成吃清淡少盐膳食的习惯,即膳食不要太油腻,不要太咸,不要摄食过多的动物性食物和油炸、烟熏、腌制食物,尽量少吃富含反式脂肪酸的食物。建议成人每人每天的烹调油用量不超过 25 g 或 30 g,食盐摄入量不超过 6 g,包括酱油、酱菜等食物中的食盐量。

6. 食不过量,天天运动,保持健康体重

进食量和运动是保持健康体重的两个主要因素,食物提供人体能量,运动消耗能量。如果进食量过大而运动量不足,多余的能量就会在体内以脂肪的形式积存下来,增加体重,造成超重或肥胖;相反,若食量不足,可由于能量不足引起体重过低或消瘦。正常生理状态下,食欲可以有效控制进食量,不过有些人食欲调节不敏感,满足食欲的进食量常常超过实际需要。食不过量意味着少吃几口,不要每顿饭都吃到十成饱。由于生活方式的改变,人们的身体活动减少,目前我国大多数成年人体力活动不足或缺乏体育锻炼,应改变久坐少动的不良生活方式,养成天天运动的习惯,坚持每天多做一些消耗能量的活动,保持进食量和能量消耗之间的平衡。建议成年人每天进行累计相当于步行 6 000 步以上的活动,如果身体条件允许,最好进行 30 min 中等强度的运动。

7. 三餐分配要合理,零食要适当

合理安排一日三餐的时间及食量,进餐定时定量。早餐提供的能量应占全天总能量的25%～30%,午餐应占 30%～40%,晚餐应占 30%～40%,可根据职业、劳动强度和生活习惯进行适当调整。一般情况下,早餐安排在 6:30—8:30,午餐在 11:30—13:30,晚餐在18:00—20:00进行为宜。要天天吃早餐并保证其营养充足,午餐要吃好,晚餐要适量。不暴饮暴食,不经常在外就餐,尽可能与家人共同进餐,并营造轻松愉快的就餐氛围。零食作为一日三餐之外的营养补充,可以合理选用,但来自零食的能量应计入全天能量摄入之中。

8. 每天足量饮水,合理选择饮料

水是膳食的重要组成部分,是一切生命必需的物质,在生命活动中发挥着重要功能。体内水的来源有饮水、食物中含的水和体内代谢产生的水。水的排出主要通过肾以尿液的形式排出,其次是经肺呼出、经皮肤和随粪便排出。进入体内的水和排出来的水基本相等,处于动态平衡。水的需要量主要受年龄、环境温度、身体活动等因素的影响。一般来说,健康成人每天需要 2 500 mL 左右的水。在温和气候条件下生活的轻体力活动的成年人每人最少饮水 1 200 mL。饮水不足或过多都会对人体健康带来危害。饮水应少量多次,要主动,不要感到口渴时再喝水。饮水最好选择白开水。

饮料多种多样,需要合理选择,如乳饮料和纯果汁饮料含有一定量的营养素和有益膳食成分,适量饮用可以作为膳食的补充。有些饮料添加了一定的矿物质和维生素,适合热天户外活动和运动后饮用。有些饮料只含糖和香精、香料,营养价值不高。多数饮料含有一定量的糖,大量饮用含糖量高的饮料,会在不经意间摄入过多能量,造成体内能量过剩。有些人尤其是儿童、青少年每天喝大量含糖的饮料代替喝水,是一种不健康的习惯,应当改正。

9. 饮酒应限量

在节假日、喜庆和交际的场合,人们饮酒是一种习俗。高度酒含能量高,白酒基本上是纯能量食物,不含其他营养素。无节制地饮酒,会使食欲下降,食物摄入量减少,以致发生多种营养素缺乏、急慢性乙醇中毒、酒精性脂肪肝,严重时还会造成酒精性肝硬化。过量饮酒还会增加患高血压、脑卒中等疾病的危险;并可导致事故及暴力的增加,对个人健康和社会安定都是有害的,应该严禁酗酒。另外饮酒还会增加患某些癌症的危险。若饮酒,则尽可能饮用低度酒,并控制在适当的限量内,建议成年男性一天饮用酒的乙醇量不超过25 g,成年女性一天饮用酒的乙醇量不超过 15 g。孕妇和儿童、青少年应忌酒。

10. 吃新鲜卫生的食物

食物放置时间过长就会引起变质,可能产生对人体有毒、有害的物质。另外,食物中还可能含有或混入各种有害因素,如致病微生物、寄生虫和有毒化学物等。吃新鲜卫生的食物是防止食源性疾病、实现食品安全的根本措施。

正确采购食物是保证食物新鲜卫生的第一关。烟熏食品及有些加色食品可能含有苯并芘或亚硝酸盐等有害成分,不宜多吃。食物合理储藏可以保持新鲜,避免受到污染。高温加热能杀灭食物中大部分微生物,延长保存时间;冷藏温度常为 4~8 ℃,只适于短期储藏;而冻藏温度低达 -23~-12 ℃,可保持食物新鲜,适于长期储藏。烹调加工过程也是保证食物卫生安全的一个重要环节。需要注意保持良好的个人卫生以及食物加工环境和用具的洁净,避免食物烹调时的交叉污染。另外,食物腌制要注意加足食盐,避免高温环境。有一些动物或植物性食物含有天然毒素,为了避免误食中毒,一方面需要学会鉴别这些食物,另一方面应了解对不同食物去除毒素的具体方法。

二、特定人群膳食指南

特定人群包括孕妇、乳母、婴幼儿、学龄前儿童、青少年以及老年人,根据这些人群的生理特点和营养需要制订相应的膳食指南,以期更好地指导孕期和哺乳期妇女的膳食,婴幼儿合理喂养和辅助食品的科学添加,学龄前儿童和青少年在身体快速增长时期的饮食,以及适应老年人生理和营养需要变化的膳食安排,达到提高健康水平和生命质量的目的。本书中仅介绍中国老年人膳食指南。

人体衰老是不可逆转的发展过程。随着年龄的增加,老年人器官功能逐渐衰退,容易发生代谢紊乱,导致营养缺乏病和慢性非传染性疾病的危险性增加。合理饮食是身体健康的物质基础,对改善老年人的营养状况、增强抵抗力、预防疾病、提高生活质量具有重要作用。针对我国老年人生理特点和营养需求,在一般人群膳食指南 10 条的基础上补充以下 4 条内容。

(一) 食物要粗细搭配、松软、易于消化吸收

随着人们生活水平的提高,我国居民主食的摄入减少,食物加工越来越精细,粗粮摄入

减少,油脂及能量摄入过高,导致 B 族维生素、膳食纤维和某些矿物质的供给不足,慢性病发病率增加。粗粮含丰富的 B 族维生素、膳食纤维、钾、钙等物质。老年人消化器官生理功能有不同程度的减退,咀嚼功能和胃肠蠕动减弱,消化液分泌减少。许多老年人易发生便秘,患高血压、血脂异常、心脏病、糖尿病等疾病的危险性增加。因此老年人选择食物要粗细搭配,食物的烹制宜松软、易于消化吸收,以保证均衡营养,促进健康,预防慢性病。

1. 老年人吃粗粮有什么好处

(1)粗粮含有丰富的 B 族维生素和矿物质

B 族维生素包括维生素 B_1、维生素 B_2、维生互 B_6、烟酸、泛酸等,在体内主要以辅酶的形式参与三大营养素的代谢,使这些营养素为机体提供能量,还有增进食欲与消化功能,维护神经系统正常功能等作用。B 族维生素主要集中在谷粒的外层。比较而言,粗粮的加工一般不追求精细,所以 B 族维生素含量比细粮高。此外,粗粮中钾、钙等矿物质的含量也比较丰富。

(2)粗粮中膳食纤维含量高

膳食纤维进入胃肠道,能吸水膨胀,使肠内容物体积增大,大便变软变松,促进肠道蠕动,起到润便、防治便秘的作用;同时缩短粪便通过肠道的时间,使酚、氨及细菌毒素等在肠道内停留的时间缩短。另外,粗粮中膳食纤维多,能量密度较低,可使摄入的能量减少,有利于控制体重,防止肥胖。

(3)调节血糖

粗粮或全谷类食物餐后血糖变化小于精制的米面,血糖指数较低,可延缓糖的吸收,有助于改善糖耐量及糖尿病患者的血糖控制。世界卫生组织、联合国粮农组织和许多国家的糖尿病协会、营养师协会都推荐糖尿病患者采用高纤维低血糖指数的粗粮搭配控制血糖和体重。

(4)防治心血管疾病

粗粮中含丰富的可溶膳食纤维,可减少肠道对胆固醇的吸收,促进胆汁的排泄,降低血胆固醇水平。同时,粗粮富含植物化学物,如木酚素、芦丁、类胡萝卜素等,具有抗氧化作用,可降低发生心血管疾病的危险性。

2. 老年人一天要吃多少粗粮

老年人容易发生便秘,糖脂代谢异常,患心脑血管疾病的危险性增加,适当多吃粗粮有利于健康。研究表明,每天食用 85 g 或以上的全谷类食物可帮助控制体重,减少若干慢性疾病的患病风险。因此建议老年人每天最好能吃到 100 g(2 两)粗粮或全谷类食物。

3. 怎样使老年人的食物松软而易于消化

在适合老年人咀嚼功能的前提下,要兼顾食物的色、香、味、形。要注意烹调的方法,以蒸、煮、炖、炒为主,避免油腻、腌制、煎、炸、烤的食物。宜选用的食物:柔软的米面及其制品,如面包、馒头、麦片、花卷、稠粥、面条、馄饨;细软的蔬菜、水果、豆制品、鸡蛋、牛奶等;适量的鱼虾、瘦肉、禽类。

(二)合理安排饮食,提高生活质量

合理安排老年人的饮食,使老人保持健康的进食心态和愉快的摄食过程。家庭和社会应从各方面保证其饮食质量、进餐环境和进食情绪,使其得到丰富的食物,保证其需要的各种营养素摄入充足,以促进老年人身心健康,减少疾病,延缓衰老,提高生活质量。

1. 与家人一起进餐,其乐融融

老年人的进餐环境和进食情绪状态十分重要,和家人一起进餐往往比单独进餐具有更多优点。有调查表明,老年人与家人、同伴一起进餐比单独进餐吃得好,不仅增加进食的享受和乐趣,还会促进消化液的分泌,增进食欲,促进消化。老年人和家人一起进餐有助于交流感情,了解彼此在生活、身体、工作方面的状况,使老年人享受家庭乐趣,消除孤独,有助于预防老年人心理性疾病的发生。

2. 老年人营养需要特点

老年人随着年龄的增加,生理功能减退,出现不同程度免疫功能和抗氧化功能的降低以及其他健康问题。由于活动量相应减少,消化功能衰退,导致老年人食欲减退,能量摄入降低,必需营养素摄入也相应减少,更使老年人健康和营养状况恶化。

为适应老年人蛋白质合成能力降低、蛋白质利用率低的情况,应选用优质蛋白质。老年人胆汁酸减少,酶活性降低,消化脂肪的功能下降,故摄入的脂肪能量比应以 20% 为宜,并以植物油为主。老年人糖耐量低,胰岛素分泌减少,且血糖调节作用减少,易发生高血糖,故不宜多用蔗糖。

老年人随年龄增加,骨矿物质不断丢失,骨密度逐渐下降,女性绝经后由于激素水平变化,骨质丢失更为严重;另外,老年人钙吸收能力下降,如果膳食钙的摄入不足,应更容易发生骨质疏松和骨折,故应注意钙和维生素 D 的补充。

锌是老人维持和调节正常免疫功能所必需的;硒可提高机体抗氧化能力,与延缓衰老有关;适量的铬可使胰岛素充分发挥作用,并使低密度脂蛋白水平降低,高密度脂蛋白水平升高,故老年人应注意摄入富含这些微量营养素的食物。

维生素不足与老年多发病有关,维生素 A 可减少老年人皮肤干燥和上皮角化;β 胡萝卜素能清除过氧化物,有预防肺癌的功能,能增加免疫功能,延迟白内障的发生;维生素 E 有抗氧化作用,能减少体内脂质过氧化物,消除脂褐质,降低血胆固醇浓度,老年人亦常见 B 族维生素的不足,特别应注意补充叶酸;维生素 C 对老年人有防止血管硬化的作用。老年人应经常食用富含各类维生素的食物。

(三)重视预防营养不良和贫血

60 岁以上的老年人随着年龄的增长,可出现不同程度的老化,包括器官功能减退、基础代谢降低和体成分改变等,并可能存在不同程度和不同类别的慢性疾病。由于生理、心理和社会经济情况的改变,可能使老年人摄取的食物量减少而导致营养不良。另外,随着年龄的增长而体力活动减少,并因牙齿、口腔问题和情绪不佳,可能致食欲减退,能量摄入降低,必需营养素摄入减少,而造成营养不良。2002 年中国居民营养与健康状况调查报告表明,60 岁以上老年人低体重(BMI<18.5 kg/m²)的发生率为 17.6%,是 45~59 岁的 2 倍;贫血患病率为 25.6%,也远高于中年人群。因此老年人更重视预防营养不良与贫血。

1. 重视预防营养不良

老年人营养不良最明显的表现为体重不足。体重不足是长期膳食能量、蛋白质摄入不足的结果,同时也可能伴有其他微量营养素供给不足。体重不足对老年人的健康产生一系列危害,如增加疾病的易感性,急性和慢性传染病的发病机会增多;骨折率上升;损伤及外科伤口愈合缓慢;易出现精神神经症状;对损伤、环境刺激、饥饿等应激状态的耐受力低下;对寒冷抵抗力下降,等等。

预防老年人营养不良与体重不足的措施主要包括:

(1) 保证充足的食物摄入,提高膳食质量

增加营养丰富、容易消化吸收的食物。选择食物时,更应注意保证奶类、瘦肉、禽类、鱼

虾和大豆制品的摄入,按照饮食习惯烹制合乎口味的膳食,以保证能量和优质蛋白质的摄入,使体重维持在正常范围。

(2)适当增加进餐次数

老年人由于胃肠功能减退,一次进食较多,食物不易消化吸收,可少量多餐,每天进餐4～5次,这样既可以保证需要的能量和营养素,又可以使食物得到充分吸收利用。对于已经出现营养不良或低体重的老年人,更应注意逐步增加摄入量,使消化系统有适应的过程。

(3)适当使用营养素补充剂

部分老年人由于生理功能的下降及疾病等因素不能从膳食中摄取足够的营养素,特别是维生素矿物质,可适当使用营养素补充剂。

(4)及时治疗原发病

老年人中支气管炎、肺气肿、肿瘤、心脑血管疾病、胃肠疾病等发病率增加,这些疾病容易导致营养不良,因此积极治疗原发病是改善营养状况的重要措施。

(5)定期称量体重,监测营养不良

体重减轻是老年人营养不良的主要表现,若体重突然急剧下降可能是一些重大疾病发生的前兆,因此,应当经常称量体重。

2. 重视老年人贫血的预防

贫血可使老年人免疫力低下,致机体抵抗力减弱,容易发生感染。贫血可使神经系统和肌肉缺氧,容易出现疲倦乏力、头晕耳鸣、神情淡漠、记忆力衰退、抑郁等症状和认知功能受损,体能降低。老年人贫血容易对心脏产生不良影响,由于血红蛋白携氧能力减弱,心脏耐缺氧的能力下降,而老年人大多有不同程度的心血管疾病,可出现心慌、心跳加快,使心脏负荷加重。严重时可导致心律失常、心衰。由于血红蛋白量减少,氧气的运送能力减弱,稍微活动或情绪激动可导致血液含氧量进一步降低和二氧化碳含量升高,出现气急、面色苍白、出冷汗等症状。贫血时消化功能和消化酶分泌减少,可导致食欲不振、恶心、呕吐、腹胀、腹泻等。贫血还可导致血管收缩和肾缺氧,使肾功能受损,可出现尿素氮升高,甚至蛋白尿,同时也会加重原有的肾疾病。

预防老年人贫血的措施主要包括:

(1)增加食物摄入

贫血的老年人要增加食物摄入量,增加主食和各种副食品,保证能量、蛋白质、铁、维生素 B_{12}、叶酸的供给,提供造血的必需原料。

(2)调整膳食结构

一般来说,老年人膳食中动物食物摄入减少,植物性食物中铁的利用率差,因此,贫血的老年人应注意适量增加瘦肉、禽、鱼、动物血的摄入。动物性食品是膳食中铁的良好来源,吸收利用率高,维生素 B_{12} 含量丰富。新鲜的水果和绿叶蔬菜,可提供丰富维生素 C 和叶酸,促进铁吸收和红细胞合成。吃饭前后不宜饮用浓茶,以减少其中鞣酸等物质对铁吸收的干扰。

(3)选用含铁的强化食物

如强化铁的酱油、强化铁的面粉和制品等。国内外研究表明,食物强化是改善人群铁缺乏和缺铁性贫血最经济、最有效的方法。

(4)适当使用营养素补充剂

当无法从膳食中获得充足的营养素时,可以有选择地使用营养素补充剂,如铁、B 族维生素、维生素 C 等。

（5）积极治疗原发病

除了膳食营养素摄入不足以外，某些慢性疾病也可导致贫血。因此需要到医院查明病因，积极治疗原发性疾病。

（四）多做户外活动，维持健康体重

2002 年中国居民营养与健康状况调查结果显示，我国城市居民经常参加锻炼的老年人仅占 40%，不锻炼者高达 54%。大量研究证实，身体活动不足、能量摄入过多引起的超重和肥胖是高血压、高血脂、糖尿病等慢性非传染性疾病的独立危险因素。适当多做户外活动，在增加身体活动量、维持健康体重的同时，还可接受充足紫外线照射，有利于体内活性维生素 D 的合成，预防或推迟骨质疏松症的发生。

1. 适合老年人的户外活动

根据老年人的生理特点，老年人适合耐力性项目，如步行、慢跑、游泳、跳舞、打太极拳、打乒乓球、打门球和打保龄球等。

（1）步行

步行时下肢支持体重，上下肢骨关节、肌肉与身体其他各部位协调配合，使各部位都得到锻炼；同时加强心肌收缩，加大心血输出量，使各组织血流量增加。天天散步，对于改善心肺功能、延缓下肢关节退行化性变化有积极作用。

（2）慢跑

慢跑比散步强度大，消耗能量多，能加速血液循环，促进新陈代谢，增大能量消耗，改善脂质代谢，有利于预防高血压和高血脂。

（3）做体操

体操动作可简可繁，运动速度可快可慢，运动范围可大可小，运动量容易调整。经常坚持做体操可以使头颈、躯干、四肢灵活，养成良好体姿，发展柔韧性，维持神经、肌肉的协调能力。

2. 老年人运动的四项原则

（1）安全

由于老年人体力和协调功能衰退，视听功能减弱，对外界的适应能力下降，故参与运动时首先要考虑安全，避免有危险性的项目和动作，运动强度、幅度不能太大，动作要简单、舒缓。

（2）全面

要选择多种运动项目和能活动全身的项目，使全身各关节、肌肉群和身体多个部位受到锻炼。注意上下肢协调运动，身体左右侧对称运动，并注意颈、肩、腰、髋、膝、踝、肘、手指、脚趾等各个关节和各个肌群，眼、耳、鼻、舌、齿经常运动。

（3）自然

老年人运动方式应自然、简便，不宜做负重憋气、过分用力、头部旋转摇晃的运动，尤其对有动脉硬化和高血压的老年人，更应避免。憋气时因胸腔的压力增高，回心血量和脑供血减少，易头晕目眩，甚至昏厥；憋气完毕，回心血量骤然增加，血压升高，易发生脑血管意外。头部旋转摇晃可能会使血液过多流向头部，当恢复正常体位、血液快速流向躯干和下肢时，会造成脑部缺血，出现两眼发黑、站立不稳等情况，容易摔倒。

（4）适度

老年人应该根据自己的生理特点和健康状况选择适当的运动强度、时间和频率。最好坚持每天锻炼，至少每周锻炼 3～5 次。每天户外活动时间 0.5～1 h。老年人进行健康锻炼

一定要量力而行,运动强度以轻微出汗、自我感觉舒适为度。世界卫生组织推荐的最适宜锻炼时间是 9:00—10:00 和 16:00—18:00。

3. 老年人运动的注意事项

(1)做全面身体检查

通过检查可了解自己的健康状况,做到心中有数,为合理选择运动项目和适宜的运动量提供依据。

(2)了解运动前后的脉搏

测量早晨起床时的基础脉搏以及运动前后的脉搏变化,进行自我监测,必要时可测量血压。

(3)锻炼要循序渐进

每次运动以前要做几分钟准备活动,缓慢开始,运动量要由小到大,逐渐增加。以前没有运动习惯的老年人,开始几天可能会出现不适应反应,表现为疲劳、肌肉酸疼、食欲稍差,甚至睡眠不好等。此时应减少运动量,降低运动强度。经过一段时间适应后再慢慢地增加运动量,不要急于求成。

(4)活动环境要好

要尽量选择空气清新、场地宽敞、设施齐全、锻炼气氛好的场所进行锻炼。

三、中国居民平衡膳食宝塔

中国居民平衡膳食宝塔(见图 4-1)是根据中国居民膳食指南,结合中国居民的膳食结构特点设计的。它把平衡膳食的原则转化成各类食物的重量,并以直观的宝塔形式表现出来,便于理解和在日常生活中实行。

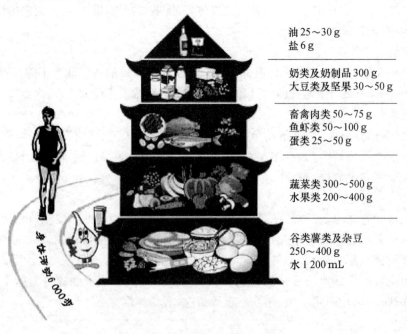

油 25～30 g
盐 6 g

奶类及奶制品 300 g
大豆类及坚果 30～50 g

畜禽肉类 50～75 g
鱼虾类 50～100 g
蛋类 25～50 g

蔬菜类 300～500 g
水果类 200～400 g

谷类薯类及杂豆
250～400 g
水 1 200 mL

身体活动 6 000 步

图 4-1 中国居民平衡膳食宝塔

平衡膳食宝塔提出了一个营养上比较理想的膳食模式。它所建议的食物量,特别是奶类和豆类食物的量可能与大多数人当前的实际膳食还有一定距离,对某些贫困地区来讲可能距离还很远,但为了改善我国居民的膳食营养状况,这是不可缺的,应把它看作是一个奋斗目标,努力争取,逐步达到。

(一)膳食宝塔结构

平衡膳食宝塔共分5层,包含我们每天应吃的主要食物种类。宝塔各层位置和面积不同,这在一定程度上反映出各类食物在膳食中的地位和应占的比重。谷类、薯类和杂豆居底层,每人每天应吃 250～400 g;蔬菜和水果占据第二层,每天应分别吃 300～500 g 和 200～400 g;畜、禽、鱼、蛋等动物性食物位于第三层,每天畜禽肉类 50～75 g,鱼虾类 50～100 g,蛋类 25～50 g;奶类和豆类及坚果食物合居第四层,每天应吃相当于鲜奶 300 g 的奶类或奶制品和相当于干豆 30～50 g 的大豆类或坚果;第五层塔尖是烹调油、食盐,每天烹调油不超过 25～30 g,食盐不超过 6 g。宝塔没有建议食糖的摄入量。因为我国居民平均食糖的摄入量还不多,少吃些或适当多吃些可能对健康的影响不大。但多吃糖有增加龋齿的危险,尤其是儿童、青少年不应吃太多的糖和含糖食品。食盐和饮酒的问题在膳食指南中已有说明。

膳食宝塔图外侧为饮水和身体活动的形象,强调足量饮水和增加身体活动的重要性。水是膳食的重要组成部分,是一切生命必需的物质,其需要量主要受年龄、环境温度、身体活动等因素的影响。在温和气候条件下生活的轻体力活动的成年人每日至少饮水 1 200 mL (约 6 杯)。在高温或重体力劳动的条件下,应适当增加饮水量。饮水应少量多次,要主动,不要感到口渴时再喝水。目前我国大多数成年人身体活动不足或缺乏体育锻炼,应改变久坐少动的不良生活方式,养成天天运动的习惯,坚持每天多做一些身体活动。建议成年人每天累计的身体活动量相当于步行 6 000 步以上。如每日基本活动量相当于 2 000 步,骑自行车 7 min 相当于 1 000 步,拖地 8 min 相当于 1 000 步,中速步行 10 min 相当于 1 000 步,打太极拳 8 min 相当于 1 000 步。如果身体条件允许,最好进行 30 min 中等强度的运动。

(二)膳食宝塔建议的食物量

宝塔建议的各类食物的摄入量都是指食物可食部(可食部为市品减去废弃部分)的生重量。各类食物的组成是根据全国营养调查中居民膳食的实际情况计算的,所以各类食物的重量不是指某一种具体食物的重量,而是一类食物的总量。在选择具体食物时,实际重量可以在互换表中查询。膳食宝塔中各类食物的建议量都有一个范围,下限适合一般城市成年女性(能量摄入 1 800 kcal/d);上限适合一般农村从事重体力活动的成年男性(能量摄入 2 600 kcal/d)。

1. 谷类、薯类及杂豆

谷类是面粉、大米、玉米、小麦、高粱等及其制品,如米饭、馒头、烙饼、玉米面饼、饼干、麦片等。薯类包括红薯、马铃薯等,可替代部分粮食。杂豆包括大豆以外的其他干豆类,如红小豆、绿豆等。谷类、薯类及杂豆是膳食中能量的主要来源。建议量是以原料的生重计算,如面包、切面、馒头应折合成相当的面粉量计算,米饭、米粥应折合成相当的大米量来计算。谷类、薯类及杂豆食物的选择应重视多样化、粗细搭配,适量选择一些全谷类制品、杂豆及薯类。每 100 g 玉米糁和全麦粉所含的膳食纤维比精面粉分别多 10 g 和 6 g,因此建议每周吃 5～7 次粗粮或全谷类制品,每次 75～100 g。

2. 蔬菜和水果

蔬菜包括叶菜类、根茎类、瓜茄类、鲜豆类、葱蒜类及菌藻类等。深色蔬菜是指深绿色、深黄色、紫色、红色等颜色深的蔬菜,其所含的维生素和植物化学物质比较丰富,因此在每日建议的 300～500 g 新鲜蔬菜中,深色蔬菜最好占一半以上。水果类建议每日吃新鲜水果 200～400 g,在鲜果供应不足时也可选择一些含糖量低的全果汁。蔬菜和水果经常放在一起,因为它们有许多共性。但蔬菜和水果终究是两类食物,各有优势,不能相互替代。尤其是儿童,不可只吃水果不吃蔬菜。蔬菜、水果的重量按市售鲜重计算。

3. 畜禽肉类

畜禽肉类包括猪肉、牛肉、羊肉、禽肉及动物内脏等,建议每日摄入 50～75 g。目前我国居民的肉类摄入以猪肉为主,但猪肉脂肪含量较高,应尽量选择瘦畜肉或禽肉。动物内脏有一定的营养价值,但胆固醇含量较高,不宜过多食用。

4. 鱼虾类

鱼虾类包括鱼类、甲壳类和软体类动物性食物,其特点是脂肪含量低,蛋白质丰富且易于消化,是优质蛋白质的良好来源。建议每日摄入量为 50～100 g,有条件的可以多吃一些。

5. 蛋类

蛋类包括鸡蛋、鸭蛋、鹅蛋、鹌鹑蛋及其加工制成的咸蛋、松花蛋等,蛋类的营养价值较高,建议每日摄入量为 25～50 g,相当于半个至 1 个鸡蛋。

6. 奶类及其制品

奶类有牛奶、羊奶和马奶等,最常见的为牛奶。奶制品包括液态奶、奶粉、酸奶、奶酪等。建议摄入量相当于液态奶 300 g、酸奶 360 g、奶粉 45 g,有条件的可以多吃一些。但不建议摄入奶油、黄油。饮奶多者、中老年人、超重及肥胖者可以选择脱脂奶或低脂奶。乳糖不耐受的人群可以选择酸奶或低乳糖奶。

7. 大豆类及坚果

大豆包括黄豆、青豆、黑豆,常见的豆制品包括豆腐、豆浆、豆腐干、千张等。推荐每日摄入 30～50 g 大豆。按提供蛋白质的量计算,40 g 干豆相当于 80 g 豆腐干、120 g 北豆腐、240 g 南豆腐、650 g 豆浆。坚果包括花生、瓜子、核桃、杏仁、开心果、榛子等;由于坚果的蛋白质与大豆相似,有条件的可以吃 5～10 g 坚果替代相应量的大豆。

8. 烹调油

烹调油分为植物油和动物油。植物油常见的有花生油、豆油、菜籽油、调和油等,动物油包括猪油、牛油、黄油等。建议每天烹调油的摄入量不超过 25 g(低能量摄入者)或 30 g(高能量摄入者)。烹调油应经常更换品种,尽量少食用动物油。

9. 食盐

健康成年人一天食盐(包括酱油和其他食物中的盐)的建议摄入量不超过 6 g。一般20 mL 酱油中含 3 g 盐,10 g 黄酱中含 1.5 g 盐,如果菜肴需要使用酱油和酱类,应减少食盐用量。

(三)膳食宝塔应用中的注意事项

1. 根据能量水平确定食物需要

膳食宝塔中建议的每人每日各类食物适宜摄入量范围适用于一般健康成人,在实际应用时要根据年龄、性别、身高、体重、劳动强度、季节等情况适当调整。

(1)确定适宜的能量水平

年老、身体活动少的人需要的能量少,可少吃些。目前,由于人们膳食中脂肪摄入的增加和日常身体活动减少,许多人能量的摄入超过自身的实际需要。对于正常成人,体重是判断能量平衡的最好指标,每个人应根据自身的体重变化来调整食物的摄入,主要应调整的是含能量较多的食物。中国成年人平均能量摄入水平(见表4-1)可以作为选择能量摄入水平的参考。实际应用中,要根据生理状态、生活特点、体力活动程度及体重情况进行调整。

表 4-1　中国成年人*平均能量摄入水平　　　　单位:kJ(kcal)

年龄组	城　市		农　村	
	男	女	男	女
18~59 岁	9 200(2 200)	7 550(1 800)	10 900(2 600)	9 200(2 200)
60~79 岁	8 350(2 000)	6 700(1 600)	10 050(2 400)	8 350(2 000)

*BMI 为 18.5~24.0 kg/m²,无高血压、糖尿病、血脂异常。

(2)确定食物需要

膳食宝塔建议的每人每日各类食物适宜摄入量范围应用时要根据能量需要进行选择,按照 6 个能量摄入水平分别建议 10 类食物的摄入量(见表4-2)。建议量均为食物可食部分的生重量。

表 4-2　按照 6 个能量摄入水平建议的食物摄入量　　　　单位:g/d

能量水平	6 700 kJ (1 600 kcal)	7 550 kJ (1 800 kcal)	8 350 kJ (2 000 kcal)	9 200 kJ (2 200 kcal)	10 050 kJ (2 400 kcal)	10 900 kJ (2 600 kcal)
谷类	225	250	300	300	350	400
大豆类	30	30	40	40	40	50
蔬菜类	300	300	350	400	450	500
水果类	200	200	300	300	400	400
肉类	50	50	50	75	75	75
乳类	300	300	300	300	300	300
蛋类	25	25	25	50	50	50
鱼虾类	50	50	75	75	75	100
食用油	20	25	25	25	30	30
食盐	6	6	6	6	6	6

膳食宝塔建议的各类食物摄入量是一个平均值。每日膳食中应尽量包含膳食宝塔中的各类食物。但无须每日都严格按照膳食宝塔建议的各类食物的量摄入。例如,烧鱼比较麻烦,就不一定每天都吃 50~100 g 鱼,可以改为每周吃 2~3 次鱼,每次 150~200 g 较为切实可行。实际上平时喜欢吃鱼的多吃些鱼,愿意吃鸡肉的多吃些鸡都无妨,重要的是一定要经常遵循膳食宝塔各层中各类食物的大体比例。在一段时间内,如 1 周内,各类食物摄入量的平均值符合膳食宝塔的建议量。

2. 食物同类互换

摄入多种多样的食物不仅是为了获得均衡的营养,也是为了使饮食更加丰富。膳食宝塔包含的每一类食物中都有许多品种,虽然每种食物都与另一种不完全相同,但同一类中各种食物所含营养成分往往大体类似,在膳食中可以互相替换。按照同类互换、多种多样的原则调配一日三餐。同类互换就是以粮换粮、以肉换肉、以豆换豆。如面粉可与大米互换,馒头可与面条、烙饼互换;大豆可与豆制品互换;瘦猪肉可与牛肉、羊肉、鸡肉、鸭肉等互换;鱼可与虾蟹等水产品互换;牛奶可与酸奶、奶粉等互换。多种多样是选用品种、形态、颜色、口感多样的食物。如每天吃 40 g 豆类及豆制品,可以进行全量互换,即全换成豆浆或豆干;也可以分量互换,如 1/3 换豆浆、1/3 换豆皮、1/3 换腐竹。

3. 要因地制宜充分利用当地资源

我国幅员辽阔,各地的饮食习惯及物产不尽相同,只有因地制宜充分利用当地资源才能有效地应用平衡膳食宝塔。例如牧区奶类资源丰富,可适当提高奶类摄取量,渔区可适当提高鱼及其他水产品摄取量,农村山区则可利用山羊奶以及花生、瓜子、核桃、榛子等资源。在某些情况下,由于地域、经济或物产所限无法采用同类互换时,也可以暂用豆类替代乳类、肉类或用蛋类替代鱼、肉;不得已时也可用花生、瓜子、榛子、核桃等干坚果替代肉、鱼、奶等动物性食物。

四、中国老年人平衡膳食宝塔

中国老年人平衡膳食宝塔(见图 4-2)是根据《中国居民膳食指南》的核心内容和老年人的生理特点,把平衡膳食的原则转化成各类食物的重量,便于老年人在日常生活中实行。其中谷类、薯类和杂豆居底层,老年人每天应吃 200～350 g;蔬菜和水果居第二层,每天应分别吃 400～500 g 和 200～400 g;鱼、禽、肉、蛋等动物性食物居第三层,每天应吃 125～200 g(其中畜肉类 50 g,鱼虾、禽类 50～100 g,蛋类 25～50 g);奶类和豆类及坚果食物合居第四层,每天应吃相当于鲜奶 300 g 的奶类及奶制品和相当于干豆 30～50 g 的大豆类及坚果;第五层塔顶是烹调油和食盐,每天烹调油不超过 20～25 g,食盐不超过 5 g。宝塔所建议的各类食物摄入量都是指食物可食部分的生重,各类食物的重量不是指某一种具体食物的重量,而是一类食物的总量。膳食宝塔中所标示的各类食物建议量的下限为能量水平 1 600 kcal,上限为能量水平 2 200 kcal。

膳食宝塔没有建议食糖摄入量,这是因为老年人糖耐量降低,胰岛素分泌减少,血糖调节功

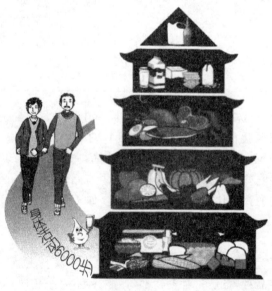

油20～25 g
盐5 g

奶类及奶制品300 g
大豆类及坚果30～50 g

畜肉类50 g
鱼虾、禽类50～100 g
蛋类25～50 g

蔬菜类400～500 g
水果类200～400 g

谷类薯类及杂豆
200～350 g
水 1 200 mL

图 4-2 中国老年人平衡膳食宝塔

能下降,易发生高血糖和糖尿病,故不宜多食糖。老年人水分的摄取较年轻人更重要,可以从多方面来补充水分。膳食宝塔特别强调,老年人每日至少喝 1200 mL 水。其中包括饮食中的牛奶、稀饭、各类菜汤、洁净天然水和多汁的水果和瓜类、淡茶水等。要主动、少量、多次饮水,不要等到口渴时再喝水。运动是健康的基石。老年人每天应进行适量的身体活动,建议每天进行累计相当于步行 6 000 步以上的活动量。

老年人每天膳食摄入量,可根据年龄、性别、身高、体重、劳动强度、季节、生活习惯、经济状况等情况进行适当调整。重要的是每天要包括各类食物,在 1 周内各类食物摄入量的平均值大体符合建议量。

1. 第一层:谷类、薯类及杂豆

老年人的一日三餐中,粗粮:细粮:薯类按照1:2:1用餐更会合理。在食用粗粮时应注意粗粮细做,以适应老人的消化功能。

2. 第二层:蔬菜和水果

蔬菜和水果提供的抗氧化营养素是预防老年人慢性疾病的重要饮食措施。

老人每日摄入的新鲜蔬菜中,深色蔬菜最好占一半。深色蔬菜是指深绿色、深红色、橘红色、紫红色等颜色深的蔬菜,一般含矿物质、维生素、膳食纤维和植物化学物比较丰富。由于不同植物化学物有不同的保健作用,应保证摄入尽可能多的植物化学物,以发挥延缓衰老、预防疾病、增进健康的作用。建议老年人平均每天吃 2～3 种新鲜水果,总量达200～400 g。蔬菜和水果各有优势,不能完全相互替代。

3. 第三层:肉、禽、鱼、蛋

肉、禽、鱼、蛋均属于动物性食物,是老年人优质蛋白质、脂类、脂溶性维生素、B族维生素和矿物质的良好来源,也是老年人平衡膳食的重要组成部分。

(1)膳食宝塔建议每日的畜肉量在50 g。红肉包括猪、牛、羊、马、驴等家畜的肌肉、内脏及其制品。畜肉含脂肪较高,应尽量选择瘦畜肉。动物内脏因胆固醇含量较高,老年人不宜过多食用。建议每周吃 1～2 次动物内脏,每次吃 50 g。

(2)白肉一般指禽类及水产品类的食物,宜将鱼肉、禽肉作为老年人的首选肉品,因为它们的脂肪含量低,肌纤维短、细、软,更易消化吸收。建议每日的摄入量为 50～100 g。每周也可适量食用一次全血制品(如鸭血等),它含一定量的铁元素。

(3)有条件的老年人可以多选择一些海鱼和虾,以增加优质蛋白质和 ω-3 系列多不饱和脂肪酸的摄取。

(4)蛋黄虽含胆固醇,但其中丰富的维生素与卵磷脂却是老年人不可缺少的营养品。大多数老年人可吃 1 个鸡蛋,胆固醇异常者每周可吃 3～4 个鸡蛋。老年人最好吃煮鸡蛋,少吃油煎鸡蛋,应尽量不吃或少吃咸蛋和松花蛋。

4. 第四层:奶类、豆类及其制品

(1)奶类是老年人优质蛋白质、钙等的重要来源。奶制品包括奶粉、酸奶、奶酪等,但不包括奶油。建议每人每天饮 300 g 鲜牛奶或相当量的奶制品,对于高血脂和超重肥胖倾向者,应选择低脂奶、脱脂奶及其制品。

(2)大豆包括黄豆、黑豆、青豆,其常见的制品包括豆腐、豆浆、豆腐干及千张等,可提供优质蛋白质、钙、多不饱和脂肪酸、磷脂等。老年人每天都应该进食一次豆制品,推荐每日摄入 30～50 g 大豆类及坚果。豆浆是一种很好的食品,但其含钙量只相当于牛奶的 1/10,所以用豆浆来替代牛奶补钙是不妥当的。

（3）坚果是蛋白质、不饱和脂肪酸、维生素 E 等的良好来源，包括花生、瓜子、核桃、杏仁、榛子等。有条件的老人可吃 5～10 g 坚果仁替代相应量的大豆。

5. 第五层：烹调油和食盐

（1）老年人每天烹调油的建议摄入量为 20～25 g，血脂异常、肥胖或者有肥胖家族史的老年人每天用油量要降到 20 g 左右。食用油尽量选用多种植物油，一段时间用一种油，下一段时间换另一种油。在烹调时少用油炸、油煎、爆炒，多选用蒸、煮、炖、清烩、拌等。

（2）老年人随着年龄的增大，舌头表面的味蕾细胞逐渐减少，对咸味的味觉减退，可能使盐的摄取量增加。老年人应尽量减少摄入含钠较高的调味品，如酱油、黄酱、甜面酱、辣椒酱、味精、鸡精、虾酱、鱼露、蚝油等，以及含盐较高的食品，如酱菜、泡菜、腌菜、酱豆腐（豆腐乳）、韭菜花、腊肉、咸鱼、火腿等，偶尔摄入时，应减少食盐用量。可以用食物本身的味道，如青椒、西红柿、洋葱、香菇等，或利用葱、姜、蒜等产生的香味来刺激味觉，以增加食欲。也可以用白醋、柠檬、苹果、菠萝、橙汁来增加食物的味道，或用醋来降低对盐的用量。烹饪时不宜过多加糖，否则会降低食物的咸味，使盐的用量增加。

中国老年人平衡膳食宝塔是一种营养合理的平衡膳食模式，它极大限度地提供了我国老年人膳食中易缺乏的营养素，对改善老年人群的营养状况，预防与膳食有关的疾病具有长远的意义。应用平衡膳食宝塔需要长期养成习惯，并坚持不懈，才能充分体现预防相关慢性病、促进健康、延缓衰老的重大促进作用。

任务三　膳食营养素参考摄入量认知

人体每天都要从饮食中获得所需的各种营养素。不同的个体由于其年龄、性别、生理及活动水平不同对各种营养素的需要量不同。如果长期摄入某种营养素不足就可能发生相应的营养缺乏，如果长期摄入某种营养素过多就可能产生相应的毒副作用。因此，必须科学地安排每日膳食以获得品种齐全、数量适宜的营养素。

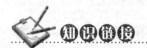 知识链接

营养学家通过研究提出了适用于不同年龄、性别及活动、生理状态人群的膳食营养素参考摄入量（dietary reference intakes，DRIs），并随着科学知识的积累及社会经济的发展予以更新。膳食营养素参考摄入量既是衡量所摄入的营养素是否适宜的标准，又是制订膳食计划的工具。我国于 2000 年 10 月出版了《中国居民膳食营养素参考摄入量，Chinese DRIs》，2012 年进行修订。

一、营养素需要量

营养素需要量是指个体对某种营养素的需求，是机体为了维持"适宜的营养状况"在一段时间内平均每天必须"获得的"该营养素的最低量。"适宜的营养状况"是指机体处于良好的健康状态并且能够维持这种状态。也可简单地说，营养素需要量是能够维持人体健康最

低的量。营养素需要量受多种因素影响,如年龄、性别、生理状况、劳动强度等。人群对某种营养素的需要量是通过测定人群内各个体的需要量而获得的。营养素需要量是制订膳食营养素供给的依据。

二、营养素供给量

每日膳食营养素供给量(recommended dietary allowance,RDA),是由各国行政当局或营养权威团体根据营养科学的发展,结合各自具体情况,提出对社会各类人群一日膳食中应供给的能量和各种营养素种类、数量的建议。膳食营养素供给量制订时既要保证人体得到能量和各种营养素的需要量,又要保持它们之间的平衡。RDA 的制订基础是营养素的需要量,系指能维持正常生理功能和机体良好健康状态的能量和各种营养素的需要量。供给量的制订要考虑到人群中个体差异、应激等特殊情况下需要量的波动、食物的消化率、烹调损失以及各种食物因素和营养素之间的相互影响等,还要兼顾社会条件和经济条件等实际问题。因而膳食营养素供给量要略高于营养素需要量,但能量一般不主张再增高。RDA 代表一个时期的平均摄入量。平均时间的长短根据不同的营养素、人体储存量的多少和营养转换率来决定。因此,并不一定要求每天膳食中所有的营养素均达到 RDA 标准,大多数营养素的摄入量可以三天平均,有的营养素,如维生素 A、维生素 B_{12} 则可以几个月平均。所以在评价营养状况时不能单纯以膳食调查结果与 RDA 比较下结论,要进行综合的判断。

由于 DRIs 概念的发展,RDA 已经不能适应当前多方面的应用需要。为了便于理解及避免在使用时与 RDA 混淆,我国已经不再使用"推荐的每日膳食营养素供给量"(RDA),而用"推荐的营养素摄入量"(recommended nutrient intake,RNI)来表达。

三、中国居民膳食营养素参考摄入量

膳食营养素参考摄入量(DRIs)是一组每日平均膳食营养素摄入量的参考值,它是在"推荐的每日膳食营养素供给量"(RDA)基础上发展起来的,但在表达方式和应用范围方面都已发生了变化。具体包括 4 项内容。

(一)平均需要量

平均需要量(estimated average requirement,EAR)系指某一特定性别、年龄及生理状况群体某营养素需要量的平均值。营养素摄入量达到 EAR 的水平时可以满足人群中 50% 的个体的营养需要,但不能满足另外 50% 的个体的需要。EAR 是一个特定人群的平均需要量,主要用于计划和评价群体的膳食。根据某一年龄、性别组中摄入量低于 EAR 个体的百分比来评估群体中摄入不足的发生率,评价其营养素摄入情况是否适宜。针对个体,可以检查其摄入不足的可能性,如某个体的摄入量低于 EAR 两个标准差,可以断定不能达到该个体需要量。

(二)推荐摄入量

推荐摄入量(recommended nutrient intake,RNI)相当于传统使用的 RDA,是可以满足某一群体中绝大多数(97%~98%)个体需要量的摄入水平。长期摄入 RNI 水平,可以满足身体对该营养素的需要,保持健康和维持组织中有适当的储备。RNI 的主要用途是作为个体每日摄入该营养素的目标值。

与 EAR 相比,RNI 在评价个体营养素摄入量方面的用处有限,当某个体的营养素摄入量低于 RNI 时,并不一定表明该个体未达到适宜营养状态。RNI 是个体适宜营养素摄入水平的参考值,是健康个体膳食摄入营养素的目标,不是评价个体或群体膳食质量的标准,也不是为群体作膳食计划的根据。如某个体的摄入量低于 RNI,可以认为有不足的危险;如果某个体的平均摄入量达到或超过了 RNI,可以认为该个体没有摄入不足的危险。RNI 是根据某一特定人群中体重在正常范围内的个体的需要量设定的。对个别身高、体重超过此参考范围较多的个体,可能需要按每千克体重的需要量调整其 RNI。

RNI 是以 EAR 为基础制订的。如果已知 EAR 的标准差,则 RNI 定为 EAR 加两个标准差,即 RNI=EAR+2SD。如果资料不充分,不能计算标准差时,一般设 EAR 的变异系数为 10%,即 RNI=1.2×EAR。

(三)适宜摄入量

当某种营养素的个体需要量的资料不足,没有办法计算出 EAR,因而不能求得 RNI 时,可设定适宜摄入量(adequate intake,AI)来代替 RNI。AI 不是通过研究营养素的个体需要量得出的,而是通过对健康人群摄入量的观察或实验获得的。例如纯母乳喂养的足月健康婴儿,从出生到 4~6 个月,他们的营养素全部来自母乳。母乳中供给的各种营养素量就是他们的 AI 值。AI 的主要用途是作为个体营养素摄入量的目标。

AI 与 RNI 的相似之处是二者都用作个体摄入量的目标,能够满足目标人群中几乎所有个体的需要。AI 和 RNI 的区别在于 AI 的准确性远不如 RNI,有时可能明显地高于 RNI。如果长期摄入超过 AI 值时,可能产生毒副作用。

(四)可耐受最高摄入量

可耐受最高摄入量(tolerable upper intake level,UL)是平均每日可以摄入该营养素的最高量。"可耐受"的含义是指这一摄入水平一般是可以耐受的,对人群中的几乎所有个体大概都不至于损害健康。当摄入量超过 UL 进一步增加时,损害健康的危险性随之增大。UL 是日常摄入量的高限,并不是一个建议的摄入水平。鉴于我国近年来营养强化食品和膳食补充剂的日渐发展,有必要制订营养素的 UL 来指导安全消费。对许多营养素来说,当前还没有足够的资料来制订它们的 UL,所以没有 UL 值并不意味着过多摄入这些营养素没有潜在的危险。

应当特别强调的是,DRIs 是应用于健康人的膳食营养标准,它不是一种应用于患有急性或慢性病的人的营养治疗标准,也不是为患有营养缺乏病的人设计的营养补充标准。

膳食营养素参考摄入量的四次内容在个体及群体中的应用见表 4-3。

表 4-3　DRIs 四项内容的应用

DRIs 内容	用于个体	用于群体
EAR	不应用于个体摄入量的目标评价	用来设计群体中摄入不足可接受的低发生率
RNI	摄入量目标,日常摄入量达到或高于此量时,发生不足的可能性很低	不应用来设计群体的摄入量目标
AI	摄入量目标,日常摄入量达到或高于此量时,发生不足的可能性很低。由于没有健康群体摄入量的平均值,因此其可行度较低	设计人群的平均摄入量,平均日常摄入量达到或高于此量意味着摄入不足的发生率很低
UL	通常涉及的摄入量应低于该水平,避免过多摄入发生副作用的潜在危险	用来将过量摄入产生危害的人群比例最小化

任务四 确定能量需要量

人体在生命活动过程中,为维持代谢和从事体力活动,每天都需要一定的能量。人类通过摄取动植物性食物获得所需的能量。已知食物中能产生能量的营养素为碳水化合物、脂类和蛋白质,三者统称为"产能营养素"或能源物质。产能营养素进入机体后,通过生物氧化释放能量,一部分用于维持体温,另一部分形成三磷酸腺苷(ATP)储存于高能磷酸键中,在生理条件下释放出能量供机体各组织器官活动所需。

一、能量单位

"能"(energy)在自然界有多种形式,如太阳能、化学能、机械能、电能,它们之间可以相互转换。为了计量上的方便,国际上制订统一的单位,即焦耳(J)或卡(calorie)。1 kcal 指1 000 g 纯水的温度由 15 ℃上升到 16 ℃所需要的能量。而 1 焦耳(J)是指用 1 牛顿(N)力把 1 千克(kg)物体移动 1 米(m)所需要的能量。1 000 J 等于 1"千焦耳"(kJ);1 000 kJ 等于1"兆焦耳"(MJ)。两种能量单位的换算如下:

$$1 \text{ kcal} = 4.184 \text{ kJ} \qquad 1 \text{ kJ} = 0.239 \text{ kcal}$$
$$1 000 \text{ kcal} = 4.184 \text{ MJ} \qquad 1 \text{ MJ} = 239 \text{ kcal}$$

二、能量系数

1 g 碳水化合物、1 g 蛋白质和 1 g 脂肪在体内氧化时分别释放 17.15 kJ、18.2 kJ 和 39.54 kJ 的能量。每克碳水化合物、蛋白质、脂肪在体内氧化产生的能量值称为能量系数。食物中的营养素在消化道内并非 100%吸收。一般混合膳食中碳水化合物的吸收率为 98%、脂肪为 95%、蛋白质为 92%。所以,三种产能营养素在体内氧化实际产生的能量为:

1 g 碳水化合物:17.15 kJ×98%=16.81 kJ(4.0 kcal)

1 g 脂肪:39.54 kJ×95%=37.56 kJ(9.0 kcal)

1 g 蛋白质:18.2 kJ×92%=16.74 kJ(4.0 kcal)

三、能量来源分配

三类产能营养素在体内都有其特殊的生理功能并且彼此相互影响,如碳水化合物与脂肪的相互转化及它们对蛋白质有节约作用。因此,三者在总能量供给中应有一个恰当的比例。根据我国的饮食特点,成人碳水化合物供给的能量以占总能量的 55%~65%,脂肪占 20%~30%,蛋白质占 10%~15%为宜。年龄越小,蛋白质及脂肪供能占的比例相应增加。成人脂肪摄入量一般不宜超过总能量的 30%。

四、机体能量消耗

人体对能量的需要取决于人体能量的消耗量。成年人的能量消耗主要用于维持基础代谢、体力活动和食物热效应三个方面。处于生长期的婴幼儿、青少年需要额外的能量用于机体生长发育;哺乳期妇女要储存能量以供泌乳;创伤或疾病恢复期也需要额外的能量。

(一)基础代谢与基础代谢率

基础代谢(basal metabolism,BM)是维持生命活动的最低能量消耗,是人体在清晨、清醒、静卧、空腹、思想放松、室温适宜时维持呼吸、心跳、体温、循环、肌肉紧张度等生理活动所消耗的能量。测定在清晨而又极端安静状态下,不受精神紧张、肌肉活动、食物和环境温度等因素影响时的能量代谢。基础代谢的测量一般在清晨未进餐以前进行,距离前一天晚餐12～14 h,而且测量前的最后一次进餐不要吃得太饱,膳食中的脂肪量也不要太多,以排除食物热效应作用的影响。测量前不应做费力的劳动或运动,而且必须静卧半小时以上,测量时采取平卧姿势,并使全身肌肉尽量松弛,以排除肌肉活动的影响。测量时的室温应保持为20～25 ℃,以排除环境温度的影响。

单位时间内每平方米体表面积所消耗的基础代谢能量,称为基础代谢率(basal metabolic rate,BMR),表示单位为 $kJ/(m^2 \cdot h)$ 或 $kcal/(m^2 \cdot h)$。影响基础代谢率的因素有年龄、性别、身高、体重、内分泌等。在人一生中,婴幼儿的基础代谢率非常高,以后到青春期又出现一个代谢活跃的阶段,中年以后开始下降,到老年基础代谢率明显下降。在同一年龄、同一体表面积情况下,女性的基础代谢率低于男性。基础代谢率的高低与体重并不成比例关系,而与体表面积基本上成正比。因此,用每平方米体表面积为标准来衡量能量代谢率是比较合适的。身高和体重与体表面积之间存在线性回归关系,根据身高和体重可以计算体表面积,从而计算基础代谢率。体内许多腺体所分泌的激素影响,如甲状腺素可使细胞内的氧化过程加快,甲状腺功能亢进时,基础代谢率明显增高。此外,环境温度、精神状况、营养状况、疾病等也会影响基础代谢率。中国人正常基础代谢率平均值见表4-4。

表 4-4　中国人正常基础代谢率平均值

年龄/岁	男		女	
	$kJ/(m^2 \cdot h)$	$kcal/(m^2 \cdot h)$	$kJ/(m^2 \cdot h)$	$kcal/(m^2 \cdot h)$
1	221.8	53.0	221.8	53.0
3	214.6	51.3	214.2	51.2
5	206.3	49.3	202.5	48.4
7	197.7	47.3	200.0	45.4
9	189.9	45.2	179.1	42.8
11	179.9	43.0	175.7	42.0
13	177.0	42.3	168.6	40.3
15	174.9	41.8	158.8	37.9
17	170.7	40.8	151.9	36.3
19	164.0	39.2	148.5	35.5
20	161.5	38.6	147.7	35.3
25	156.9	37.6	147.3	35.2
30	154.0	36.8	146.9	35.1
35	152.7	36.5	146.4	35.0

续表

年龄/岁	男		女	
	kJ/(m² · h)	kcal /(m² · h)	kJ/(m² · h)	kcal /(m² · h)
40	151.9	36.3	146.0	34.9
45	151.5	36.2	144.3	34.5
50	149.8	35.8	139.7	33.9
55	148.1	35.4	139.3	33.3
60	146.0	34.9	136.8	32.7
65	143.9	34.4	134.7	32.2
70	141.4	33.8	132.6	31.7
75	138.9	33.2	131.0	31.3
80	138.1	33.0	129.3	30.9

每日基础代谢所耗能量一般通过仪器实测或根据公式计算获得。由于实测的条件苛刻,在实际操作中应用较困难,因此常用公式来推算基础代谢能量消耗。常用的有以下两种。

1. 采用体表面积计算

先根据身高、体重计算出体表面积,再按体表面积与相应的基础代谢率(查表 4-4)计算出来。其计算公式如下。

中国人的体表面积计算公式:

体表面积(m²)＝0.006 59×身高(cm)＋0.012 6×体重(kg)－0.160 3

全天基础代谢耗能量(kJ)＝体表面积(m²)×基础代谢率 kJ/(m² · h)×24 h

【例】 一位体重 70 kg、身高 170 cm 的 70 岁男子,按上述公式可计算出体表面积为 1.84 m²,查表得该年龄基础代谢率为 33.8 kcal/(m² · h),则该男子体表面积每小时的基础代谢为 62.2 kcal(＝33.8×1.84),24 h 的基础代谢则为 1 493 kcal(＝62.2×24)。

2. 采用 WHO 推荐的公式(Schofield),按体重计算

Schofield 按体重推算 BMR 公式已被 WHO(1985)采纳,现已成为估算人群能量需要量的重要依据(见表 4-5)。

表 4-5　按体重计算 BMR 公式

年/岁	男/(kcal/d)	女/(kcal/d)
0～	60.9 W－54	61.0 W－51
3～	22.7 W＋495	22.5 W＋499
10～	17.5 W＋651	12.2 W＋746
18～	15.3 W＋679	14.7 W＋496
30～	11.6 W＋879	8.7 W＋820
＞60	13.5 W＋487	10.5 W＋596

注:W＝体重(kg)。(摘自 Technical Report Series 724,Geneva,WHO,1985)

按 Schofield 公式计算亚洲人的 BMR 可能偏高,亚洲人的 BMR 可能比欧洲人低 10%。据我国以往实测成年人的 BMR 也呈现这种偏低的趋势。因此,我国在应用 WHO 推荐的 BMR 计算公式时,采取减 5% 的办法计算 18～49 岁成年人群及 50～59 岁老年前期人群的 BMR。

老年人随年龄增长,基础代谢率降低,60~70岁老年人比青年时期减少约20%,70岁以上老人减少约30%。Schofield公式如下:

老年男性基础代谢能量消耗(kcal/d)=(0.049 W+2.459)/0.004 2

老年女性基础代谢能量消耗(kcal/d)=(0.038 W+2.755)/0.004 2

但国内一些学者通过对体重指数正常老年人的研究发现,我国健康老年人的实际基础代谢能量消耗量明显低于根据Schofield公式计算得出的数值,至少低10%。因此,应用上述常用的公式来预测我国老年人的基础代谢能量消耗是不适宜的,易导致能量摄入过多,促使老年人肥胖或加重老年病人的代谢负荷。

(二)体力活动

除了基础代谢外,体力活动是人体能量消耗的主要因素。生理情况相近的人,基础代谢消耗的能量是相近的,而体力活动情况却相差很大。机体任何轻微活动都可提高代谢率,人在运动或劳动等体力活动时肌肉需要消耗能量。活动强度的大小、时间的长短、动作的熟练程度都影响能量的消耗,这是人体能量消耗中变动最大的一部分。通常各种体力活动所消耗的能量占人体总能量消耗的15%~30%。体力活动一般分为职业活动、社会活动、家务活动和休闲活动,其中职业活动消耗的能量差别最大。根据能量消耗水平,即活动的强度将活动水平分成不同等级,用体力活动水平(physical activity level,PAL)来表示。我国成年人的体力活动强度分为三个等级,即轻、中、重,这是根据一天内各种活动的时间段长短、强度综合确定的,见表4-6。

表4-6 活动强度分级

活动强度	时间分配	工作内容举例	PAL 男	PAL 女
轻	75%的时间坐或站立 25%的时间活动	办公室工作、售货员、化验室操作人员、讲课等	1.55	1.56
中	40%的时间坐或站立 60%的时间从事职业活动	学生日常活动、机动车驾驶、电工、车床操作、金属切割等	1.78	1.64
重	25%的时间坐或站立 75%的时间从事职业活动	非机械化农业劳动、炼钢、舞蹈、体育活动、装卸、伐木、采矿等	2.10	1.82

注:PAL(physical activity level,体力活动水平)=24 h总能量消耗/24 h基础代谢能量消耗。

(三)食物热效应

食物热效应是指由于进食而引起能量消耗增加的现象,也称为食物的特殊动力作用。人体在摄食的过程中,由于要对食物中的营养素进行消化、吸收、代谢和转化等,这些需要额外消耗能量。例如,摄食蛋白质所引起的额外能量消耗特别高,可达其本身所产生能量的30%~40%,脂肪为4%~5%,碳水化合物为5%~6%。一般混合膳食约增加基础代谢的10%。食物热效应只能增加体热的外散,而不能增加可利用的能;换言之,食物热效应对于人体是一种损耗而不是一种收益。当只够维持基础代谢的食物摄入后,消耗的能量多于摄入的能量,外散的热多于食物摄入的热,而此项额外的能量来源于体内的营养储备。因此,为了保存体内的营养储备,进食时必须考虑食物热效应额外消耗的能量,使摄入的能量与消耗的能量保持平衡。

（四）能量消耗测定

人体各项活动消耗的能量及每日的总能量消耗,有不同测定方法。测定能量消耗较精确的方法是直接测定人体在某一时间内向外散失的热量。此法是将受试者关闭在直接量热器内测得的。由于测热装置设计、制造复杂,因此应用受到限制。通常测定人体能量消耗的方法为间接测热法,其基本原理是测定机体在一定时间内的氧耗量和二氧化碳产生量来推算呼吸商,根据相应的氧热价间接计算出这段时间内机体的能量消耗。还可使用生活观察法,即对被测定对象进行 24 h 跟踪观察,记录一日生活和工作的各项活动及持续时间,然后查询各项活动的能量消耗常数,根据其体表面积推算出测定对象一日的能量消耗。

如某调查对象,身高 173 cm,体重 63 kg,体表面积为 1.72 m²,则该被调查对象 24 h 能量消耗量见表 4-7。

表 4-7　生活观察法能量消耗量计算表

动作名字	动作所用时间	能量消耗率		能量消耗量	
	min	kJ/(m² · min)	kcal/(m² · min)	kJ	kcal
穿脱衣服	9	6.86	1.64	61.76	14.76
大小便	9	4.10	0.98	36.90	8.82
擦地板	10	8.74	2.09	87.45	20.90
跑步	8	23.26	5.56	186.10	44.48
洗漱	16	4.31	1.03	68.95	16.48
刮脸	9	6.53	1.56	58.74	14.04
读外语	28	4.98	1.19	189.20	45.92
走路	96	7.03	1.68	674.80	161.28
听课	268	4.02	0.96	1 076.46	257.28
站立听讲	75	4.14	0.99	310.66	74.25
坐着写字	70	4.08	1.07	313.38	74.90
看书	120	3.51	0.84	421.75	100.80
站着谈话	43	4.64	1.11	199.70	47.73
坐着谈话	49	4.39	1.05	215.27	51.45
吃饭	45	3.51	0.84	158.16	37.80
打篮球	35	13.85	3.31	484.72	115.85
唱歌	20	9.50	2.27	189.95	45.40
铺被	5	7.70	1.84	38.49	9.20
睡眠	525	2.38	0.57	1 249.5	299.25
合计	1440	6 021.94	1 440.59		

注:校正体表面积后:6 021.94 × 1.72 = 10 357.74(kJ)

　　加食物热效应:10 357.74 × (1 + 10%) = 11 393.51(kJ)

五、能量需要量的确定

人体能量代谢的最佳状态是达到能量消耗与能量摄入的平衡。这种能量平衡（energy balance）能使机体保持健康并能胜任必要的社会生活。能量代谢失衡，即能量缺乏或过剩都对身体健康不利。

迄今为止，直接测定成年人在自由活动情况下的能量消耗量仍十分困难。由于 BMR 约占总能量消耗的 60%～70%，所以是估算成年人能量需要量的重要基础。WHO（1985）、美国（1989）、日本（1990）修订推荐摄入量时均采用了"要因加算法"估算成年人的能量需要量，即以 BMR 乘以体力活动水平（physical activity level，PAL）计算人体的能量消耗量或需要量：

$$能量需要量＝BMR×PAL$$

我国在应用 WHO 推荐的 BMR 计算公式时，采取减 5% 的办法作为计算 18～59 岁人群的 BMR。即

$$总能量消耗量＝0.95 BMR×PAL$$

【例】 男性大学生，20 岁，体重 60 kg，试计算总能量消耗量。

①按表 4-5 计算基础代谢率：BMR＝1597（kcal/d）

②从表 4-6 查得：大学生为中活动水平，男性 PAL 为 1.78。

③总能量消耗量＝0.95×1597×1.78＝2 700（kcal/d）

根据上述计算公式，推算中国居民成年人膳食能量推荐摄入量（RNI），见附表 1。其中，轻体力劳动者能量推荐摄入量为：

18～49 岁成年男性为 2400 kcal/d，女性为 2100 kcal/d；50～59 岁男性为 2300 kcal/d，女性为 1 900 kcal/d；60～69 岁男性为 1 900 kcal/d，女性为 1 800 kcal/d；70～79 岁男性为 1 900 kcal/d，女性为 1 700 kcal/d。

老年人随着年龄的增长，基础代谢率降低，50～59 岁约减少 10%，60～69 岁老年人比青年时期减少约 20%，70 岁以上老年人基础代谢率进一步下降。"千金难买老来瘦"这句俗话，绝不意味着老年人吃得越少、愈瘦愈好。科学研究证明，那些能维持理想体重甚至体重略高的老人寿命较长。因此，老年人能量的摄取至少要满足两方面的需要，一要维持理想体重；二要能保证进行理想的体力活动，以维持社交、生理和心理健康。

任务五　老年人营养与膳食

人的衰老从人的成熟开始，只是这个过程随着年龄的增加可能加速。老年是人类生命过程中的一个段落，不仅是生理成熟及衰老期，同时也是一些慢性病的高发期。所以，老年人合理营养至关重要。老年人的营养需要与青壮年有共同点，也有其特殊性。"老年"这一阶段包括了几十岁的年龄跨度，而且由于每个人的老化过程受到遗传、环境等多方面因素的影响，老年人个体之间的差异比其他年龄段的人更为显著。

一、老年人生理特点

(一) 代谢特点

老年期代谢的总量随着年龄的增长而减少,与中年人相比,老年人的基础代谢下降15%～20%。而且合成代谢降低,分解代谢增高,合成与分解代谢失去平衡,引起细胞功能下降。另外,随着年龄的增高,胰岛素分泌能力减弱,组织对胰岛素的敏感性下降,可导致葡萄糖耐量下降。

(二) 形体和身体的成分发生改变

形体上的变化有皱纹增多、须发变白、脂褐斑、老年疣、步态不稳、动作迟缓、变矮变胖等。老年人的身体成分发生了改变:①细胞量下降,突出表现为肌肉组织的重量减少而出现肌肉萎缩。②体内水分下降,主要为细胞内液减少,体脂增加。③骨骼中的无机盐下降,由于钙的脱失骨密度降低,尤其妇女更年期应注意补钙,否则易骨折。

(三) 器官、功能的变化

1. 消化系统

老年人消化器官功能伴随老化进程(一般在 60 岁以上)而逐渐减退,如由于牙齿的脱落而影响到对食物的咀嚼;由于味蕾、舌乳头和神经末梢的改变而使味觉和嗅觉功能减退;胃酸、内因子和胃蛋白酶分泌减少使矿物质、维生素和蛋白质的生物利用率下降;胃肠蠕动减慢,胃排空时间延长,容易引起食物在胃内发酵,导致胃肠胀气,同时由于食糜进入小肠迟缓,而且因食物消化不全使粪便通过肠道时间延长,增加了肠道对水分的吸收,容易引起便秘;胆汁分泌减少,对脂肪的消化能力下降。

2. 心肺功能降低

呼吸功能降低;血管弹性减弱;脑、肾、肝功能及代谢能力均随年龄增加而有不同程度的功能下降。

(四) 老年女性的特殊生理改变

妇女绝经后雌激素水平下降,比男性更容易罹患心血管疾病和骨质疏松症,因此,在一定意义上,老年妇女的营养和膳食更应该受到重视。

二、影响老年人营养状况的因素

影响老年人营养状况的常见因素有微量营养素缺乏、能量失衡和营养性疾病等,这些问题随增龄而增加,中老年人应加倍注意。

(一) 微量营养素缺乏

微量营养素是机体的保护性营养素,对调节体内代谢,清除自由基,防止衰老具有重要作用。老年人由于消化吸收功能减弱,摄入营养素不能很好地被吸收;由于患有慢性病,常服用各种药物,也会干扰各种营养物质的吸收利用,容易出现钙、铁缺乏,高钠低钾和一些抗氧化维生素缺乏。此外,由于肝、肾功能的衰竭,维生素 D 不能在体内有效地转化成具有活性的形式。

（二）能量失衡

能量失衡指能量摄入过多或过少，或体力活动不当，其结果表现为体重增加或减少过多，即肥胖或消瘦，此问题在老年人中出现较多。

（三）营养性疾病

随着年龄的增大、抵抗力的降低，老年人出现的营养性疾病也较多，比如糖尿病、高血压、心血管疾病、便秘、胃肠功能紊乱等。

三、老年人营养需要

（一）能量

老年人的基础代谢逐渐降低，一般比青壮年低 15％～20％，加之体力活动减少，所以能量供给也要相应地减少。如果老年人摄入能量过多，可使身体发胖，并且易导致动脉粥样硬化、糖尿病等。因此，有的学者建议采用随年龄增长而校正能量供给的办法，即 60～70 岁比青壮年供给能量减少 20％左右，70 岁以上减少 30％左右，但也要按照每个人的具体活动情况而定。

（二）各种营养素

1. 蛋白质

蛋白质对老年人的营养尤其重要，因为老年人体内代谢过程以分解代谢为主，所以膳食中要有足够的蛋白质来补偿组织蛋白的消耗。当然蛋白质的供给也不宜过多，因老年人的消化能力减弱，肾排泄功能也减退，供给过多的蛋白质对老年人的身体是不利的，一般认为每日每千克体重供给 1 g 或者按老年患者肾功能改变的情况作相应调整。由于老年期对蛋白质的消化吸收和利用率较低，应多供给生物价值较高的优质蛋白质，以大豆、奶类、鱼类、瘦肉和蛋类作为蛋白质的主要来源。

2. 脂肪

脂肪的摄入量不宜过多，以占全天总能量的 20％～25％为宜，并少吃动物性脂肪和胆固醇高的食物，以预防心血管疾病的发生。每天烹调用油 20～25 g，胆固醇摄入量应小于300 mg。

3. 碳水化合物

老年人糖耐量减低，胰岛素分泌减少并对血糖的调节作用减弱，易发生血糖增高，所以不宜食用含蔗糖高的食物。碳水化合物以含有丰富淀粉的谷类为主，其需要量以占全天能量的 60％左右为宜，如摄入过多，多余的部分会转变成脂肪，引起高脂血症。老年人应该多吃豆类、蔬菜和水果，粗粮细粮搭配食用。

4. 膳食纤维

老年人随年龄的增长，胃肠黏膜细胞的数目减少，消化功能减弱，易发生便秘，而膳食纤维不仅可以促进肠蠕动，而且具有减低餐后血糖及血胆固醇浓度等作用，还可以防止结肠癌的发生，因此，老年人应摄取足够的膳食纤维。

5. 矿物质

老年人，尤其在妇女绝经后多容易缺钙而出现骨质疏松症，需要足量的钙质补充。老年人也容易发生缺铁性贫血,要注意补充铁。硒可以清除体内自由基,对老年人改善生化代谢增强免疫力、促进食欲、抗氧化、抗衰老等有一定作用,膳食中应有适量的供给。老年人应保持清淡饮食,限制食盐摄入,以每日 5 g 为宜。

6. 维生素

维生素可以改善老年人生化代谢,增强免疫力,促进食欲,延缓衰老,所以,老年期的维生素供给要充足,特别是维生素 A、维生素 E、维生素 B_1、维生素 B_2、维生素 C 及叶酸。维生素 A 可维持正常视力,维持上皮组织健康和增强免疫功能,有抗癌作用;维生素 E 是天然抗氧化剂,可捕获自由基,延长细胞寿命,其抗氧化效果与硒、维生素 C 有协同作用。

四、老年人膳食

根据老年人咀嚼能力和消化能力较差以及营养需要上的各种特点,老年期的膳食应做到以下几点。

(一) 食物多样化

食用多种多样的食物才能利用食物营养素互补的作用,达到全面营养的目的。不要因为牙齿不好而减少或拒食蔬菜或水果,可以把蔬菜切细、煮软,水果切细,以便容易咀嚼和消化。主食中包括一定量的粗杂粮,包括全麦面、玉米、小米、荞麦面、燕麦等,每天最好能吃到 100 g(2 两)粗粮或全谷类食物。燕麦、荞麦有降低胆固醇、三酰甘油的作用,可以协助治疗糖尿病、肥胖病。

(二) 每天饮用牛奶或食用乳制品

牛奶及其制品是钙的最好食物来源,摄入充足的奶类有利于预防骨质疏松症和骨折。虽然豆浆中含钙量较多,但远不及牛奶,因此不能以豆浆代替牛奶。建议每天至少饮用 300 mL 的牛奶或相当量的奶制品。

(三) 常吃大豆或其制品

大豆不但蛋白质丰富,对老年妇女尤其重要的是其丰富的生物活性物质(大豆异黄酮和大豆皂甙)可抑制体内脂质过氧化、减少骨钙丢失,增加冠状动脉和脑血流量,预防和治疗心脑血管疾病和骨质疏松症。老年人每天都应该进食一次豆制品,推荐每日摄入 30～50 g 大豆或相当量豆制品。

(四) 适量食用动物性食品

禽肉和鱼类脂肪含量较低,且肌纤维细而短,较易消化,适于老年人食用。要尽量少吃动物内脏等高胆固醇食物,如肝、肾、胰、脑、鱼子等。畜肉含脂肪较高,应尽量选择瘦畜肉。

(五) 多吃蔬菜、水果

蔬菜是维生素、矿物质的重要来源,还有大量的膳食纤维可预防老年便秘。番茄中的番茄红素对老年男性常见的前列腺疾病有一定的防治作用。以新鲜的深色蔬菜为最佳,深色蔬菜最好占一半。应多吃新鲜水果,少用果汁、罐头水果,每天食用 2～3 种新鲜水果,总量达 200～400 g。

(六) 饮食清淡、少盐

选择用油少的烹调方法,如蒸、煮、炖,少用煎、炸、熏,避免摄入过多的脂肪而导致肥胖。

少用各种含钠高的酱料、咸菜、腌肉,避免过多的钠摄入而引起高血压,每天食盐摄入量为 5 g。

(七)适当热量以维持理想体重

全天总热量以能够维持理想体重为宜,每天要吃一定量的主食。主食应因人而异,男女不同,轻重体力劳动不同。男性,体力劳动强度较大者,主食量应多一些。一般情况下,老年人一天的粮谷类食品控制在 200～350 g。

(八)合理安排餐次

早餐一定要吃,而且早餐的质量要好。由于老年人食欲减退,咀嚼能力较差、消化功能减弱,可不必强求一日三餐。建议每天餐次安排 4～5 餐,每餐吃七八分饱。

其余具体内容详见任务二中的中国老年人膳食指南部分(即二、特定人群膳食指南)。

五、老年人营养应注意的问题

(一)膳食结构与心脑血管疾病

老年人膳食结构不合理,如脂肪、饱和脂肪酸、胆固醇摄入过量,常导致血脂升高、体重指数增加,增加患心脑血管疾病的危险性。

(二)膳食因素与高血压

近年来,老年人群高血压的患病率明显上升,膳食中高能量、高脂肪、高盐的摄入,超重及肥胖是高血压的主要危险因素。

(三)膳食因素与糖尿病

非胰岛素依赖型糖尿病与肥胖之间存在明显相关,流行病学调查表明,肥胖是罹患 2 型糖尿病的一个重要因素。营养治疗是糖尿病治疗中的基础措施,糖尿病人的合理膳食,可以减少严重的并发症,如心脑血管疾病、肾衰竭等。

(四)膳食中抗氧化营养素与衰老

抗氧化营养素如维生素 E、维生素 C 以及矿物质中的硒等,可以减轻体内的脂质过氧化,提高体内抗氧化酶活性,对增强机体抗氧化能力、延缓衰老有重要作用。此外,抗氧化营养素在心脑血管慢性疾病的防治中也有积极作用。

习题

一、名词解释

1. 合理膳食
2. 膳食结构
3. 营养素参考摄入量
4. 营养素推荐摄入量
5. 能量系数

二、选择题

1. 关于合理膳食的基本要求哪项不正确?(　　　)

（A）保证能量和各种营养素的供给　　　　（B）保证各种营养素之间的平衡

（C）满足食欲　　　　（D）科学的膳食制度

2. 合理的膳食结构应是（　　）。

（A）以动物性食品为主　　　　（B）以乳类为主

（C）以植物性食物为主　　　　（D）动物、植物食物混合食用

3. 平衡膳食宝塔的最底层是（　　）。

（A）谷类、薯类和杂豆　　　　（B）蔬菜、水果

（C）畜禽肉类　　　　（D）豆类及其制品

4. 我国老年人膳食指南要求不包括哪项？（　　）

（A）食物要粗细搭配、松软、易于消化吸收　（B）戒烟限酒

（C）合理安排饮食，提高生活质量　　　　（D）重视预防营养不良和贫血

5. 生理情况相近的人，以下哪项能量的消耗相差较大？（　　）

（A）基础代谢　　　　（B）体力活动

（C）生长发育　　　　（D）食物热效应

6. 每克营养素提供能量最多的是哪种？（　　）

（A）蛋白质　　　　（B）脂肪

（C）碳水化合物　　　　（D）维生素

三、填空题

1. 我国传统膳食结构的优点包括：_____、_____、_____。

2. 碳水化合物的能量系数为_____ kJ。

3. 根据我国膳食习惯，成人碳水化合物供给的能量以占总能量的_____，脂肪占_____，蛋白质占_____为宜。

4. 合理安排一日三餐的时间及食量，早餐提供的能量应占全天总能量的_____，午餐应占_____，晚餐应占_____。

5. 老年人的一日三餐中，粗粮∶细粮∶薯类按照_____比例用餐更会合理。

6. 老年人每天烹调油的建议摄入量为_____g，血脂异常、肥胖或者有肥胖家族史的老年人每天用油量要降到_____g左右。

7. 膳食营养素参考摄入量包括四个营养水平指标，分别是_____、_____、_____、_____。

四、简答题

1. 当今世界有哪几种类型的膳食结构，各有何优缺点？

2. 中国居民一般人群膳食指南包括哪些条目？

3. 简述中国老年人平衡膳食宝塔的结构。

4. 老年人吃粗粮有什么好处？一天要吃多少粗粮为宜？

5. 简述决定人体能量需要的主要因素。

五、实训题

1. 案例分析

2002 年我国进行的"中国居民营养与健康状况调查"结果显示，北京市居民膳食中

45.5%的能量来自谷类食物,其中城市为38.4%,而1992年分别为54.4%和50.7%;纯热能食物(主要是油脂)提供能量的百分比由1992年的14.5%增加至18.4%。城市和郊区脂肪供能比分别为36.4%和33.6%,尤其是郊区,从1982年的16.4%,1992年的27.2%,上升到2002年的33.6%。

请思考:根据调查结果,北京市居民的膳食结构存在哪些问题?

2. 计算题

王大爷,63岁,身高172 cm,体重63 kg。王大爷60岁退休后被公司返聘,在财务室做会计工作,大部分工作时间坐办公室。

请计算:王大爷每天需要摄入多少能量以保持身体健康?

项目五　营养调查与评价

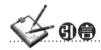 **引言**

人群的膳食营养状况在一定程度上可以反映一个国家的经济发展状况和社会文明程度。世界上大多数发达国家及若干发展中国家都在有计划地开展国民膳食或营养状况的调查工作。我国曾于 1959 年、1982 年和 1992 年分别进行过 3 次全国性的营养调查。并于 2000 年由中国营养学会编著出版了中国居民膳食营养素参考摄入量以及 2002 年依据我国国情决定将营养调查、肥胖、原发性高血压及糖尿病作为一项国家级综合调查项目，即"中国居民营养与健康状况调查"等工作。

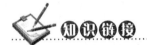 **知识链接**

营养调查(nutritional survey)是运用科学手段来了解某一人群或个体的膳食和营养水平，以此判断其膳食结构是否合理和营养状况是否良好的重要手段。全面的营养调查工作，一般由 4 部分内容组成，即膳食调查、体格测量、营养缺乏病的临床检查、营养状况实验室检测。这 4 部分调查检测工作是互相联系和互相验证的，一般同时进行。营养评价(nutritional assessment)则是全面评价这 4 部分内容，客观地对其所发现人群中的营养问题提出解决措施。

营养调查与评价主要有 2 个目的：一是发现被调查者存在的营养问题，评价其营养状况，了解营养不良的发病程度和分布范围；二是根据调查结果可提出有针对性的改善营养状况的措施，拟定规划。营养调查根据调查对象和调查范围的不同分为个人调查、家庭调查及集体调查等。

营养调查与评价的方法包括以下 4 种：

一、膳食调查方法

膳食调查是调查被调查对象在一定时间内通过膳食所摄取的能量和各种营养素的数量和质量，以此来评定该调查对象正常营养需要能得到满足的程度。膳食调查通常采用的方法有称重法、记账法、询问法、食物频数法和化学分析法等。这些方法可单独进行，也可联合进行。

二、体格测量方法

体格的大小和生长速度是评价营养状况的灵敏指标。身体形态和人体测量资料可以较好地反映营养状况;通过体格测量得到的数据,是评价群体或个体营养状况的有用指标;特别是学龄前儿童的体测结果,因其敏感性及代表性好、测定方法规范、所需费用低,常被用来评价一个地区人群的营养状况。常用的体格测量项目有身高(身长)、体重、上臂围、腰围、臀围及皮褶厚度等。

三、实验室检测方法

营养状况实验室检测指的是借助生化、生理实验手段,发现人体临床营养不足、营养储备水平低下或营养素过量状况,以便较早掌握营养失调征兆和变化动态,及时采取必要的预防措施。

四、临床检查方法

医务人员运用自己的临床医学知识,借助于感观或有关的检查器具来了解机体营养以及健康状况的一组最基本的检查方法,其目的是观察被检查者是否有与营养状况有关的症状、体征等,从而作出营养正常或失调的临床诊断。

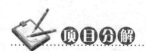

营养调查与评价的方法包括膳食调查、体格测量、营养缺乏病的临床检查、营养状况实验室检测 4 种。因此,本项目从以上几方面进行任务分解,重点为膳食调查与评价。

任务一　膳食调查与评价

随着营养学研究的深入进展,膳食对人体健康的重要影响越来越受到人们的关注。膳食调查(dietary survey)是营养调查的重要内容,是进行营养状况评估的第一步,是营养配膳工作常用的工作技能。只有先了解膳食状况,才能对被评估者作出合适的营养状况判断。膳食调查是通过了解调查对象在一定时间内摄取食物的数量和种类,计算出每人每日热能与各种营养素的平均摄取量,然后与参考摄入量比较,以发现该调查对象的营养问题,评定其膳食的质量。膳食调查结果可以成为对被调查人群进行营养改善、营养咨询、营养指导的工作依据。

一、膳食调查方法

进行膳食调查时,估计每日膳食摄入情况可根据调查研究的目的、研究人群、对方法精确性要求、所用经费以及研究时间的长短来确定适当的调查方法。膳食调查方法有多种,最常采用的方法有询问法、记账法、称重法、食物频率法和化学分析法。

(一)询问法

询问法是由受试者尽可能准确地回顾调查前一段时间,如前一日至数日的食物消耗量。

询问调查前一天的食物消耗情况,称为 24 h 膳食回顾法。在实际工作中,一般选用 3 d 连续调查方法,连续 3 个 24 h 回顾所得结果经与全家食物称重记录法相比较,差别不明显。不管是大型的全国膳食调查还是小型的研究课题,都可采用这一方法来估计个体的膳食摄入量。24 h 一般是指从最后一餐吃东西开始向前推 24 h。食物量通常用家用量具、食物模型或食物图谱进行估计。

具体询问获得信息的方式有多种,可以通过面对面询问、使用开放式表格或事先编码好的调查表通过电话、录音机或计算机程序等进行。典型的方法是用开放式调查表进行面对面询问(24 h 回顾法调查表举例见表5-1)。负责 24 h 回顾的调查员一定要认真培训,因为信息是通过调查员引导性提问获得的。24 h 回顾法经常要建立一种特定的引导方法以帮助应答者记住一天内所消耗的所有食物。有时在回顾后要用一个食物清单核对表,因为一些食物或快餐很容易被遗忘。

表 5-1 24 h 膳食回顾调查表

食物名称	原料名称	原料编码 D1	原料重量(两)D2	进餐时间 D3	进餐地点 D4

注:D3:1.早餐 2.上午小吃 3.午餐 4.下午小吃 5.晚餐 6.晚上小吃 D4:1.在家 2.单位/学校 3.饭馆/摊点 4.亲戚/朋友家 5.幼儿园 6.节日/庆典。

该法虽适合一些散居的特殊人群调查,但由于调查主要依靠应答者的记忆能力来回忆、描述他们的膳食,因此不适合于年龄在 75 岁以上的老人以及近期记忆较差的老人。24 h 回顾法可用于家庭中个体的食物消耗状况调查,近年来我国全国性的住户调查中个体食物摄入状况的调查均采用此方法,即采用 24 h 回顾法对所有家庭成员进行连续 3 d 个人食物摄入量调查,记录消耗的所有食物量(在外用餐也包括在内),计算每人营养素的摄入量,可以得到比较准确的结果。

此调查方法对调查员的要求较高,需要掌握一定的调查技巧,如要了解市场上主副食供应的品种和价格,食物生熟比值和体积之间的关系,即按食物的体积能准确估计其生重值;在家庭就餐时,一般是一家人共用几盘菜肴,因而要耐心询问每人摄入的比例,这样在掌握每盘菜所用原料的基础上,即能算出每人的实际摄入量。在询问过程中,调查人员不但要有熟练的专业技巧,还要有诚恳的态度,才能获得较准确的食物消耗资料。

24 h 回顾调查法的优点是一般 15～40 min 即可完成;可以进行面对面调查,应答率较高;对于所摄入的食物可进行量化估计;2 d 或更多天的回顾可提供个体的和个体间的膳食摄入量变异的数据,开放式询问可得到摄入频率较低的食物的信息;一年中还可多次回顾,提供个体日常食物的消费情况,以便与个体健康状况、职业、教育水平进行比较;能得到个体的膳食营养素摄入状况,便于与其他相关因素进行分析比较,这种调查结果对于人群营养状况的原因分析也是非常有价值的。但这种方法也有一定的局限性,如果回顾膳食不全面,可能对结果有很大的影响,当样本较大,膳食相对单调时,误差将被分散;对调查者要严格培训,不然调查者之间差别很难标准化。24 h 回顾法常用来评价全人群的膳食摄入量。

（二）记账法

记账法是最早、最常用的方法。这种方法是称量记录一定时期内的食物消耗总量，通过查这些记录并根据同一时期进餐人数，计算每人每日各种食物的平均摄入量。在集体伙食单位如果不需要个人的数据，只要平均值（如养老机构），可以不称量每人摄入的熟重，只称量总的熟食量，然后减去剩余量，再被进餐人数平均，即可得出平均每人的摄入量。这种方法可以调查较长时期的膳食，如1个月或更长。该法适合于家庭调查，也适用于养老机构的调查。

记账法又称查账法，通过记录查阅购买食物的账目来了解调查期间调查对象消耗的各种食物量，一般用于建有伙食账目的集体食堂，调查期限可长可短，一般以1个月为调查期限，也可以按季度调查。记账法可以节省人力，方便快捷，但无法统计调查期间膳食的浪费情况，所以结果会有误差。具体方法如下。

1. 记录食物数量

（1）清查库存：在开始调查前将已购进的各种食物记账。

（2）每日登记：确定调查期限，将在调查期限内食堂每天购买的各种食物逐一记账。

（3）清点剩余：结束调查时，再将食堂剩余的各种食物进行记录。用（1）＋（2）－（3）就得到调查期间被调查对象消耗的食物总量。

为了确保记录的准确性，调查中应对食物的品牌及主要配料详细记录；记录液体、半固体及碎块状食物的容积，可用标准量的杯和匙、盘、碗定量；糖或包装饮料可用食品标签上的重量或容积；对各种糕点可记录食物的重量。在调查过程中，注意要称量各种食物的可食部。如果调查的某种食物为市品量（毛重），计算食物营养成分应按市品计算。根据需要也可以按食物成分表中各种食物的可食百分比转换成可食部数量。

2. 计算总人日数

对调查期间每日每餐的进餐人数、年龄、性别、劳动强度进行统计，计算总人日数。将各年龄组人日数或折合人日数相加即得总人日数。人日数是代表调查对象用餐天数的情况。如调查期间早、中、晚三餐人数一致，则将调查期间早、中、晚三餐的任何一餐就餐人数相加之和即得人日数；如调查期间一日三餐用餐人数不等，则需按性别、年龄填用餐人数，然后将调查期间早、中、晚用餐人数分别相加，再分别乘以"进餐系数"，再将早、中、晚乘积相加，即得折合人日数。"进餐系数"为早、中、晚三餐所摄入的食物量和能量占全天摄入量的百分比，一般可按20％、40％、40％来计算。

3. 计算平均每人每日摄入食物数量

用食物消耗总量/总人日数，计算出每人每日消耗食物的数量。

4. 计算每人每日热能和各种营养素摄入量

根据各种食物营养素含量，分别计算每人每日热能和各种营养素摄入量。

5. 评价

根据调查目的将计算结果与参考值比较。评价时要注意被调查对象的年龄、性别和劳动强度，不同人群的热能和营养素需要量是不同的，只有根据不同人群进行评价，才能得出客观结论。

记账法的优点在于操作较简单，费用低，人力少，可适用于大样本；在记录精确和每餐用餐人数统计确实的情况下，能够得到较准确的结果；此法较少依赖记账人员的记忆，食物遗漏少;伙食单位的工作人员经过短期培训可以掌握这种方法,能定期自行调查。其缺点是调查结果只能得到全家或集体中人均的摄入量,难以分析个体膳食摄入状况。与其他方法相比较,可以调查较长时期的膳食,适合于进行全年不同季节的调查。

(三)称重法

称重法是用天平将被调查对象每一餐的食物(烹调前)数量直接称量,从而获取被调查对象每人每日食物摄入量,需要注意的是,对每餐剩余的食物要在计算中减去,即虽经烹调但未食用的剩余食物,将其按生熟比折合成生重量并从烹调前称得的食物量中减去。**调查时还要注意三餐之外所摄入的水果、糖果和点心、花生、瓜子等零食的称重记录。**在大多数膳食调查时并非所有东西都要称量。当称量可能会干扰影响被调查对象正常的饮食习惯时,对其所食用消耗的食物量进行描述也是可以接受的。例如,对食用快餐或在饭店内吃饭的人进行膳食调查时,由于食物品种多,只能靠被调查者描述来估计食物量。这种方法不同于估计食物记录法。后者是被调查对象不使用有度量衡的量具,但对食物仍保持记录,对其食用的所有食物按照份额大小进行记录。份额大小可以描述为在家庭中常常使用的各种器皿,如碗、杯等。称重法精确可靠,但费时费力,还要有被调查对象的配合,所以一般只用于有特殊营养需要的人群,如儿童、老人、特殊疾病患者、运动员等。

使用称重法需要准确掌握两方面的资料,一是每餐所用各种食物的生重,即烹调前每种食物原料可食部的重量和烹调后熟食的重量得出各种食物的生熟比值;二是称量个人摄入熟食重量,然后按上述生熟比值算出所摄入各种食物原料的生重,以饺子的生熟比值换算为例(见表5-2),再通过食物成分表计算摄入的各种营养素。还应了解被调查地区的食物供应情况,了解市场主副食品种、供应情况及单位重量。此外,还要了解食物的生重、熟重、体积之间的关系,明确概念。如500 g(1斤)大米煮成多少米饭、生熟之间的比值等,要根据当地煮饭习惯作好调查。换算比例搞清楚,才能对一定量的熟食(如1碗米饭、1个馒头)估计出其原料的生重。对当地市售食品的单位重量(如1块饼干、1块蛋糕、1个面包的重量和街头食品、油饼、包子、面条等熟食)及所用原料重量均需了解清楚。

表 5-2 称重食物生熟比值换算法

原　　料	饺子 5 000 g 所用原料/g	原料比值	吃 500 g 饺子相当原料量
白菜	2 500	0.5	250
肉	500	0.1	50
面粉	1 000	0.2	100
油	100	0.02	10
盐	25	0.005	2.5

目前由于我国的食物成分表以食物原料为基础,因而在称重记录时调查多数食物要利用生熟比值换算成原料量,以便计算各种营养素摄入量。但我国食物成分表也分析了一些熟食成品的食物成分含量。如馒头、面条、米饭、糕点及包装食品等,这类食物可直接利用熟食的重量进行调查和分析。

(四)食物频率法/食物频数法

食物频率法是估计被调查者在指定的一段时期内吃某些食物的频率的一种方法。这种方法以问卷形式进行膳食调查,以调查个体经常性的食物摄入种类,根据每日、每周、每月甚至每年所食各种食物的次数或食物的种类来评价膳食营养状况。在实际使用中,可分为定性、定量和半定量的食物频率法。近年来被应用于了解一定时间内的日常摄入量,以研究既往膳食习惯和某些慢性疾病的关系。

在过去几十年里,食物频率法得到了广泛的应用。在流行病学研究膳食与慢性病关系时,可以用食物频率法得到的数据结果,根据被调查者特定食物摄入情况,对个体进行分级或分组。食物频率法对调查员与被调查者的负担较小,工作量也小。使用食物频率法,因为调查表是标准化的,这大大减小了不同调查员之间调查的偏倚。如果采用邮寄食物频率调查表进行调查,一定要附带填写说明书。

食物频率问卷随着所列食物的不同,参考时间的长短,指定频率间隔的不同,估计食物份额的方法不同,食物频率法的管理方式的不同而有所差别。食物频率法的问卷应包括两方面:一是食物名单;二是食物的频率,即在一定时期内所食某种食物的次数。食物名单的确定要根据调查的目的,选择被调查者经常食用的食物、含有所要研究营养成分的食物或被调查者之间摄入状况差异较大的食物。如要进行综合性膳食摄入状况评价,则采用被调查对象常用食物;研究与营养有关的疾病和膳食摄入的关系,则采用与相关疾病有关的几种食物或含有特殊营养素的食物。

定性的食物频率法调查,通常是指得到每种食物特定时期内(例如过去 1 个月)所吃的次数,而不收集食物量、份额大小的资料。调查期可从几天、1 周、1 个月或 3 个月到 1 年以上。被调查者可回答从 1 周到 1 年内的各种食物摄入次数,从每月吃 1 次到每天 1 次、每周 6 次或更多。

定量的食物频率法调查,可以得到不同人群食物和营养素的摄入量,并分析膳食因素与疾病的关系。定量方法要求受试者提供所吃食物的数量,通常借助于测量辅助物。

采用半定量方法时,研究者常常提供标准(或准确)的食物份额大小的参考样品,供被调查者在应答时作为估计食物量的参考。如果一个调查是为了了解某些营养素(如钙、维生素 A)的摄入量,就要调查富含这种营养素的食物。为了计算这些营养素的摄入量,需要列出含这些营养素丰富的食物,通过估计平均食物份额大小来计算摄入量。

食物频率法的主要优点是能够迅速得到食物摄入种类和摄入量,反映长期营养素摄取模式;可以作为研究慢性病与膳食模式关系的依据;其结果也可作为在群众中进行膳食指导宣传教育的参考;在流行病学研究中可以用来研究膳食与疾病之间的关系。食物频率法的缺点是需要对过去的食物进行回忆,应答者的负担取决于所列食物的数量、复杂性以及量化过程等;与其他方法相比,对食物份额大小的量化不准确。另外,编制、验证食物表会需要一定的时间和精力;该法不能提供每天之间的变异信息;较长的食物表、较长的回顾时间经常会导致摄入量偏高;回答有关食物频率问题的认知过程可能十分复杂,比那些关于每日食物模式的问题要复杂得多;当前的食物模式可能影响对过去的膳食回顾,从而产生偏倚,准确性差。

(五) 化学分析法

调查人员搜集调查对象一日消耗的全部熟食,在实验室进行分析测定食物的热能及所含各种营养素含量。因为该方法复杂烦琐,一般只用于特殊需要的营养研究。

二、膳食调查结果评价

以养老机构或家庭中团体膳食调查结果计算与分析为例。

(一)平均每日食物摄入量的计算

1. 就餐人日数

人日数是代表被调查者用餐的天数。一个人吃早、中、晚三餐为1个人日。在现场调查中,不一定能收集到整个调查期间被调查者的全部进餐次数,应根据餐次比(早、中、晚三餐所摄入的食物量和能量占全天摄入量的百分比)来折算。若规定餐次比是早餐占20%,午餐、晚餐各占40%,如家庭中某一成员仅询问到早、午两餐,其当日人日数为 $1×20\%+1×40\%=0.2+0.4=0.6$(人日)。在做集体膳食调查时,例如在某养老机构调查,如果三餐能量比各占1/3,早餐有20位老人进餐,午餐有30名,晚餐有25名,则总人日数等于 $(20+30+25)×1/3=25$(人日);若该养老机构三餐能量分配比例为早餐30%、午餐40%、晚餐30%,则人日数计算为 $(20×0.3+30×0.4+25×0.3)≈26$(人日)。

2. 平均每日食物摄入量的计算

此即将调查对象在调查期间所消耗的各种食物量被人日数除所得的平均食物摄入量,要求算成克数,以便用食物成分表计算平均能量及营养素的摄入量。

首先计算团体食物实际消耗量:

团体食物实际消耗量=食物结存量+每日购进食物量-每日废弃食物总量-剩余总量

然后计算平均每人每日各种食物摄入量:

平均每人每日各种食物摄入量=实际消耗量(kg)/团体总人日数

3. 各类食物的进食量

在进行食物归类时,应注意有些食物要进行折算才能相加,如计算乳类摄入量时,不能将鲜奶与奶粉直接相加,应按蛋白质含量将奶粉算出一个系数,相乘折算成鲜奶量再相加。其他类食物(如各种豆制品)也同样进行折算后才能相加。

(1)豆类及其制品,以每100g干豆和豆制品中蛋白质含量与每100g黄豆中蛋白质的含量(35.1g)的比作为系数,折算成黄豆的量。干豆和豆制品按照蛋白质含量折算成大豆的量。其计算公式为:

大豆的量=豆制品摄入量×蛋白质含量÷35.1

(2)乳类食物摄入量按照每100g各类乳制品中蛋白质的含量与每100g鲜奶中蛋白质的含量(3g)的比作为系数,折算成鲜奶的量。其计算公式为:

鲜奶量=奶制品摄入量×蛋白质含量÷3

(二)膳食结构分析与评价

膳食结构评价方法是根据被调查老人的24h膳食调查结果把食物分为11类,即谷类、薯类、杂豆类、蔬菜、水果、蛋类、畜肉类、鱼虾禽类、乳类、大豆及坚果类、烹调油,统计各类食物的摄入总量。与中国老年人平衡膳食宝塔建议的各类食物参考摄入量进行比较,分析判断各类食物摄入量是否满足人体需要。一方面评价食物的种类是否齐全,是否做到了食物种类多样化;另一方面需要评价各类食物的消费量是否充足。

中国老年人平衡膳食宝塔是根据《中国居民膳食指南》的核心内容和老年人的生理特

点,把平衡膳食的原则转化成各类食物的重量,便于老年人在日常生活中实行。它提出了一个营养上比较理想的膳食结构,可以根据该数据对人群的膳食结构进行评价。中国老年人平衡膳食宝塔详见项目四。

进行膳食结构分析与评价时应注意以下事项:

(1)进行食物归类时应注意有些食物,如奶制品和豆制品需要进行折算才能相加。

(2)中国老年人平衡膳食宝塔建议的各类食物摄入量是一个平均值和比例,日常生活无须每天都样样依据其推荐的摄入量进食,但是应遵循各层各类食物的大体比例。

(3)膳食宝塔给出了一天中各类食物摄入量的建议,还要合理分配三餐食量。

(三)平均每日营养素摄入量的计算

1. 平均每人每日营养素摄入量的计算

平均每人每日营养素摄入量是根据食物成分表中各种食物的能量及营养素的含量来计算的。计算时要注意调查食物是生重还是熟重,还要注意调查的食物是净重还是市品(毛重)。如为市品,则先按食物成分表中各种食物的"可食部"换算成净重。食物成分表中查不到的食物可用近似食物的营养成分代替,但要注明。计算出每日各种营养素的摄入量后,可与中国营养学会制定的DRIs进行比较。

2. 能量、蛋白质、脂肪的食物来源及计算方法

(1)能量的食物来源及计算方法

能量的食物来源可分为谷类、豆类、薯类、其他植物性食物、动物性食物及纯能量食物六大类。按照6类食物分别计算每类食物提供的能量摄入量及能量总和,计算各类食物提供的能量占总能量的百分比。当谷类食物所供给的热能比例高时,维生素A、核黄素、维生素C的供给量将必然减少,目前认为合理的热能食物来源分配比应是:谷类占60%~65%,豆类及动物性食物不低于20%。

(2)能量的营养素来源及计算方法

根据蛋白质、脂类、碳水化合物的能量折算系数,分别计算出三大功能营养素提供的能量占总能量的百分比。

蛋白质、脂类、碳水化合物供给的热能占总热能比例的计算方法分别是:

蛋白质功能比(%)=蛋白质摄入量(g)×4(kcal/g)/热能摄入量(kcal)×100%

脂肪功能比(%)=脂肪摄入量(g)×9(kcal/g)/热能摄入量(kcal)×100%

碳水化合物功能比(%)=碳水化合物摄入量(g)×4(kcal/g)/热能摄入量(kcal)×100%

热能营养素来源的合理分配为:碳水化合物供给的热能应占总热能的55%~65%,脂肪应占20%~30%,蛋白质应占10%~15%。

(3)蛋白质的食物来源及计算方法

膳食蛋白质因食物来源不同,其营养价值差别很大,对机体健康影响也很大,在进行营养调查时,膳食蛋白质来源为重要的评定内容。蛋白质的食物来源分为谷类、豆类、动物性食物和其他四大类。分别计算各类食物提供的蛋白质量及蛋白质总和,计算各类食物提供的蛋白质占总蛋白质的百分比,尤其是动物性食物及豆类的比例。

食物蛋白质来源(%)=各类食物蛋白质摄入量(g)/食物蛋白质总摄入量(g)×100%

目前认为比较合理的蛋白质来源分布是:动物蛋白和豆类蛋白应占蛋白质总摄入量的35%~40%,其他类食物蛋白占60%~65%。

（4）脂肪的食物来源及计算方法

将食物分为动物性食物和植物性食物，分别计算各类食物提供的脂肪摄入量及脂肪总和，计算各类食物提供的脂肪占总脂肪的百分比。

能量、蛋白质、脂肪的食物来源表见 5-3。也可以根据调查目的的需要，列出其他评价项目，如铁来源、维生素 A 的来源等。

表 5-3　能量、蛋白质、脂肪的食物来源分布

项　目	食物来源	摄入量/kcal	占总摄入量/%
能量的食物来源	谷类		
	豆类		
	薯类		
	其他植物性食物		
	动物性食物		
	纯能量食物		
能量的营养素来源	蛋白质		
	脂肪		
	碳水化合物		
蛋白质的食物来源	谷类		
	豆类		
	动物性食物		
	其他食物		
脂肪的食物来源	动物性食物		
	植物性食物		

3. 三餐的热能分配

三餐的热能分配指三餐所提供的热能各占总热能的百分比，一般认为三餐热能合理的分配应为早餐占 25%～30%，午餐占 40%，晚餐占 30%～35%。

（四）标准人食物和营养素摄入量的计算

因被调查的不同人群的年龄、性别和劳动强度有很大差别，故无法用营养素的平均摄入量进行相互间的比较。为此，一般将各个人群都折合成标准人进行比较。折合的方法是以体重 60 kg 成年男子从事轻体力劳动者为标准人，以其能量供给量 10.03 MJ（2 400 kcal）作为 1，其他各类人员按其能量推荐摄入量与 10.03 MJ 之比得出各类人的折合系数。然后将一个群体各类人的折合系数乘以其人日数之和被其总人日数除即得出该群体的折合标准人的系数（混合系数）。人均食物或营养素摄入量除以混合系数即可得出该人群折合成标准人的食物和营养素摄入量。

任务二　体 格 测 量

从身体形态和人体测量资料中可以较好地反映营养状况，体格的大小和生长速度是营养状况的灵敏指标。体格测量的数据，越来越被认为是评价群体或个体营养状况的有用指

标,特别是学龄前儿童的体测结果,常被用来评价一个地区人群的营养状况。

一、常用测量指标及方法

常用的人体测量指标有身高(身长)、体重、上臂围及皮褶厚度等。

(一)体重

体重是反映机体营养状况的综合指标,可以反映营养状况。体重值一日之间会随着进食、运动、排泄而有波动,一般在早晨或上午 10 时测量较为适宜(1 h 内禁止进食或清晨空腹)。采用杠杆式体重计,使用前要矫正仪器,被检查者检查前要排尿,只穿内衣,站立于踏板中央,不准接触其他物体,读数记录。

(二)身高

身高是生长发育最有代表性的指标,可以反映骨骼发育,也是反映人体营养状况最直接的指标之一。每个人的身高值在一天中也是变化的,浮动范围可以达 2 cm 左右,所以测量身高值的时间要固定,一般认为上午 10 时的身高值是全天的平均值。身高测量要用身高计,以立式身高计为例,测量时要注意:①仪器要矫正。②被检查者要脱去鞋帽,站在测量台上,挺胸收腹,目视前方,两手自然下垂,足跟靠拢,足尖分开约 45°,足跟、臀部和肩胛部三点必须靠在身高计的立柱上,将滑板轻轻下滑,直到与颅顶点接触,检查人员平视标尺读数。测卧位身长时,使被检查者平卧有刻度的床或台子上,两腿伸直,头顶墙壁或板壁,以脚跟与尺相齐的刻度为准读数。

(三)上臂围

被检查者上臂自然下垂,取上臂中点的周长,软尺测量。

(四)皮褶厚度

皮褶厚度说明机体的脂肪营养情况。皮褶厚度的测量选用专用的皮褶厚度计,按国际规定,皮厚计的压力为 10 g/mm²。WHO 推荐的测量点为上臂肱三头肌部、肩胛下角部、腹部脐旁。

(1)上臂肱三头肌取左上臂背侧肩胛骨肩峰至尺骨鹰嘴连线中点,于该点上方 2 cm 处,检查人员以左手拇指和食指将皮肤连同皮下脂肪捏起呈皱褶,用皮厚计测定。在夹住后 3 s内读数,连续测定 3 次取平均值。

(2)肩胛下被检查者上臂自然下垂,取左肩胛骨下角 2 cm 处,测定方法同上。

(3)脐旁脐旁 1 cm 处,沿正中线平行方向,测定方法同上。

有时根据需要还可以进一步观察上臂肌围,上臂肌围可以反映体内蛋白质的储存水平。可以通过下面公式得出:

$$上臂肌围(cm)=上臂围(cm)-3.14×肱三头肌皮褶厚度(cm)$$

可以反映机体营养状况的指标还有头围、胸围、腰围、臀围、腿围等,根据具体情况进行选择。

二、体格测量的评价

(一)体重

体重是进行营养评价最常用的指标。一种评定方法是理想体重法,最常用的计算公式有:

男性成人体重(kg)=身高(cm)-105 或 [身高(cm)-100]×0.9。

女性成人体重(kg)=身高(cm)-105 或 [身高(cm)-100]×0.85。

评价时计算实际体重/理想体重×100%,按以下结果进行评定(见表5-4)。

表5-4　实际体重计算结果评价

实际体重/理想体重×100%	评　价
<80%	消瘦
80%～90%	偏轻
90%～110%	正常
110%～120%	超重
>120%	肥胖

还有一种目前经常使用的方法是身体质量指数(body mass index,BMI):

$$BMI=体重(kg)/身高^2(m^2)$$

BMI用于判断肥胖、正常及消瘦。WHO 1997年公布:正常BMI为18.5～24.9,≥25为超重,25～29.9为肥胖前期,30.0～34.9者属Ⅰ度肥胖(中度),35.0～39.9者属Ⅱ度肥胖(重度),≥40者属Ⅲ度肥胖(极重度)。WHO肥胖专家顾问组针对亚太地区人群的体质及其与肥胖有关疾病的特点,2002年提出亚洲成年人正常BMI范围为18.5～22.9,<18.5为体重过低,≥23为超重,23～24.9为肥胖前期,25～29.9者属Ⅰ度肥胖,≥30属Ⅱ度肥胖。目前诊断肥胖病多采用BMI的方法,BMI是一项比较准确且被世界广泛接受、采纳的诊断方法。

(二)身高

身高也是反映人体营养状况的基本指标,但它不像体重可以反映短期内营养状况的变化,它需要长时间的观察才能说明问题。

(三)上臂围

部分成人上臂围正常范围见表5-5。上臂肌围的正常参考值为男性24.8 cm,女性21.0 cm。

表5-5　我国北方地区成人上臂围正常参考值

性　别	年　龄	上臂围/cm	变异系数
男	18～25	25.9±2.09	0.08
	26～45	27.1±2.51	0.09
	46～	26.4±3.05	0.12
女	18～25	24.5±2.08	0.08
	26～45	25.6±2.63	0.10
	46～	25.6±3.32	0.13

上臂围与上臂肌围的评价标准均是:实测值达到正常值的 90％以上为正常,80％~90％为轻度营养不良,60％~80％为中度营养不良,<60％为重度营养不良。

(四) 皮褶厚度

皮下脂肪含量约占全身脂肪含量的 50％,通过皮下脂肪含量的测定可推算出体脂总量,体脂总量的变化间接反映了热能的变化。

(1) 肱三头肌皮褶厚度:正常参考值男性为 8.3 mm,女性为 15.3 mm。实际值达到正常值的 90％以上为正常,80％~90％为轻度营养不良,60％~80％为中度营养不良,小于60％为重度营养不良。

(2) 肩胛下皮褶厚度:以肩胛下皮褶厚度与肱三头肌皮褶厚度之和来判断。正常参考值男性为 10.4 mm,女性为 20~50 mm;大于上限为肥胖,小于下限为消瘦。

(3) 总体脂:根据肱三头肌、肩胛下、脐旁的皮褶厚度的值推算总体脂。公式为:

总体脂＝(0.911 37×肱三头肌＋0.178 71×肩胛下＋0.153 81×脐旁－3.601 46)×100％

结果大于 20％为肥胖。

(四) 腰臀比

腰臀比要分别测量肋骨下缘至髂前上棘之间的中点的径线(腰围)与股骨粗隆水平的径线(臀围),再计算出其比值。正常成人腰臀比男性<0.9,女性<0.85,超过此值为中央性(又称腹型、内脏型)肥胖。

任务三　实验室及临床检查

人体营养水平的实验室检查是营养调查的一个组成部分,包括生理检查和生化检验。营养缺乏病在出现症状前即所谓亚临床状态时,往往先有生理和生化改变。正确选择相应的实验室检测方法,可以尽早发现人体营养储备低下的状况,可及时采取防治措施。体内营养素含量、浓度及酶活性的下降往往是营养不足的一种表现,而实验室检查可以有助于早期发现营养缺乏,为我们及时纠正提供帮助。

一、实验室检测常用指标

利用实验室检查可以测定人体蛋白质、脂肪、维生素及矿物元素的营养状况及免疫功能。实验室检查可以提供早期、客观的结果,并且可确定某种营养素缺乏的程度。评价营养状况的实验室测定方法基本上可分为:①测定血液中的营养成分或其标志物水平。②测定尿中营养成分排出或其代谢产物。③测定与营养素有关的血液成分或酶活性的改变。④测定血、尿中因营养素不足而出现的异常代谢产物。⑤进行负荷、饱和及放射性核素实验。营养状况的实验室检查目前常常测定的样品为血液、尿样等,主要内容包括:

1. 血尿中营养素含量

这包括血浆蛋白、血脂、血中维生素和矿物元素的含量及尿中维生素的含量。血浆蛋白水平可反映机体蛋白质营养状况,血脂的含量可以反映体内脂类代谢情况。水溶性维生素在体内不能大量储存,若摄入量超过人体负荷,则可以从尿中大量排出,一般收集全日尿测定尿中维生素含量,但因误差太大,常用尿负荷实验来评定水溶性维生素的营养状况。血尿中营养素含量可以反映膳食摄取情况和机体的营养状况。

2.营养代谢物的血尿浓度

某些维生素,如硫胺素是体内酶的组成成分,当维生素摄入不足时,正常代谢受阻,某些代谢产物堆积或减少,测定营养代谢产物可以评定机体该营养素的营养状况。

3.营养素吸收和代谢有关的各种酶的活性检查

蛋白质、维生素和矿物元素是酶或辅酶的重要组成成分,这些营养素的缺乏可以造成酶活性改变,血中酶活性水平的检查可以说明营养素的营养状况。

4.生理功能检查

生理功能检查包括暗适应能力、凝血酶原时间和血管脆性实验,分别用以评定机体维生素 A、维生素 K、维生素 C 的营养状况。

5.头发、指甲中营养素含量

头发、指甲中某些必需微量元素的含量与摄入膳食中的含量有一定的对应关系,通过测定发、指甲中某营养素的含量可以评定其营养状况。

二、营养缺乏病的常见体征

营养缺乏病常为多发性,几种营养素缺乏可以同时存在,临床表现也很复杂,诊断时要细心,还要注意鉴别其他病因导致的相似症状。营养缺乏病检查的重点是原发性营养缺乏,对于继发性营养缺乏也应重视,如肠胃疾病、寄生虫病引起的腹泻、呕吐,手术后引起的营养素吸收障碍等。

营养缺乏病的常见体征见表5-6。

表5-6　营养缺乏病的常见体征

临床表现	所缺乏营养素
全身面色苍白	铁、维生素 C、硫胺素、叶酸、维生素 B_{12} 及其他 B 族维生素
体重过高、身高过低	热量、蛋白质、钙、磷、各种维生素
食欲不振、易感疲倦	硫胺素、核黄酸、尼克酸、维生素 C
头发干燥、易断、脱发	蛋白质、热量、必需脂肪酸、锌
指甲舟状指,指甲变薄	铁
皮肤毛囊角化,皮肤干燥	维生素 A
脂溢性皮炎	核黄素
寻常痤疮	核黄素、维生素 B_6、维生素 A
皮下出血(淤斑)	维生素 C、维生素 K
眼睛睑缘炎(烂眼边)、畏光	维生素 A、核黄素
夜盲、角膜干燥、色素沉着	维生素 A
唇炎	B 族维生素
口角炎	B 族维生素、铁
口腔猩红舌	尼克酸、叶酸、维生素 B_{12}、蛋白质
地图舌	核黄素、尼克酸、蛋白质

续表

临床表现	所缺乏营养素
牙龈炎、牙龈出血	维生素 C
神经营养性多发性神经炎	硫胺素及其他 B 族维生素
中枢神经系统失调	维生素 B_{12}、维生素 B_6
单纯性甲状腺肿大	碘
克山病	硒
性腺机能减退或发育不良	锌

▍习题

一、名词解释

1. 营养调查
2. 营养评价

二、选择题

1. 某养老机构进行的膳食调查,其三餐能量比各占 1/3,早餐有 50 位老人进餐,午餐有 50 名,晚餐有 20 名,则总人日数等于多少?(   )

   (A) 120   (B) 50   (C) 40   (D) 60

2. 营养调查中,常用的人体测量指标不包括(   )。

   (A) 身高(身长)   (B) 体重   (C) 血糖   (D) 皮褶厚度

3. 郭爷爷午餐是西芹炒香干,其中香干 100 g,含蛋白质 16 g,郭爷爷相当于进食(   )g黄豆?

   (A) 100 g   (B) 16 g   (C) 40 g   (D) 46 g

4. 陈爷爷,身高178 cm,体重84 kg,则按照其 BMI 测算其体重属于(   )。

   (A) 正常   (B) 超重   (C) 肥胖前期   (D) 肥胖

三、填空题

1. 全面的营养调查工作,一般由 4 部分内容组成,即 _____、_____、_____、_____。

2. 膳食调查通常采用的方法有_____、_____、_____、_____。

3. 张某,女性,65 岁,身高170 cm,体重62 kg,其BMI=_____。

4. 正常成人腰臀比男性<_____,女性<_____,超过此值为中央性(又称腹型、内脏型)肥胖。

四、简答题

1. 膳食调查的常用方法有哪些? 各自的优缺点及应用范围是什么?
2. 膳食调查结果的评价包括哪些方面?
3. 如何应用"中国老年人平衡膳食宝塔"评价被调查老人的膳食结构?

五、实训题

(一) 案例分析

张某,男,68 岁,退休在家。以下是张某昨天的食谱,见表5-7:

表 5-7　张某一日食谱

进餐时间	食物名称	原料名称	原料重量/g
早餐	牛奶 1 杯	牛奶	250
		面粉	50
	豆包 1 个	红豆	20
		糖	2
	鸡蛋半个	鸡蛋	30
	凉拌黄瓜	黄瓜	100
		盐	1
午餐	青椒肉片	青椒	100
		瘦牛肉	35
		植物油	5
		盐	2
		酱油	5
		姜	5
	青菜豆腐汤	南豆腐	30
		青菜	100
		植物油	2
	米饭	大米	150
下午加餐	香蕉 1 个	香蕉	80
晚餐	酸辣土豆丝	土豆	100
		植物油	5
		醋	5
		盐	2
	红烧黄花鱼	黄花鱼	80
		植物油	10
		酱油	5
		醋	10
		盐	2
	窝头	玉米面	85

请计算并评价:

1. 全天食物中各种营养素的含量。
2. 三餐热能分配。
3. 热能来源及百分比。
4. 蛋白质来源及百分比。
5. 根据计算结果,评价张某膳食中热能及各种营养素的摄取量能否满足需要,膳食存在什么问题。

(二) 膳食调查与评价技能

本次任务训练内容为膳食调查与膳食计算。调查对象为 60 岁以上老年人。采用询问法进行调查,获得老人一日膳食组成资料并进行记录和整理,计算各种营养素的摄入量,然后对营养素摄入、三大产热营养素供能比、蛋白质来源、一日三餐能量分配等方面进行分析和评价。

1. 膳食调查

老年人膳食资料的收集与整理,采用询问法对一名能够配合的老年人 24 h 膳食摄入情况进行调查,详细记录其进食的餐次、时间、食物名称、重量,记录膳食调查表 5-8。

表 5-8 膳食调查记录表

餐 次	食物名称	原料名称	原料重量/g
早餐			
午餐			
晚餐			

2. 膳食计算

(1) 将一日内各餐次摄入的食物原料名称、数量填入食物成分计算表(表 5-9),查阅《常见食物一般营养成分表》,分别计算摄入的食物中各种营养素的量。

表 5-9 食物成分计算表

餐次	原料名称	重量/g	可食部/%	蛋白质/g	脂肪/g	碳水化合物/g	能量/kJ	胆固醇/mg	钙/mg	铁/mg	维生素A/IU	胡萝卜素/mg	维生素B₁/mg	维生素B₂/mg	维生素B₃/mg	维生素C/mg
早餐																
午餐																
晚餐																

(2) 比较各种营养素实际摄入量与"每日膳食中营养素参考摄入量标准",计算其比值并填入表 5-10 进行分析和评价。

一般认为,能量及各种营养素允许有 ±10% 的出入,即摄入量在 90%～110% 范围内均正常;若低于 80%,说明体内储存量降低,可能出现缺乏症状。

表 5-10 膳食营养素摄入评价表

营养素	蛋白质/g	脂肪/g	碳水化合物/g	能量/kJ	钙/mg	铁/mg	视黄醇当量/μg	维生素B₁/mg	维生素B₂/mg	维生素B₃/mg	维生素C/mg
摄入量											
推荐量											
摄入量/推荐量×100%											

(3) 计算一日内所摄入的三大产能营养素所产生的能量各占总能量的百分比,并填入

表 5-11 进行分析和评价。

表 5-11 能量来源分配

类 别	摄入量/g	产生的能量/(kJ/kcal)	占总能量百分比/%	标准/%
蛋白质				10~15
脂肪				20~30
碳水化合物				55~65
合计				100

(4) 计算摄入蛋白质来源百分比,填入表 5-12 并进行合理评价。

表 5-12 蛋白质来源分配

类 别	摄入量/g	占总摄入量百分比/%	推荐标准/%
动物类			动物类和大豆类合计
大豆类			≥30%
粮谷类			粮谷类和蔬菜类合计
蔬菜类			50%~70%
合计			100

(5) 计算一日三餐能量分配比,填入表 5-13,并进行评价。

表 5-13 一日三餐能量分配

餐 次	摄入能量/(kJ/kcal)	占总能量摄入百分比/%	推荐标准/%
早餐			30
午餐			40
晚餐			30
合计			100

(6) 根据上述膳食计算及结果评价,该老人一日食谱中的营养素和能量是否符合膳食营养素参考摄入量标准? 对其中存在的不足之处提出改进建议,例如:

① 是否存在营养素和能量摄入不足或过剩的情况? 是否有比例失调的情况? 应该适当增加或减少哪些种类的食物进行改善?

② 膳食中的优质蛋白质是否能够满足需要? 如何改进?

③ 一日三餐的能量分配比例是否合适? 如何调整?

项目六　老年人营养配餐与食谱编制

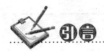 引言

平衡膳食、合理营养是健康饮食的核心。人体每天都要从膳食中获得所需的各种营养素。不同的个体对各种营养素的需要也不一样。因此，每日应根据不同年龄、性别及劳动、生理状态人群的膳食营养素参考摄入量科学、合理地安排膳食，以保证获得品种齐全、数量适宜的各种营养素。完善而合理的营养可以保证人体正常的生理功能，促进健康和生长发育，提高机体的抵抗力和免疫力，有利于某些疾病的预防和治疗。合理营养要求膳食能供给机体所需的全部营养素，并不发生缺乏或过量的情况。平衡膳食则主要从膳食的方面保证营养素的需要，以达到合理营养，它不仅需要考虑食物中含有营养素的种类和数量，而且还必须考虑食物合理的加工方法、烹饪过程中如何提高消化率和减少营养素的损失等问题。

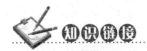 知识链接

营养配餐，就是按人们身体的需要，根据食物中各种营养物质的含量，设计1天、1周或1个月的食谱，使人体摄入的蛋白质、脂肪、碳水化合物、维生素和矿物质等营养素比例合理，即达到平衡膳食。营养配餐是实现平衡膳食的一种措施。平衡膳食的原则通过食谱才得以表达出来，充分体现其实际意义。

一、营养配餐的理论依据

营养配餐是一项实践性很强的工作，与人们的日常饮食直接相关，科学合理，需要以一系列营养理论为指导。

（一）中国居民膳食营养素参考摄入量（DRIs）

中国居民膳食营养素参考摄入量（DRIs）是每日平均膳食营养素摄入量的一组参考值，包括平均需要量（EAR）、推荐摄入量（RNI）、适宜摄入量（AI）和可耐受最高摄入量（UL）。制订DRIs的目的在于更好地指导人们膳食实践，评价人群的营养状况并为国家食物发展供应计划提供依据。DRIs是营养配餐中能量和主要营养素需要量的确定依据。DRIs中的RNI是个体适宜营养素摄入水平的参考值，是健康个体膳食摄入营养素的目标。编制营养食谱时，首先需要以各营养素的RNI为依据确定需要量，一般以能量需要量为基础。制订出食谱后，还需要以各营养素的RNI为参考评价食谱的制订是否合理，如果与RNI相差不超过10%，说明编制的食谱合理可用，否则需要加以调整。

（二）中国居民膳食指南和平衡膳食宝塔

膳食指南本身就是合理膳食的基本规范，为了便于宣传普及，它将营养理论转化为

一个通俗易懂、简明扼要的可操作性指南,其目的就是合理营养、平衡膳食、促进健康。因此,膳食指南的原则就是食谱设计的原则,营养食谱的制订需要根据膳食指南考虑食物种类、数量的合理搭配。平衡膳食宝塔则是膳食指南量化和形象化的表达,是人们在日常生活中贯彻膳食指南的工具。宝塔建议的各类食物的数量既以人群的膳食实践为基础,又兼顾食物生产和供给的发展,具有实际指导意义。同时平衡膳食宝塔还提出了实际应用时的具体建议,如同类食物互换的方法,对制订营养食谱具有实际指导作用。根据平衡膳食宝塔,我们可以很方便地制订出营养合理、搭配适宜的食谱。

（三）食物成分表

食物成分表是营养配餐工作必不可少的工具。要开展好营养配餐工作,必须了解和掌握食物的营养成分。中国疾病预防控制中心营养与食品安全所于 2002 年出版了新的食物成分表,所列食物仍以原料为主,各项食物都列出了产地和食部,包括了 1 506 条食物的 31 项营养成分。"食部"是指按照当地的烹调和饮食习惯,把从市场上购买的样品去掉不可食的部分之后,所剩余的可食部分所占的比例。列出食部的比例是为了便于计算市品的营养素含量。市品的食部不是固定不变的,它会因食物的运输、储藏和加工处理不同而有改变。因此当认为食部的实际情况和表中食部栏内所列数字有较大出入时,可以自己实际测量食部的量。通过食物成分表,我们在编制食谱时才能将营养素的需要量转换为食物的需要量,从而确定食物的品种和数量。在评价食谱所含营养素摄入量是否满足需要时,同样需要参考食物成分表中各种食物的营养成分数据。

（四）营养平衡理论

1. 膳食中 3 种宏量营养素需要保持一定的比例平衡

膳食中蛋白质、脂肪和碳水化合物除了各具特殊的生理功能外,其共同特点是提供人体所必需的能量。在膳食中,这 3 种产能营养素必须保持一定的比例,才能保证膳食平衡。若按其各自提供的能量占总能量的百分比计,则蛋白质占 10%～15%,脂肪占 20%～30%,碳水化合物占 55%～65%。打破这种适宜的比例,将不利于健康。

2. 膳食中优质蛋白质与一般蛋白质保持一定的比例

食物蛋白质中所含的氨基酸有 8 种是必须由食物供给的必需氨基酸,人体对这 8 种必需氨基酸的需要量需要保持一定的比例。动物性蛋白质和大豆蛋白质所含的必需氨基酸种类齐全、比例恰当,人体利用率高,称为优质蛋白质。常见食物蛋白质的氨基酸组成,都不可能完全符合人体需要的比例,只有多种食物混合食用,才容易使膳食氨基酸组成符合人体需要的模式。因此,在膳食构成中要注意将动物性蛋白质、一般植物性蛋白质和大豆蛋白进行适当搭配,并保证优质蛋白质占蛋白质总供给量的 1/3 以上。

3. 饱和脂肪酸、单不饱和脂肪酸和多不饱和脂肪酸之间的平衡

对于不同食物来源的脂肪,脂肪酸组成不同,有饱和脂肪酸、单不饱和脂肪酸及多不饱和脂肪酸。饱和脂肪酸可使血胆固醇升高,不饱和脂肪酸特别是必需脂肪酸以及鱼贝类中的二十碳五烯酸(EPA)和二十二碳六烯酸(DHA)则具有多种有益的生理功能。因此必须保证食物中多不饱和脂肪酸的比例。一般认为,在脂肪提供的能量占总能量的 30% 范围内,饱和脂肪酸提供的能量占总能量的 7% 左右,单不饱和脂肪酸提供的能量占总能量的比例在 10% 以内,剩余的能量均由多不饱和脂肪酸提供为宜。动物脂肪相对含饱和脂肪酸和单不饱和脂肪酸多,多不饱和脂肪酸含量较少。植物油主要

含不饱和脂肪酸。2种必需脂肪酸亚油酸和亚麻酸主要存在于植物油中,鱼贝类食物含二十碳五烯酸和二十二碳六烯酸相对较多。为了保证每日膳食能摄入足够的不饱和脂肪酸,必须保证油脂中植物油的摄入。

二、营养食谱的编制原则

食谱泛指食物搭配和烹调方法的汇总,也可指膳食调配计划,即每天每餐主食、副食的名称和数量,编制食谱时要注意具有规范性、科学性、可行性。食谱种类按照编制的时间分为"一日食谱"、"一周食谱",既可以每天编制,也可以每周编制。一日标准食谱确定后,可在保持标准食谱确定的总热能和各种营养素数量和比例不变的基础上,只进行主食和菜肴品种的调换。根据营养配餐的上述理论依据,营养食谱的编制可遵循以下原则。

1.保证营养平衡

(1)按照《中国居民膳食指南》的要求,膳食应满足人体需要的能量、蛋白质、脂肪,以及各种矿物质和维生素。不仅品种要多样,而且数量要充足,膳食既要能满足就餐者需要,又要防止过量。对于老年人,还要注意易缺营养素(如钙、铁等)的供给。

(2)各营养素之间的比例要适宜。膳食中能量来源及其在各餐中的分配比例要合理。要保证膳食蛋白质中优质蛋白质占适宜的比例。要以植物油作为油脂的主要来源,同时还要保证碳水化合物的摄入。各矿物质之间也要配比适当。

(3)食物的搭配要合理。注意主食与副食、杂粮与精粮、荤与素、凉与热等食物的平衡搭配。

(4)膳食制度要合理。一般应该定时定量进餐,成人一日三餐,老人可少量多餐或在三餐之外加点心。

2.照顾饮食习惯,注意饭菜的口味

在可能的情况下,既使膳食多样化,又照顾就餐者的膳食习惯。注重烹调方法,做到色香味美、质地宜人、形状优雅。

3.考虑季节和市场供应情况

主要是熟悉市场可供选择的原料,并了解其营养特点。尽可能利用当地市场供给充足的粮油果蔬,减少不必要的采购浪费。

4.兼顾经济条件

制订食谱,还要考虑进餐者的经济状况,既要使食谱符合营养要求,又要使进餐者在经济上有承受能力,才会使食谱有实际意义。

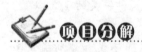 项目分解

食谱的内容应包括用膳对象、每日餐次、每餐饭菜的名称、食物的种类及数量等。常用的食谱编制方法主要有营养成分计算法和食物交换份法2种,因此本项目从以上2方面进行任务分解。

任务一　按照营养成分计算法编制食谱

完整的食谱包括主食、副食的名称,所用原料的品种、数量、烹调方法、营养素标准、膳食制度等,通过表格形式编制。按照营养成分计算法编制食谱包括以下步骤。

一、确定全日能量供给量

能量是维持生命活动正常进行的基本保证,能量不足,人体中血糖下降,就会感觉疲乏无力,进而影响工作、学习的效率;但是能量若摄入过多,则会在体内储存,使人体发胖,也会引起多种疾病。因此,编制食谱首先应该考虑的是保证能从食物中摄入适宜的能量。

用膳者一日三餐的能量供给量可参照膳食营养素参考摄入量(DRIs)中能量的推荐摄入量(RNI),根据用餐对象的劳动强度、年龄、性别等确定。例如,63 岁的退休老年男性按轻体力劳动计,其能量供给量为 7.94MJ(1 900 kcal)。养老机构中集体就餐老年人的能量供给量标准可以以就餐人群的基本情况或平均数值为依据,包括人员的平均年龄、平均体重等。能量供给量标准只是提供了一个参考的目标,实际应用中还需参照用餐人员的具体情况加以调整,如根据用餐对象的胖瘦情况制订不同的能量供给量。因此,在编制食谱前应对用餐对象的基本情况有一个全面的了解,应当清楚就餐者的人数、性别、年龄、身体条件、劳动强度、工作性质及饮食习惯等。可参考表 6-1 确定全日能量供给量。

表 6-1　不同人群每天每千克体重所需热量数　　　　　　　　　　单位:kcal

体　型	休息状态	轻体力劳动	中等体力劳动	重体力劳动
正常	15~20	25~30	35	40
消瘦	20~25	35	40	45~50
肥胖/超重	15	20~25	30	35

二、计算产能营养素全日应提供能量

能量的主要来源为蛋白质、脂肪和碳水化合物,为了维持人体健康,这 3 种能量营养素占总能量比例应当适宜,一般蛋白质占 10%~15%,脂肪占 20%~30%,碳水化合物占55%~65%,具体可根据本地生活水平,调整上述 3 类能量营养素占总能量的比例,由此可求得 3 种能量营养素的一日能量供给量。

如已知某人每日能量需要量为 11.29MJ(2 700 kcal),若 3 种产能营养素占总能量的比例分别为蛋白质占 15%、脂肪占 25%、碳水化合物占 60%,则 3 种能量营养素各应提供的能量如下:

蛋白质　　　　11.29 MJ(2 700 kcal)×15%＝1.693 5 MJ(405 kcal)

脂肪　　　　　11.29 MJ(2 700 kcal)×25%＝2.822 5 MJ(675 kcal)

碳水化合物　　11.29 MJ(2 700 kcal)×60%＝6.774 MJ(1 620 kcal)

三、计算产能营养素每日需要数量

知道了 3 种产能营养素的能量供给量,还需将其折算为需要量,即具体的数量,这是确定食物品种和数量的重要依据。由于食物中的产能营养素不可能全部被消化吸收,且消化率也各不相同,消化吸收后,在体内也不一定完全彻底地被氧化分解产生能量。因此,食物中产能营养素产生能量的多少按如下关系换算,即 1 g 碳水化合物产生能量为 16.7 kJ (4.0 kcal),1 g 脂肪产生能量为 37.6 kJ(9.0 kcal),1 g 蛋白质产生能量为 16.7 kJ (4.0 kcal)。根据三大产能营养素的能量供给量及其能量折算系数,可求出全日蛋白质、脂肪、碳水化合物的需要量。

如根据上一步的计算结果,可算出 3 种产能营养素需要量如下:

蛋白质　　　 1.693 5 MJ÷16.7 kJ/g≈101 g(405 kcal÷4 kcal/g≈101 g)

脂肪　　　　 2.822 5 MJ÷37.6 kJ/g≈75 g(675 kcal÷9 kcal/g≈75 g)

碳水化合物　 6.774 MJ÷16.7 kJ/g≈406 g(1 620 kcal÷4 kcal/g≈405 g)

四、计算产能营养素每餐需要量

知道了 3 种能量营养素全日需要量后,就可以根据三餐的能量分配比例计算出三大产能营养素的每餐需要量。一般三餐能量的适宜分配比例为:早餐占 30%,午餐占 40%,晚餐占 30%。

如根据上一步的计算结果,按照 30%、40%、30% 的三餐供能比例,其早、中、晚三餐各需要摄入的 3 种产能营养素数量如下。

早餐:蛋白质　　　　　　　 101 g×30%≈30 g
　　　脂肪　　　　　　　　 75 g×30%≈23 g
　　　碳水化合物　　　　　 406 g×30%≈122 g
中餐:蛋白质　　　　　　　 101 g×40%≈40 g
　　　脂肪　　　　　　　　 75 g×40%=30 g
　　　碳水化合物　　　　　 406 g×40%≈162 g
晚餐:蛋白质　　　　　　　 101 g×30%≈30 g
　　　脂肪　　　　　　　　 75 g×30%≈23 g
　　　碳水化合物　　　　　 406 g×30%≈122 g

五、主食、副食品种和数量的确定

已知 3 种能量营养素的需要量,根据食物成分表,就可以确定主食和副食的品种和数量了。

(一)主食品种、数量的确定

由于粮谷类是碳水化合物的主要来源,因此主食的品种、数量主要根据各类主食原料中碳水化合物的含量确定。主食的品种主要根据用餐者的饮食习惯来确定,北方习惯以面食为主,南方则以大米居多。

根据上一步的计算,早餐中应含有碳水化合物 122 g,若以小米粥和馒头为主食,并分别提供 20%和 80%的碳水化合物。查食物成分表得知,每 100 g 小米粥含碳水化合物 8.4 g,每 100 g 馒头含碳水化合物 44.2 g,则:

$$所需小米粥重量=122\ g×20\%÷(8.4/100)≈290\ g$$

$$所需馒头重量=122\ g×80\%÷(44.2/100)≈220\ g$$

主食品种、数量确定的注意事项:在实际工作中,在计算每天碳水化合物的进食量时,还应考虑到蔬菜、水果、动物性食品等食物中也含有一定量的碳水化合物。因此,对于碳水化合物含量高的蔬菜、水果等应减去其摄入的碳水化合物含量后,再设计主食碳水化合物的重量。

(二)副食品种、数量的确定

根据 3 种产能营养素的需要量,首先确定了主食的品种和数量,接下来就需要考虑蛋白质的食物来源了。蛋白质广泛存在于动植物性食物中,除了谷类食物能提供的蛋白质,各类动物性食物和豆制品是优质蛋白质的主要来源。因此副食品种和数量的确定应在已确定主食用量的基础上,依据副食应提供的蛋白质数量确定。

计算步骤如下:

(1) 计算主食中含有的蛋白质重量。

(2) 用应摄入的蛋白质重量减去主食中蛋白质重量,即为副食应提供的蛋白质重量。

(3) 设定副食中蛋白质的 2/3 由动物性食物供给,1/3 由豆制品供给,据此可求出各自的蛋白质供给量。

(4) 查表并计算各类动物性食物及豆制品的供给量。

(5) 设计蔬菜的品种和数量。

仍以上一步的计算结果为例,已知该用餐者午餐应含蛋白质 40 g、碳水化合物 162 g。假设以馒头(富强粉)、米饭(大米)为主食,并分别提供 50%的碳水化合物,由食物成分表得知,每 100 g 馒头和米饭含碳水化合物分别为 44.2 g 和 25.9 g,按上一步的方法,可算得馒头和米饭所需重量分别为 184 g 和 313 g。

由食物成分表得知,100 g 馒头(富强粉)含蛋白质 6.2 g,100 g 米饭含蛋白质 2.6 g,则:

$$主食中蛋白质含量=184\ g×(6.2/100)+313\ g×(2.6/100)≈20\ g$$

$$副食中蛋白质含量=40\ g-20\ g=20\ g$$

设定副食中蛋白质的 2/3 应由动物性食物供给,1/3 应由豆制品供给,因此:

$$动物性食物应含蛋白质重量=20\ g×66.7\%≈13\ g$$

$$豆制品应含蛋白质重量=20\ g×33.3\%≈7\ g$$

若选择的动物性食物和豆制品分别为猪肉(脊背)和豆腐干(熏),由食物成分表可知,每 100 g 猪肉(脊背)中蛋白质含量为 20.2 g,每 100 g 豆腐干(熏)的蛋白质含量为 15.8 g,则:

$$猪肉(脊背)重量=13\ g÷(20.2/100)≈64\ g$$

$$豆腐干(熏)重量=7\ g÷(15.8/100)≈44\ g$$

确定了动物性食物和豆制品的重量,就可以保证蛋白质的摄入。最后是选择蔬菜的品种和数量。蔬菜的品种和数量可根据不同季节市场的蔬菜供应情况,以及考虑与动物性食物和豆制品配菜的需要来确定。

六、确定纯能量食物的量

油脂的摄入应以植物油为主,辅以一定量的动物脂肪。因此以植物油作为纯能量食物的来源。由食物成分表可知每日摄入各类食物提供的脂肪含量,将需要的脂肪总含量减去食物提供的脂肪量即为每日植物油供应量。

七、食谱的评价与调整

根据以上步骤设计出营养食谱后,还应该对食谱进行评价,确定编制的食谱是否科学合理。应参照食物成分表初步核算该食谱提供的各种营养素的含量,与 DRIs 进行比较,相差在 10% 以内,可认为合乎要求,否则要增减或更换食品的种类或数量。值得注意的是,制订食谱时,不必严格要求每份营养餐食谱的能量和各类营养素均与 DRIs 保持一致。一般情况下,每天的能量、蛋白质、脂肪和碳水化合物的量出入不应该很大,其他营养素以 1 周为单位进行计算、评价即可。

根据食谱的制订原则,食谱的评价应该包括以下几个方面:

(1) 食谱中所含五大类食物是否齐全,是否做到了食物种类多样化?

(2) 各类食物的量是否充足?

(3) 全天能量和营养素的摄入是否适宜?

(4) 三餐能量摄入分配是否合理,早餐是否保证了能量和蛋白质的供应?

(5) 优质蛋白质占总蛋白质的比例是否恰当?

(6) 3 种产能营养素(蛋白质、脂肪、碳水化合物)的供能比例是否适宜?

以下是评价食谱是否科学、合理的过程:

(1) 首先按类别将食物归类排序,并列出每种食物的数量。

(2) 从食物成分表中查出每 100 g 食物所含营养素的量,算出每种食物所含营养素的量,计算公式如下。

食物中某营养素含量=食物量(g)×可食部比例×100 g 食物中营养素含量/100

(3) 将所用食物中的各种营养素分别累计相加,计算出一日食谱中 3 种产能营养素及其他营养素的量。

(4) 将计算结果与中国营养学会制订的 DRIs 中同年龄同性别人群的水平比较,进行评价。

(5) 分别计算出蛋白质、脂肪、碳水化合物 3 种营养素提供的能量及占总能量的比例。

(6) 计算出动物性及豆类蛋白质占总蛋白质的比例。

(7) 计算三餐提供能量的比例。

以下以某 72 岁中等体力活动水平老年男性一日食谱为例(见表 6-2),对食谱进行评价。

表 6-2 某老年人一日食谱

餐　次	食物名称	用　量
早餐	面包	面粉 150 g
	火腿	25 g
	牛奶	250 g
	苹果	100 g

续表

餐　　次	食物名称	用　　量
午餐	青椒肉片	青椒 100 g
		瘦猪肉 45 g
		植物油 6 g
	熏干芹菜	熏干 30 g
		芹菜 100 g
		植物油 5 g
晚餐	馒头	面粉 150 g
	西红柿炒鸡蛋	西红柿 125 g
		鸡蛋 60 g
		植物油 5 g
	韭菜豆腐汤	韭菜 25 g
		南豆腐 30 g
		植物油 3 g
	大米	125 g

（一）按类别将食物归类排序，看食物种类是否齐全

谷类薯类：面包 150 g、面粉 150 g、大米 125 g

禽畜肉及鱼类：火腿 25 g、瘦猪肉 45 g

豆类及其制品：熏干 30 g、南豆腐 30 g

奶类：牛奶 250 g

蛋类：鸡蛋 60 g

蔬菜水果类：苹果 100 g、青椒 100 g、芹菜 100 g、西红柿 125 g、韭菜 25 g

纯热能食物：植物油 19 g

（二）食物所含营养素的计算

首先从食物成分表中查出各种食物每 100 g 的能量及各种营养素的含量，然后计算食谱中各种食物所含能量和营养素的量。以计算 150 g 面粉中所含营养素为例，从食物成分表中查出小麦粉 100 g 食部为 100%，含能量 1 439 kJ(344 kcal)，蛋白质 11.2 g，脂肪 1.5 g，碳水化合物 73.6 g，钙 31 mg，铁 3.5 mg，维生素 B_1 0.28 mg，维生素 B_2 0.08 mg，故 150 g 面粉可提供：

能量＝1 439 kJ×150 g/100 g＝2 158.5 (kJ)[344×150/100＝516 (kcal)]

蛋白质＝11.2 g×150 g/100 g＝16.8 g

脂肪＝1.5 g×150 g/100 g＝2.25 g

碳水化合物＝73.6 g×150 g/100 g＝110.4 g

钙＝31 mg×150 g/100 g＝46.5 mg

铁＝3.5 mg×150 g/100 g＝5.25 mg

维生素 B_1＝0.28 mg×150 g/100 g＝0.42 mg

维生素 B_2＝0.08 mg×150 g/100 g＝0.12 mg

其他食物计算方法和过程与此类似。计算出所有食物分别提供的营养素含量，累计相

加,就得到该食谱提供的能量和营养素。如此食谱可提供:能量 8 841 kJ(2 113 kcal),蛋白质 77.5 g,脂肪 57.4 g,钙 602.9 mg,铁 20.0 mg,维生素 A341.4 μg,维生素 B₁0.9 mg,维生素 C70 mg。

参考 72 岁中等体力活动水平老年男性每日 DRIs:能量 8 800 kJ(2 100 kcal),蛋白质 75 g,钙 1 000 mg,铁 15 mg,维生素 A800 μg,维生素 B₁1.3 mg,维生素 C100 mg。比较可见,此食谱中钙、维生素 A、维生素 B₁、维生素 C 均不足。除此之外,能量和其他营养素供给量基本符合需要。钙不足可通过适当增加乳制品、海带、豆制品等补充,或者补充钙剂。维生素 A 不足可通过 1~2 周补充一次动物肝脏来弥补,维生素 C 不足可用富含维生素 C 的蔬菜水果来补充,以弥补此食谱的不足之处。

(三)三种供能营养素的供能比例

由蛋白质、脂肪、碳水化合物 3 种营养素的能量折算系数可以算得:

蛋白质提供能量占总能量比例=77.5 g×16.7 kJ/g÷8 841 kJ=14.7%
脂肪提供能量占总能量比例=57.4 g×37.6 kJ/g÷8 841 kJ=24.4%
碳水化合物提供能量占总能量比例=100%-14.7%- 24.4%=60.9%

蛋白质、脂肪、碳水化合物适宜的供能比分别为 10%~15%、20%~30%、55%~65%。本食谱的蛋白质、脂肪、碳水化合物的摄入比例还是比较合适的。

(四)动物性及豆类蛋白质占总蛋白质比例

将来自动物性食物及豆类食物的蛋白质累计相加,本例结果为 35 g,食谱中总蛋白质含量为 77.5 g,可以算得:

动物性及豆类蛋白质占总蛋白质比例=35÷77.5=45.2%

优质蛋白质占总蛋白质的比例超过 1/3,接近一半,可认为优质蛋白质的供应量比较适宜。

(五)三餐提供能量占全天摄入总能量比例

将早、中、晚三餐的所有食物提供的能量分别按餐次累计相加,得到每餐摄入的能量,然后除以全天摄入的总能量得到每餐提供能量占全天总能量的比例。

早餐: 2 980÷8 841=33.7%
午餐: 3 181÷8 841=36.0%
晚餐: 2 678÷8 841=30.3%

三餐能量分配接近比较适宜的 30%、40%、30%。

总的看来,该食谱种类齐全,能量及大部分营养素数量充足,3 种产能营养素比例适宜,考虑了优质蛋白质的供应,三餐能量分配合理,是设计比较科学合理的营养食谱。需要强调的是,以上的食谱制订和评价主要是根据宏量营养素的状况来进行讨论。在实际的食谱制订工作中还必须对各种微量营养素的适宜性进行评价,而且需要检测就餐人群的体重变化及其他营养状况指标,对食谱进行调整。

有了营养食谱还必须根据食谱原料,运用合理的烹饪方法进行营养餐的制作。在烹饪过程中,食物中的蛋白质、脂肪、碳水化合物、维生素、矿物质、水等营养素发生着多种变化,了解这些变化,对于合理选用科学的烹调方法,严格监控烹饪过程中食物的质量,提高营养素在食物中的保存率和在人体中的利用率都有着重要作用。此外,营养餐的制作还应保证食物的色、香、味俱全,这样才能保证食物的正常摄入,达到营养配餐预期的营养素摄入量。

任务二 按照食物交换份法编制食谱

食物交换份制订食谱比计算法简单、方便、快捷,且容易被非专业人员掌握并使用。该法是将常用食物按其所含营养素量的近似值归类,计算出每类食物每份所含的营养素值和食物质量,然后将每类食物的内容列出表格供交换使用,最后,根据不同能量需要,按蛋白质、脂肪和碳水化合物的合理分配比例,计算出各类食物的交换份数和实际重量,并按每份食物等值交换表选择食物。

一、食物划分大类

根据膳食指南,按常用食物所含营养素的特点划分为五大类食物。

第一类:谷类及薯类。谷类包括米、面、杂粮,薯类包括马铃薯、甘薯、木薯等。主要提供碳水化合物、蛋白质、膳食纤维、B族维生素。

第二类:动物性食物。包括肉、禽、鱼、奶、蛋等,主要提供蛋白质、脂肪、矿物质、维生素A和B族维生素。

第三类:豆类及制品。包括大豆及其他干豆类,主要提供蛋白质、脂肪、膳食纤维、矿物质和B族维生素。

第四类:蔬菜水果类。包括鲜豆、根茎、叶菜、茄果等,主要提供膳食纤维、矿物质、维生素C和胡萝卜素。

第五类:纯能量食物。包括动植物油、淀粉、食用糖和酒类,主要提供能量。植物油还可提供维生素E和必需脂肪酸。

二、各类食物的每单位食物交换代量表

(1) 谷类和薯类:见表6-3,每份提供90 kcal的能量,蛋白质2 g,脂肪0.5 g,碳水化合物19 g。例如25 g大米为1份。每份量为净食部。

(2) 蔬菜、水果类:见表6-4、表6-5,每份蔬菜提供90 kcal的能量,蛋白质5 g,碳水化合物15 g,例如大白菜500 g为1份每份水果提供90 kcal的能量,蛋白质1 g,碳水化合物21 g。每份量均为净食部。

(3) 动物类食物:见表6-6,每份提供90 kcal的能量,蛋白质10 g,脂肪5 g,碳水化合物2 g。例如鸡蛋1个为1份。

(4) 豆类及其制品:见表6-7,每份提供90 kcal的能量,蛋白质9 g,脂肪5 g,碳水化合物6 g。

(5) 油脂类:见表6-8,包括烹调油和坚果类,如花生、核桃等。每份提供90 kcal的能量,脂肪9 g。

表 6-3 谷类、薯类食物交换代量表

食物名称	重量/g	食物名称	重量/g
大米或面粉	25	烙饼	35
面条(挂面)	25	烧饼	35
面条(切面)	30	油条	22
米饭	籼米 75,粳米 55	面包	30
米粥	190	饼干	25
馒头	35	鲜玉米(市品)	200
花卷	40	红薯、白薯(生)	95
高粱米	25	土豆	125
凉粉	400	干粉丝	20

表 6-4 蔬菜类食物交换代量表

食物名称	重量/g	食物名称	重量/g
白菜、油菜、圆白菜	500	白萝卜、茭白、冬笋	400
菠菜、韭菜、空心菜	500	南瓜、倭瓜、菜瓜	350
芹菜、莴笋、雪里蕻、茼蒿	500	鲜豇豆、扁豆、洋葱	250
西葫芦、番茄、茄子	500	柿子椒	350
黄瓜、丝瓜、苦瓜、冬瓜	500	胡萝卜	200
菜花、绿豆芽、鲜蘑菇	500	蒜苗	200
山药、荸荠、莲藕、凉薯	250	百合	100

表 6-5 水果类食物交换代量表

食物名称	重量/g	食物名称	重量/g
香蕉、柿子、鲜荔枝	150	葡萄	200
橙子、橘子、柚子	200	草莓、杨桃	300
苹果、梨、桃	200	西瓜	500
李子、杏	200	猕猴桃	200

表 6-6 动物类食物交换代量表

食物名称	重量/g	食物名称	重量/g
瘦猪、牛、羊肉	50	热火腿、香肠	20
带骨排骨	50	肥瘦猪、牛、羊肉	25
鸡、鸭、鹅肉	50	午餐肉、熟叉烧肉	35
带鱼	80	草鱼、鲤鱼、甲鱼	80
对虾、青虾、鲜贝	80	蟹肉、水发鱿鱼	100
鸡蛋 1 个(带壳)	60	水发海参	350
鸭蛋、松花蛋 1 个(带壳)	60	牛奶	160
鹌鹑蛋 6 个(带壳)	60	无糖酸奶	130
乳酪	25	奶粉	20

表 6-7 豆类及豆制品食物交换代量表

食物名称	重量/g	食物名称	重量/g
豆浆	400	豆腐干	50
豆腐(南)	150	熏干	50
豆腐(北)	80	腐竹	20
油豆腐	40	千张	28
豆腐皮	20	豆腐丝	50

表 6-8 纯能量食物交换代量表

食物名称	重量/g
菜籽油、玉米油	9
豆油、花生油、棉籽油、芝麻油	9
牛油、羊油、猪油(未炼)	9
花生米、杏仁	15
南瓜子、葵花籽	30
芝麻酱	15
核桃仁	12.5

三、安排每日膳食

按照中国居民平衡膳食宝塔上标出的数量安排每日膳食。膳食宝塔建议的每人每日各类食物适宜摄入量范围应用时要根据能量需要进行选择,按照六大能量摄入水平分别建议 10 类食物的摄入量(见表 4-2)。建议量均为食物可食部的生重量。按照中国居民平衡膳食宝塔上标出的数量安排每日膳食时,应根据个人年龄、性别、身高、体重、劳动强度及季节等情况适当调整。

四、确定食物交换份数和食谱

根据不同能量的各种食物需要量,参考食物交换代量表,确定不同能量供给量的食物交换份数。如对于 63 岁从事办公室工作的老年女性,其能量需求参照营养学会推荐的中国居民膳食全天能量摄入量,则共需要能量 1 800 kcal。根据中国居民膳食宝塔,参考表 4-2,1 800 kcal能量需要摄入谷类 250 g、蔬菜 300 g、水果 200 g、肉类 50 g、蛋类 25 g、鱼虾类 50 g、豆类及豆制品 30 g、奶类及奶制品 300 g、油脂 25 g,这相当于 10(250/25)份谷薯类食物交换份、1～2份果蔬类交换份、4 份肉蛋奶等动物性食物交换份、1 份豆类食物交换份、2～3 份油脂类食物交换份。值得注意的是,食物交换代量表的交换单位不同,折合的食物交换份数也不同。

这些食物分配到一日三餐中可以如下安排。

早餐:牛奶 300 g(乳制品 1 份)、面包 55 g(谷类 1 份)、大米粥 25 g(谷类 0.5 份)。

加餐:葡萄 100 g(果蔬类 0.5 份)。

午餐:猪肉白菜水饺[瘦猪肉末 50 g(瘦肉 1 份)、白菜 125 g(蔬菜 0.25 份)、面粉 75 g(谷类 1.5 份)],芹菜炒豆干[芹菜 125 g(蔬菜 0.25 份)、豆腐干 30 g(豆类 1 份)]。

加餐:梨 100 g(果蔬类 0.5 份)。

晚餐:杂豆米饭 100 g(谷类 2 份),鸡蛋 1 个(蛋类 1 份),莴笋炒火腿[火腿 20 g(肉类 1 份)、莴笋 250 g(蔬菜 0.5 份)]。

全日烹调用油 25 g。

也可根据不同能量膳食食物份数分配表(见表 6-9),确定所需的食物交换份。

表 6-9　不同能量膳食食物份数分配表(交换单位)

总能量/MJ	总交换单位	谷　类	蔬　菜	肉　类	乳　类	水果类	油　脂
4.2	12.0	6	1	2	2	0	1
5.0	14.5	7	1	2	2	0	1.5
5.9	16.5	9	1	3	2	0	1.5
6.7	18.5	9	1	4	2	1	1.5
7.6	21.0	11	1	4	2	1	2
8.4	23.5	13	1	4.5	2	1	2
9.2	25.5	15	1	4.5	2	1	2
10.1	28.0	17	1	5.0	2	1	2

食物交换份法是一个比较粗略的方法,实际应用中,可将计算法与食物交换份法结合使用,首先用计算法确定食物的需要量,然后用食物交换份法确定食物种类及数量。通过食物的同类互换,可以一日食谱为模本,设计出 1 周、1 月食谱。

随着计算机技术的广泛应用,已出现了用于制订食谱的专用软件,应用软件编制食谱可提高效率、简化步骤,是一种有发展前途的方法。

食谱编制实例

李某,男性,66 岁,身高 176 cm,体重 82 kg,退休后返聘从事办公室工作,无糖尿病史,血脂水平正常,要求为其进行一日食谱设计。

一、确定每日所需总能量和三大营养素的需要量

根据用餐对象的理想体重、体重指数、劳动强度、年龄、性别确定其全日能量需要量,见表 6-1。

(一)求标准体重

标准体重(kg)=实际身高(cm)-105=176-105=71(kg)

因为超过了标准体重±10%的范围,因此该男子体重属于超重。

(二)求体重指数

体重指数=实际体重(kg)/身高^2(m^2)=82/1.76^2=26.5(kg/m^2)

体重指数在 18.5~24.0 kg/m^2 为体型正常,因此该男子体型偏胖。

(三)确定体力劳动强度

该男子从事办公室工作,属于轻体力劳动者。

(四)确定每日所需的总能量和三大营养素的需要量

每日总能量=理想体重(kg)×每天每千克体重所需热量[kcal/(kg·d)]

由于该男子体重超重,考虑到他的工作活动情况,我们取 20~25 kcal/(kg·d)的中间值,即 22 kcal/(kg·d)作为该男子每天每千克体重所需热量参考值。

该男子每天所需的总热能＝71(kg)×22[kcal/(kg·d)]＝1 562(kcal/d)≈1 600(kcal/d)

按照三大营养素提供的热能占总能量的比例,先算出三大营养素提供的能量,然后利用热能系数,计算出三大营养素的需要量。

三大营养素占热能的比例:蛋白质10%～15%,脂肪20%～30%,碳水化合物55%～65%,我们分别取蛋白质15%、脂肪25%、碳水化合物60%来计算。

三大营养素的热能系数如下。

蛋白质:16.7 kJ/g(4 kcal/g)

脂肪:37.56 kJ/g(9 kcal/g)

碳水化合物:16.7 kJ/g(4 kcal/g)

每天蛋白质的需要量＝[1 600(kcal)×15%]÷4(kcal/g)＝240 kcal÷4(kcal/g)＝60 g

每天脂肪的需要量＝[1 600(kcal)×25%]÷9(kcal/g)＝400 kcal÷9(keal/g)＝44 g

每天碳水化合物的需要量＝[1 600(kcal)×60%]÷4(kcal/g)＝960 kcal÷4(kcal/g)＝240 g

（五）确定每天所需的食物交换份数

查表6-9,该男子每天所需的食物交换份数为18.5份。其中谷类9份,蔬菜1份,肉、鱼、蛋类4份,乳类2份,水果1份,油脂1.5份。

（六）确定三餐份数的餐次分配

按照三餐能量分配比例,该男子三餐的热能分配按照早30%、中40%、晚30%分配,早餐5.5份、午餐7.5份、晚餐5.5份,或者早餐5.0份、午餐7.5份、晚餐5.5份、下午加餐0.5份。

（七）将食物份数换算成具体食物重量

按照早餐5.0份、午餐7.5份、晚餐5.5份、下午加餐0.5份分配方案,初步配制食谱,填写表6-10。

表6-10 李某一日食谱初步设计方案

餐　次	份　数	食物种类	食物份数	具体食物	每份质量/g	食物量/g
早餐	5.0	主食类	1	馒头	35	35
	1	主食类	1	烧饼	35	35
		豆乳类	1.5	牛奶	110	165
		肉鱼蛋类	1	鸡蛋	55	55
		水果	0.5	苹果	200	100
午餐	7.5	谷类	4	大米	25	100
		素菜类	0.5	芹菜	500	250
		肉鱼蛋类	2	瘦牛肉	50	100
		油脂类	1	大豆油	10	10
下午加餐	0.5	水果类	0.5	香蕉	100	50
晚餐	5.5	主食类	3	烧饼	35	105
		素菜类	0.5	黄瓜/柿椒	500/350	125/88
		肉鱼类	1	鸡肉	50	50
		豆乳类	0.5	豆浆	200	100
		油脂类	0.5	大豆油	10	5

总能量 5.89 MJ(1 402.36 kcal),蛋白质 69.00 g,脂肪 36.62 g,碳水化合物 220.85 g。

（八）食谱评价与调整

1. 全天能量和三大营养素摄入量评价

全天能量和三大营养素摄入量评价见表 6-11、表 6-12。

表 6-11 全天能量和三大营养素摄入量

食物名称	可食质量/g	热能/kJ	蛋白质/g	脂肪/g	碳水化合物/g
馒头	35	305.6	2.17	0.42	15.47
牛奶	16.5	374.2	4.95	5.28	5.61
鸡蛋	48.5	317.1	6.2	5.37	0.63
大米	100	1440.6	7.7	0.6	77.4
芹菜	250	210	3	0.5	11.25
瘦牛肉	100	445.2	20.2	2.3	1.2
烧饼	140	1323	10.5	3.22	74.06
黄瓜	125	78.8	1	0.25	3.63
柿子椒	88	81.3	0.888	0.18	4.75
鸡肉	50	279.3	9.7	2.5	1.25
豆浆	100	58.8	1.8	0.7	1.1
大豆油	15	566.4	—	15	—
苹果	100	218.4	0.2	0.3	13.5
香蕉	50	191.1	0.7	0.1	11
合计		5 890	69	36.62	220.85

表 6-12 各餐能量和三大营养素摄入量

餐　次	能量/kJ	蛋白质/g	脂肪/g	碳水化合物/g
早餐	1 545.1	17.0	12.47	59.91
午餐	2 473.4	30.9	13.4	89.85
下午加餐	191.1	0.7	0.1	11
晚餐	1 680.4	20.38	10.65	60.09
合计	5 890	69.00	36.62	220.85

一般认为，能量可有±5%的出入，即能量摄入量占标准总供给量的百分比在 95%～105%为正常；其他营养素允许有±10%的出入，即营养素摄入量占标准供给量的百分比在 90%～110%均为正常。本次设计的食谱，能量摄入量为标准供给量的 87.65%（低于标准），蛋白质摄入量占标准供给量的 115%（高于标准），脂肪摄入量占标准供给量的 83.23%（低于标准），碳水化合物摄入量占标准供给量的 92.02%（符合标准）。

2. 三餐能量比例评价

三餐的能量比例为：早餐 26.2%，午餐 42%，下午加餐 3.2%，晚餐 28.5%。按照早餐 30%、午餐 40%、晚餐占 30%的能量分配比例，早餐能量比例略低，午餐能量略高。

3. 三大营养素占总能量的比例评价

三大营养素占总热能的比例为:蛋白质 19.6%,脂肪 23.4%,碳水化合物 62.6%,蛋白质产生的能量占总能量的比例偏高。

4. 优质蛋白质占总蛋白质摄入量的比例分析

优质蛋白(牛奶+牛肉+鸡蛋+鸡肉+豆浆)占总蛋白质的比例为:42.85 g/69 g=62.1%,符合要求。

综合分析,该食谱蛋白质数量偏多,脂肪偏低,能量偏低,早餐提供能量比例略低。可将早餐增加坚果类杏仁 15 g;增加午餐主食量至 150 g;减少午餐肉鱼蛋类量至 50 g,减少午餐油脂类至 5 g。再重新计算一日膳食中热能和营养素的摄入量,直至符合营养膳食的要求。对李某食谱进行调整后,详见表 6-13~表 6-15。

表 6-13　李某一日食谱修改后方案

餐　　次	份　　数	食物种类	食物份数	具体食物	每份质量/g	食物量/g
早餐	6.0	主食类	1	馒头	35	35
		主食类	1	烧饼	35	35
		豆乳类	1.5	牛奶	110	165
		肉鱼蛋类	1	鸡蛋	55	55
		油脂类▲	1	杏仁	15	15
		水果	0.5	苹果	200	100
午餐	8.0	谷类▲	6	大米	25	150
		素菜类	0.5	芹菜	500	250
		肉鱼蛋类▲	1	瘦牛肉	50	100
		油脂类▲	0.5	大豆油	10	5
下午加餐	0.5	水果类	0.5	香蕉	100	50
晚餐	5.5	谷类	3	烧饼	35	105
		素菜类	0.5	黄瓜/柿椒	500/350	125/88
		肉鱼蛋类	1	鸡肉	50	50
		豆乳类	0.5	豆浆	200	100
		油脂类	0.5	大豆油	10	5

▲为调整的食物。

表 6-14　修改后全天能量和三大营养素摄入量

餐　　次	名　　称	可食量/g	热能/kJ	蛋白质/g	脂肪/g	碳水化合物/g
早餐	馒头	35	305.6	2.17	0.42	15.47
	烧饼	35	331	2.63	0.81	18.5
	牛奶	16.5	374.2	4.95	5.28	5.61
	鸡蛋	48.5	317.1	6.2	5.37	0.63
	苹果	100	218.4	0.2	0.3	13.5
	杏仁	15	322.6	3.71	6.72	—

续表

餐 次	名 称	可食量/g	热能/kJ	蛋白质/g	脂肪/g	碳水化合物/g
午餐	大米	150	2 160.9	11.55	0.9	116.1
	芹菜	250	210	3	0.5	11.25
	瘦牛肉	50	222.7	10.1	1.15	0.6
	大豆油	5	188.8	—	5	
午加餐	香蕉	50	191.1	0.7	0.1	11
晚餐	烧饼	105	992.2	7.88	2.42	55.55
	黄瓜	125	78.8	1	0.25	3.63
	柿子椒	88	81.3	0.888	0.18	4.75
	鸡肉	50	279.3	9.7	2.5	1.25
	豆浆	100	58.8	1.8	0.7	1.1
	大豆油	15	566.4	—	15	—
合计			6 900	66.48	47.6	258.94

表 6-15 修改后各餐能量和三大营养素摄入量

餐 次	能量/kJ	蛋白质/g	脂肪/g	碳水化合物/g
早餐	1 868.9	19.86	18.9	53.71
午餐	2 782.4	24.65	7.55	127.95
下午加餐	191.1	0.7	0.1	11
晚餐	2 056.8	21.27	21.05	66.28
合计	6 900	66.48	47.6	258.94

修改后的食谱每天的食物交换份数为20份,增加谷类的2个交换份数,油脂类0.5个交换份,减少了肉鱼蛋类1个交换份数。

总能量摄入量占标准供给量的103%,蛋白质摄入量占标准供给量的110%,脂肪摄入量占标准供给量的108%,碳水化合物摄入量占标准供给量的107.90%,符合要求。

三餐能量分配比例分别是:早餐27%,午餐40.3%,下午加餐2.8%,晚餐29.8%,基本符合要求。

三大营养素提供的能量占总能量的比例分别是:蛋白质15.4%,脂肪24.8%,碳水化合物59.8%,符合要求。

优质蛋白(牛奶＋牛肉＋鸡蛋＋鸡肉＋豆浆)占总蛋白质的比例为:30.95 g/66.48 g＝46.6%,符合要求。

通过编制食谱的方法的学习,我们可以看到,食谱的编制绝不是一次就能成功的,往往需要反复修改,综合考虑。食谱编制方法,首先要确定用餐者每天所需要的能量。对于不同年龄、性别、体质、体力劳动和身体素质的人,能量的实际需求会有差别,所以,不需固守一个标准一成不变。即便是对于同一个人,不同的季节、不同的生活和工作状况,其膳食需要也是变化的。由于影响能量和营养素吸收、利用的因素很多,所以食谱编制得是否符合用餐者需要,关键要看实际应用。其次,如果用餐者按照制订的食谱用过一段时间后,出现能量供应不足、营养素缺乏等情况,则必须调整食谱。因此,当食谱开始使用后,还需要对用餐者进行跟踪调查，并不断修改食谱。没有一成不变的食谱，没有十全十美的食谱，只有符合自身需要的食谱。

▼ 习题

一、填空题

1. 制订出食谱后，需要以各营养素的 RNI 为参考评价食谱的制订是否合理，如果与 RNI 相差不超过＿＿＿＿＿，说明编制的食谱合理可用，否则需要加以调整。

2. 在膳食构成中要注意将动物性蛋白质、一般植物性蛋白质和大豆蛋白进行适当搭配，并保证优质蛋白质占蛋白质总供给量的＿＿＿＿＿以上。

3. 在脂肪提供的能量占总能量的 30％ 范围内，饱和脂肪酸提供的能量占总能量的＿＿＿＿＿左右，单不饱和脂肪酸提供的能量占总能量的比例在＿＿＿＿＿以内，剩余的能量均由多不饱和脂肪酸提供为宜。

二、简答题

1. 营养配餐的理论依据包括哪些？

2. 根据营养平衡理论，膳食中的哪些内容要保持平衡？

3. 简述营养食谱的编制原则。

4. 按照营养成分计算法编制食谱包括哪些步骤？

5. 食谱编制后，如何评价食谱是否科学、合理？

三、实训题

黄某，男性，61 岁，身高 172 cm，体重 65 kg，退休在家，无糖尿病史，血脂水平正常，请参照食谱编制实例，为其进行一周食谱设计。

项目七　老年人常见慢性疾病与膳食指导

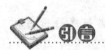 **引言**

　　营养对于疾病的发生、发展和转归都有非常密切的关系，营养素摄入过多或不足均会导致营养失调，及时补充营养素可以治疗营养缺乏病，控制或减少营养素供给可以治疗营养过剩及其引起的危害。在治疗由其他原因引起的疾病过程中，需要合理的营养才能达到满意的效果。例如，维生素 C 缺乏会引起维生素 A 缺乏症，补充维生素 C 及摄入新鲜蔬菜和水果可以起到防治效果；摄入过量的维生素 D 则可引起中毒；糖尿病及单纯性肥胖症患者应控制总热量；肾功能不全者应限制蛋白质和钠盐摄入；心血管疾病者应限制脂肪和胆固醇；晚期肿瘤患者经营养治疗后才能够进行放疗或化疗等。营养治疗是疾病综合治疗的重要组成部分。

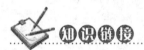 **知识链接**

　　膳食是获取营养的主要途径。根据人体的基本营养需要和各种疾病的治疗需要而制订的医院膳食，可分为基本膳食、治疗膳食、诊断膳食和代谢膳食等类别。各种膳食的食谱应按膳食常规要求进行设计和配制。本部分仅介绍基本膳食和治疗膳食两个类别。

一、基本膳食

　　基本膳食是根据人体生理需要和疾病特点，将各种食物通过改变烹调方法或改变形态、质地而配制的膳食。根据食物质地的不同可以分为普通膳食、软食、半流质及流质 4 种。

　　（一）普通膳食

　　普通膳食简称普食，与正常人平时所用的膳食基本相同。能量及各类营养素必须充足，膳食结构应符合平衡膳食的原则。

　　1. 适用对象

　　主要适用于饮食无特殊限制或无特殊要求的，如病情较轻或疾病的恢复期、消化功能正常、无发热、不需膳食限制者及产妇等。

　　2. 膳食调配原则

　　（1）平衡膳食。一般正常的食品均可采用，但要求各种营养素种类齐全、数量充足，相互之间比例恰当。一般包括谷类、蔬菜、水果类、肉类、豆类及豆制品、奶类及奶制品、蛋类及油脂类食物。

　　（2）合理烹调食物。烹调要多样化，尽量做到色、香、味、形俱全，易消化无刺激性，限制油煎、辛辣、胀气及强刺激性食物。

（3）热能分配合理。全日普食热量分配要合理，其中蛋白质占总热量的10%～15%，脂肪占总热量的20%～30%，碳水化合物占总热量的55%～65%。

（4）每日三餐食物量的分配及间隔时间应与作息时间相匹配，一般早、晚餐各占30%，午餐占40%为宜。

（二）软食

软食是由半流质膳食过渡到普通膳食或从普通膳食到半流质的一种中间饮食。其主要特点是细软、易咀嚼、易消化。

1. 适用对象

适用于消化不良、低热、口腔疾患的病人；咀嚼不便的老人及3～4岁的幼儿；术后恢复期阶段的病人。

2. 膳食调配原则

（1）营养素均衡。应尽量保证营养素含量不低于普食，一般全日总热能控制在1750～2400 kcal，蛋白质及脂肪按正常需要供给。

（2）食物细软。食物要易于消化，便于咀嚼，尽量采用含膳食纤维少的食物。烹调加工时应该将食物切碎煮烂。

（3）预防维生素和矿物质不足。由于软食中蔬菜、肉类需要切碎烧烂，常造成维生素、矿物质元素的大量丧失，两餐之间最好补充鲜果汁、菜水等含丰富维生素和矿物质元素的食物。

（4）宜选用的食物。

①主食类：馒头、花卷、面条、馄饨、粥、软米饭、水饺等。

②肉类：较细嫩的瘦肉制成的肉丸、肉饼、肉末、鱼片、鸡丝等。

③豆类及其制品：豆腐、豆浆、豆腐脑等。

④蛋乳类：蒸蛋、煮蛋、炒蛋、乳制品等。

⑤蔬菜类：含粗纤维少的蔬菜，如冬瓜、菜花、西葫芦、马铃薯、胡萝卜等，但要切碎煮软。

（5）不宜选用的食物。

①油煎炸食物。

②凉拌菜类。

③坚果类，如花生仁、杏仁、硬果等。

④刺激性调味品，如辣椒、胡椒、咖喱、芥末等。

⑤含粗纤维多的蔬菜，如芹菜、韭菜、竹笋、榨菜等。

（6）餐次的选择。软食一般比较清淡，常不能保证每餐的热能是充足的。因此，可在三餐之外，下午或晚上增加一餐点心或牛奶。

（三）半流质膳食

半流质膳食是介于软食与流质膳食之间，呈半流体状态的一种膳食。一些医院根据临床要求又分为一般半流质膳食和少渣半流质膳食。少渣半流质膳食常适用于消化道出血、伤寒、痢疾及外科肠道术后者。

1. 适应证

多适用于高热、体弱、消化道疾病、咀嚼吞咽不便（如口腔术后）、外科手术后的病人以及自然分娩不久的产妇等。

2．膳食调配原则

（1）基本膳食原则。食物全日供给的总热能为 1 510～2 010 kcal，蛋白质应达到正常需要量。选用含膳食纤维少的食物，制成半液体状态，以易消化吸收。少量多餐，每日 5～6 餐。尽量要做到营养全面、比例合适、味美可口。可在两餐之间加配果汁水、菜汁等，以补充维生素、矿物质。

（2）一般半流质膳食可以根据病情和消化能力，允许吃少量软荤菜、软素菜及去皮软水果等，如小白菜烧小丸子、鱼丸、香蕉等；少渣半流质对膳食纤维要求比较严格，应限制蔬菜、水果、产气的豆制品、牛奶、过甜的食物等。

（3）有消化道出血者，应采用少渣半流质；对伤寒、痢疾者的饮食不能给予含粗纤维及胀气的食物。

（4）可以选择的食物。

①主食类：粥类、面条、面片、馄饨、蛋糕、饼干等。

②肉类：瘦嫩肉做成的肉丸、肉泥、肉末、鱼丸、嫩鸡丝、鸡泥、鱼片等。

③奶蛋类：牛奶、酸奶、蛋汤、蛋羹、煮嫩鸡蛋等。

④豆类：豆腐脑、豆浆、豆腐汤等。

⑤蔬菜类：菜汤、菜泥、碎菜叶等。

⑥水果类：果汁、果泥、西瓜、香蕉、柑橘等。

（5）不宜选用的食物。包括油煎炸食品、刺激性调味品、不易消化的硬质食物（如烙饼、蒸饺、蒸米饭等）、大量肉类、大块蔬菜及多纤维食物等。

（四）流质膳食

流质膳食是容易消化，便于吞咽的一种呈流体状态或在口腔内可融化成液体的食物。由于其营养素含量相对不足，尤其是热能、蛋白质和膳食纤维，一般不宜长期使用。常用的流质膳食一般分为 4 种形式，即普通流质、浓流质、清流质和冷流质。

1．适应证

普通流质适用于高热、极度咀嚼吞咽困难、急性消化道溃疡或炎症、口腔科手术、外科大手术后及危重者等；清流质可用于消化道大手术后、急性腹泻的初期、肠道手术前以及由肠外营养向全流质膳食过渡阶段；浓流质常用于口腔手术或烧伤病人；冷流质常用于扁桃体摘除、咽部手术后。

2．膳食调配原则

（1）基本膳食原则。流质膳食必须少量多餐，全日最少 6 餐，一般每 2～3 h 一次，每次 200～300 mL。病情允许时可酌情增加少量易消化的脂肪（如奶油或芝麻油等）以增加饮食中的热量。为改善食欲和耐受力，流质膳食最好咸甜相隔。流质膳食所含营养素不足，如长期应用应同时静脉补充热能和营养素。

（2）根据病情选择不同的流质食物。

①普通流质食物：如米汤、豆浆、牛奶、肉汤、果汁、蛋花汤等。

②清流质：一般为不含渣、不产气的液体食物。可用的食物包括米汤、稀藕粉、菜汤、过滤果汁、去油肉汤、淡茶等。

③浓流质：无渣较稠的食物，如较稠的藕粉、鸡蛋薄面糊、牛乳等。

④冷流质:凉的、无刺激性流质食物,常见的包括冷牛奶、冷豆浆、冷米汤、冷藕粉、冰棍、冰激淋以及不酸的果汁等。

(3)常见的流质食物。

①主食类:米汤、藕粉、杏仁茶等。

②肉类:清鸡汤、清肉汤、清鱼汤、猪肝汤等。

③奶蛋类:牛奶、酸奶、冰淇淋、杏仁豆腐、麦乳精、蛋汤、嫩蛋羹等。

④豆类:豆浆、赤豆汤、绿豆汤等。

⑤蔬菜类:西红柿汁、黄瓜汁、菜汁、菜汤等。

⑥水果类:鲜果汁(如西瓜、苹果、葡萄、橙子、哈密瓜等)、煮果子水等。

(4)不宜选用的食物。包括非流质性固体食物、多纤维食物、过于油腻的食物、刺激性调味品、酒及胀气食物等。对于缺乏乳糖酶的病人不宜选用鲜牛奶,可以改服酸牛奶或在牛奶中加入其他食物(如米汤、藕粉)以冲淡乳糖。

二、治疗膳食

(一)高热能膳食

1. 适应证

消瘦、体重不足、慢性消耗性疾病(如肺结核、肿瘤、甲状腺功能亢进、烧伤等)及病后康复期病人。

2. 膳食调配原则

(1)每天能量供给比正常能量需要高出 300~700 kcal。

(2)尽可能增加主食量及菜量。

(3)必须在热能供给充足的基础上增加蛋白质的供应量。

(4)除正餐外,可加 2~3 次点心,如牛奶、藕粉、鸡蛋、甜点心等含能量高的食物。

(5)以循序渐进的方式增加摄入量。

(二)低热能膳食

1. 适应证

需减轻体重者、为了控制病情必须减轻机体代谢方面负担者,如单纯性肥胖者、合并高血压的肥胖者。

2. 膳食调配原则

(1)根据医嘱计算所需热量后制备膳食,每日能量摄入量一般为 1500~1800 kcal。

(2)每日蛋白质供应最好大于 1.2 g/kg,优质蛋白占 50% 以上。

(3)每日脂肪摄入控制在 40 g 以内,忌食动物性脂肪、油煎炸食物以及含油高的坚果类。

(4)限制糖类的摄入,多选用粗粮和蔬菜。

(5)适当减少膳食中钠的摄入。

(6)在限制热能的范围内,应提供平衡膳食。

(三)高蛋白膳食

1. 适应证

蛋白质热能营养不良、大手术前后、贫血、肝硬化腹水、结核病、大面积烧伤、肿瘤、肾病综合征等。

2. 膳食调配原则

(1) 在基本膳食基础上增加富含优质蛋白质的食品,如鸡、鸭、鱼、肉、蛋奶、黄豆及豆制品等。

(2) 蛋白质供应每日每千克体重可达 2 g,但总量一般不超过 120 g。

(3) 糖类不宜过少。

(4) 高蛋白膳食易出现负钙平衡,所以应多吃含钙高的食物,如虾皮、乳制品、豆制品等。

(5) 注意选择含胆固醇低的食物,降低饱和脂肪酸的含量,防止血脂过高。

(四) 低蛋白膳食

1. 适应证

急慢性肾炎、尿毒症及肝功能衰竭病人。

2. 膳食调配原则

(1) 每日蛋白质供给量约为每千克体重 0.5 g,总量根据病情一般限制在 20～40 g,不超过 40 g/d,视病情可减至 20～30 g/d,包括动植物蛋白。

(2) 在蛋白质定量范围内尽量选用优质蛋白,如牛奶、蛋类、瘦肉等;肾功能不全者摄入动物性蛋白;肝性脑病者应以植物蛋白为主。

(3) 热能的供给要充足,来源以糖类为主,可以采用麦淀粉代替一部分主食。

(4) 维生素及矿物元素的供给要充足。

(五) 低膳食纤维膳食

1. 适应证

腹泻、肠炎、部分肠梗阻、下消化道肿瘤、咽喉部及消化道手术前后、伤寒、痢疾、肝硬化、食道静脉曲张、消化道出血及溃疡病康复期等。

2. 膳食调配原则

(1) 每日饮食中膳食纤维含量小于 5 g,尽量少选用含纤维多的食物。

(2) 供应的食物应细软、无刺激性、便于咀嚼吞咽。

(3) 所有食物均应切小剁碎煮烂,水果去皮去籽,蔬菜做成菜泥。

(4) 除了应避免高膳食纤维外,禁用含脂肪过多以及刺激性食物,如油煎炸食物及刺激性强的调味品。

(六) 高膳食纤维膳食

1. 适应证

无蠕动力的便秘、误食异物需通过刺激肠道蠕动使异物排出者,冠心病、高脂血症、高胆固醇血症、糖尿病、肥胖等病人。

2. 膳食调配原则

(1) 每日食物中的膳食纤维量一般在 30 g 以上。

(2) 采用含膳食纤维多的食物,如粗杂粮(包括糙米、玉米、小米、米糠、麦麸等),干豆类,蔬菜(包括海带、韭菜、芹菜、萝卜、绿豆芽等),水果(包括苹果、梨、柑橘等)。

(3) 多饮水及蜂蜜、果酱、豆类等产气食物以刺激肠道蠕动。

(七) 低脂膳食

1. 适应证

胆结石、胆囊炎、高脂血症、胰腺疾病、脂肪吸收不良、肥胖症及动脉粥样硬化等病人。

2. 膳食调配原则

(1) 严格限制脂肪：膳食脂肪摄入量轻度限制小于 50 g/d，中度限制小于 40 g/d；高脂血症及动脉硬化老人不必限制植物油(椰子油除外)，脂肪含量少于 50 g/d；肝胆胰患病患老人脂肪含量小于 40 g/d，尤其要限制动物脂肪的摄入。

(2) 禁用油煎炸食物、肥肉及含脂肪多的点心。

(3) 食物烹调可采用蒸、卤、煮、烩、炖、拌等方法。

(4) 食物清淡易于消化，可根据食欲，少量多餐。

(八) 低胆固醇膳食

1. 适应证

高胆固醇血症、冠心病、高血压及肝胆疾病病人。

2. 膳食调配原则

(1) 控制热能及脂肪的摄入，由脂肪提供的热能不超过总热能的 20%～25%，选用植物油作为烹饪油，多选用茶油、橄榄油等单不饱和脂肪酸含量丰富的油脂，有助于调整血脂。

(2) 膳食中胆固醇限制在每日 200 mg 以内。

(3) 尽量少用油煎炸食物、内脏(包括鱼子、动物脑、肝、肾等)、肥肉、牛油、羊油等。

(4) 适当增加豆类、豆制品、菌藻类食物及新鲜蔬菜水果的摄入量，多用香菇、木耳、海带、豆制品等有助于调节血脂的食物。

(5) 适当增加膳食纤维的含量，有利于降低血胆固醇。

(九) 低盐膳食

1. 适应证

心肾功能不全、肝硬化腹水、水肿、肾病综合征、重度高血压及先兆子痫等病人。

2. 膳食调配原则

(1) 禁用一切用盐腌制的食品，如咸肉、咸蛋、皮蛋、酱菜、香肠等。

(2) 每日食盐含量不超过 2 g(或酱油 15 mL)，不包括食物内自然存在的钠元素。

(3) 为调剂口味，可用糖醋等增进食欲。

(十) 无盐低钠膳食

1. 适应证

严重心肾功能不全、肝硬化腹水、水肿、肾病综合征、高血压及先兆子痫等病人，一般用于水肿较重者。

2. 膳食调配原则

(1) 无盐饮食除食物内自然含钠量外，烹调时不放食盐，饮食中含钠量小于 0.7 g/d，低钠饮食需控制摄入食品中自然存在的含钠量，一般应小于 0.5 g/d。

(2) 禁用食盐、酱油、味精一切含盐食物。

(3) 限制含钠高的食物，如加碱的馒头或面条、发酵粉做的点心、皮蛋、海带、汽水和含钠高的蔬菜(包括芹菜、菠菜、油菜、空心菜等)。

(4) 此种膳食一般不宜长期应用，使用过程中要经常观察血钠情况，防止出现低钠综合征。

（十一）高钾膳食

1. 适应证

低钾血症、服用利尿剂者，预防低钾的发生。

2. 膳食调配原则

多食用含钾高的食物，如蘑菇、紫菜、新鲜蔬菜和水果（包括马铃薯、芹菜、香蕉、橘子等），瘦肉，鱼，豆类等。

（十二）低钾膳食

1. 适应证

高钾血症病人。

2. 膳食调配原则

（1）宜选用含钾低的食物，尽量选用含钾在 250 mg 以下的蔬菜、水果，少选用瘦肉、鱼、虾、菜汤、果汁、豆类等。

（2）可将食物放在水中浸泡或水煮去汤以减少钾的含量。

（十三）低嘌呤膳食

1. 适应证

痛风及高尿酸血症病人。

2. 膳食调配原则

摄入低嘌呤膳食，限制膳食嘌呤摄入量在 150～250 mg/d。常见的低嘌呤食物如下。

（1）主食类：米、麦、面类制品、淀粉、高粱、通心粉、马铃薯、甘薯、山芋等。

（2）奶类：牛奶、乳酪、冰淇淋等。

（3）动物性食品：蛋类以及猪血、鸡鸭血等。

（4）蔬菜类：大部分蔬菜均属低嘌呤食物。

（5）水果类：水果基本上都属于低嘌呤食物，可放心食用。

（6）饮料：苏打水、矿泉水等。

（7）其他：酱类，油脂类（瓜子、植物油、黄油、奶油、杏仁、核桃、榛子），薏苡仁，干果，糖，蜂蜜，海蜇，海藻，动物胶或琼脂制的点心及调味品。

而豆类及其制品、畜禽肉类、内脏、水产品类、啤酒等含嘌呤较高，应限制食用。

（十四）麦淀粉治疗膳食

1. 适应证

慢性肾衰竭、尿毒症前期、苯丙酮尿症等需严格控制蛋白质摄入量者。

2. 膳食调配原则

（1）以麦淀粉代替大米、面粉等作为主食，可把麦淀粉做成面饼、蒸饺、面条、饼干、面糊及各种糕点。

（2）禁用豆类及其制品等含植物性蛋白质丰富的食物，适当提高含优质蛋白质的食物，如鱼类、鸡蛋、乳类等。

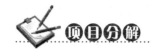

项目分解

　　老年人常见慢性疾病包括肥胖、骨质疏松症、糖尿病、心血管疾病、肿瘤等。因此，本项目从以上几方面进行任务分解，重点为老年人常见慢性疾病的膳食指导。

任务一　肥胖老年人的膳食指导

　　肥胖是人类健康的大敌，从现代医学的角度看，肥胖并非是富态，而是一种病态。据估算，目前世界上超重和肥胖者至少有 12 亿人，美国每年至少有 30 万人死于肥胖相关疾病。我国的肥胖者也在不断增加，尤以大城市发病率为高。2002 年，全国健康调查结果显示，我国成人超重率为 22.8％，其中大城市的成人超重率为 30％；成人肥胖率为 7.1％，其中大城市成人的肥胖率为 12.3％。估算全国肥胖患者已经超过 7 000 万人，肥胖的发展趋势不容乐观。

　　肥胖症是指体内脂肪堆积过多或分布异常，体重增加。表现为脂肪细胞增多或细胞体积增大，与其他组织失去正常比例的一种状态。常表现为体重超过了相应身高所确定的标准值 20％。

　　关于肥胖症的定义，需特别指出的是，虽然肥胖症常表现为体重超过标准体重，但超重不一定全都是肥胖症。机体肌肉组织和骨骼如果特别发达、重量增加也可使体重超过标准体重，但这种情况并不多见。肥胖症必须是机体的脂肪组织增加，导致脂肪组织所占机体重量比例的增加。

　　肥胖症目前判断标准和方法有：①体质指数（BMI），BMI＝体重（kg）/身高^2（m^2）。我国定为 BMI≥24 kg/m^2 为超重，BMI≥28 kg/m^2 为肥胖。②腰围（WC），男 WC≥85 cm，女 WC≥80 cm 为肥胖。③身高标准体重法，肥胖度≥10％为超重，肥胖度≥20％为肥胖。

　　腹部脂肪堆积是中国人肥胖的特点，中国人体质指数超过 25 的比例明显低于欧美人，但是腹型肥胖的比例却比欧美人高。研究表明，体质指数正常或接近正常的人，若腰围男性大于 101 cm，女性大于 89 cm，或腰围与臀围的比值男性大于 0.9，女性大于 0.85，其危害与体质指数高者一样大。因此，在判断胖与不胖及其危害大小的时候，不仅要重视体质指数的高低，还要测量腰围的大小。中国成人超重和肥胖的体质指数及腰围界限值与相关疾病危险的关系详见表 7-1。

表 7-1　中国成人超重和肥胖的体质指数及腰围界限值与相关疾病危险的关系

分　类	体质指数 /（kg/m²）	腰围/cm		
		男：＜85 女：＜80	男：85～95 女：80～90	男：≥95 女：≥90
体重过低	＜18.5	—		
体重正常	18.5～23.9	—	增高	高
超重	24.0～27.9	增高	高	极高
肥胖	≥28	高	极高	极高

注：相关疾病指高血压、糖尿病、血脂异常和危险因素聚集。

一、肥胖发生的原因

肥胖的原因很多,有遗传、病理、药物等诸多因素等。现代医学认为,肥胖同进食过多,饮食所含热量过高,超过了人体代谢、生长发育以及生产劳动等热能消耗的需要有关。因此,科学界对肥胖在认识上较为一致的看法是营养失去平衡,摄取过多脂肪和产热量高的食物,不仅某些营养素过剩可引起肥胖,而且营养不良或微量营养素不足也可引起肥胖。总之,肥胖的原因很多,但都与饮食密切关联,许多不良饮食习惯,如偏食、嗜酒等,都会造成肥胖。

(一)饮食因素

肥胖的基本原因是从饮食中摄入的热能超过身体消耗的能量。人体所摄入的食物无论是蛋白质、脂肪还是碳水化合物,只要所含的总热能过多,体内消耗不完,多余的热能必然转化为脂肪储存起来,使体脂增加。此外,人们的饮食习惯和膳食组成对体脂的消长也有影响。晚餐十分丰富而又过食、酗酒的人,要比一般人容易发胖。

(二)体力活动

体力活动是决定热能消耗多少最重要的因素,同时也是抑制机体脂肪积累的有效方式。体力活动消耗能量的多少与活动强度、活动时间以及对活动的熟练程度密切相关。所以肥胖现象很少发生在重体力劳动者或经常积极进行体育运动的人群中。人们在青少年时期,由于体力活动量大、基础代谢率高,肥胖现象较少出现。但是中年以后,由于活动量和基础代谢率下降,尤其是那些生活条件较好而又很少进行体力活动的人,摄入过多的热能就会转变为体脂肪储存起来,从而导致肥胖。

(三)遗传因素

肥胖在某些家族中特别容易出现,流行病学调查显示,肥胖的父母常有肥胖的儿女;父母体重正常,其子女肥胖的概率约为10%,而父母一人或两人均肥胖者,其子女肥胖的概率分别为50%和80%。因此,遗传因素对肥胖的发生、发展有一定影响。

(四)内分泌代谢紊乱

内分泌腺分泌的激素参与调节机体的生理功能和物质代谢,例如甲状腺、肾上腺、性腺、垂体等分泌的激素直接或间接地调节物质代谢。如果内分泌腺体机能失调,或者滥用激素类药物,可能会引起脂肪代谢异常而使体脂肪堆积,造成肥胖。

二、肥胖者的合理膳食

肥胖对循环系统、呼吸系统、内分泌系统、免疫系统等均会产生影响,肥胖还会影响儿童的生长发育,对其心理行为、智力行为也有不良影响。肥胖者细胞免疫功能低下,容易罹患心脑血管疾病、糖尿病、肿瘤等。肥胖者摄入合理的膳食,减轻体重,对于预防相关疾病,提高生活质量和健康程度有重要意义。

(一)控制总能量

人体在正常情况下,热能的摄入和消耗应保持平衡,才能维持标准体重。肥胖则必定是能量摄入大于消耗。脂肪是人体热能的储存形式,过多的营养物质会转变为脂肪堆积在体内,达到一定程度,即为肥胖。脂肪是产热能量最高的产能营养素,1 g脂肪经过充分氧化,在体内可以释放出9 kcal热量,是蛋白质和碳水化合物的2倍多。研究显示,肥胖人群的食物中脂肪摄入量总是比其他产能营养素多。由此可见,减少脂肪的摄入量在减肥中具有重要作用。摄入脂肪越多,多余的脂肪就会在体内堆积,储存越多,人体越会发胖。因此,减肥过程中,必须控制过量摄取脂肪,尤其应限制动物脂肪、肥肉和油炸食品的摄入。可以在进食时,先喝一小碗汤,然后再吃一些脂肪含量低、体积较大的食品,如清炒小白菜、凉拌黄瓜等,然后再吃主食和动物性食品,进餐时注意细嚼慢咽,这样能够减少总热能的摄入。

(二)适量摄入糖

富含糖类的食物比富含脂肪的食品能更迅速给人以饱胀感。但是,糖类要适量,尤其是肥胖者应适当加以限制,特别是单糖分子易于吸收,容易在体内转变成脂肪,如蔗糖、果糖、麦芽糖等。我们平时吃的水果糖、巧克力、甜点心就属于此类,肥胖者应少吃或不吃此类食物。对于多糖类的淀粉,如米面、薯类等的摄入也应适量,食用过多使能量超标,也会导致肥胖。

(三)多吃蔬菜

蔬菜含有丰富的维生素和矿物质,对于脂肪的分解代谢发挥重要作用。有研究指出,有些人肥胖的原因是饮食中缺乏能使脂肪转变为热能的营养素,这些营养素就是维生素B_2、维生素B_6、烟酸等。在日常饮食中添加富含此类营养素的食物,能够促进体内的脂肪代谢,起到减肥的效果。此外,蔬菜中还含有膳食纤维和一些生物活性物质,能促进脂肪、碳水化合物代谢,起到减肥的效果。尤其是当肥胖者进食量减少时,人体的新陈代谢速度降低,易使人疲劳、情绪低落和紧张不安。多进食蔬菜,可以消除饥饿感,新陈代谢速度也不会下降,而且摄入的总能量得以控制。

(四)选择低能量食物,限制高能量食物

1. 选择低能量食物

以下食物含能量较低,含蛋白质、维生素、矿物质较高,可经常选用。

(1)谷类:米、面、粗粮。豆类:黄豆及其制品、豌豆、扁豆、绿豆等。

(2)蔬菜:各种蔬菜,尤其是绿叶蔬菜。

(3)水果:各种水果,尤其是富含维生素C的水果,如柑橘、菠萝、香蕉、大枣(干)、杏干等。

(4)菌藻类:蘑菇、香菇、海带等。

(5)瘦肉类:鱼、禽、兔肉。

2. 限制高能量食物

(1)油类:为了减少烹调用油(每天用量20 g以下),少用或不用炒、炸等烹调方法,多用清炖、煮、清蒸等方法,忌食油腻食品。

(2)肉食:肥肉、畜肉。

(3)零食:多数零食(如瓜子、松子、花生、核桃等坚果)含能量高,甜食(糕点、糖果、巧克力、冰激凌、饮料等)含人体吸收快的小分子单糖或双糖,容易使体内摄入能量过多,应尽量不吃。

(4)酒类:1 g乙醇提供的能量29.3 kJ(7 kcal),供能比蛋白质和碳水化合物高,且饮酒

时摄入的食物(如卤肉、花生米等)绝大多数为高能量的食物,所以容易摄入过多的能量,即使啤酒、各种果酒也应尽量少喝,白酒应忌饮。

(五) 饮水充足

有些肥胖者错误地认为饮水过多也会使人发胖,不仅限制饮食,饮水也加以控制。其实,肥胖者限制水的摄入,反而会降低减肥的效果。现代科学研究发现,人体如果水分摄入不足,肾的正常生理功能就不能维持,加重肝负担,影响肝对于转化功能的发挥,使脂肪代谢减慢,造成体脂肪堆积,体重增加。减肥过程中,因为脂肪代谢活动加强,产生的代谢废物增多,需要更多的水分来排泄代谢废物。在正常情况下,每人每天需要饮水 2 000 mL,而肥胖者,每超过理想体重 13.5 kg,则需要增加饮水 500 mL。充分饮水可使代谢运转正常,体重更容易得到控制。因此,减肥时应增加饮水量,每天至少饮水 8 杯。

(六) 适度节食

节食是减肥的有效措施之一。但要科学节食,不能盲目。首先要调整心态,防止因为节食而使心理和情绪受到影响,对吃饭失去兴趣,尤其是饥饿状态下,节食会使心情烦躁、焦虑、不安,这样不仅难以坚持,影响节食效果,还会因节食不当导致各种疾病,如厌食症、健忘症等。因此,要控制情绪,调整心态,以积极乐观、愉快的心情对待节食,这是节食能否成功的关键。节食量不可过大,不能急于求成,绝对不可能将超出标准体重20%以上的体重在几天之内降下来。因此,节食是一种缓慢、循序渐进而且较长期的饮食行为,关键在于坚持。一般以每日将总能量摄入减少 500 kcal,每周减轻体重 0.5~1 kg 为好。如果节食过猛,吃得太少,反而会引起强烈的饥饿感,对身体健康不利,又难以维持。

(七) 合理的膳食结构和进餐习惯

参照中国居民膳食指南和膳食宝塔,形成合理的膳食结构,并养成合理科学的进餐习惯。据调查显示,在同一地区,在全天总进食量相似的情况下,每天只进食一餐的比每天进食两餐的人群发生肥胖的比例高,而每天进食三餐的肥胖发生率更低。因此,肥胖者应合理安排一日三餐,每餐定时定量,吃好早餐,午餐适当增加,晚餐少吃,不在睡前进食,老年人可在上、下午各加餐一次,加餐可选择乳制品、水果等,要控制零食的摄入,切忌边看电视边吃零食;要纠正挑食、偏食、暴饮暴食的不良习惯;要粗细搭配、荤素搭配、干稀搭配,适量进食鱼、禽肉、蛋、乳,多吃粗粮;食物要多样化,保证营养需求;切忌劝食、劝酒,切忌吃饱饭后立即睡觉。

合理膳食以外,肥胖者要增加能量消耗,增加习惯性的活动,每天坚持锻炼,采用有氧运动,如散步、跑步、跳舞、打球、游泳、栽花、做家务活等。运动后不要吃高脂肪膳食,否则会增加体重。减肥过程中,每周称一次体重,根据上周体重变化和自我感觉情况不断调整食谱,决定下周食物摄入量和运动量。

任务二　糖尿病老年人的膳食指导

糖尿病是影响健康和生命的常见病、多发病,发病率日趋上升,在发展中国家尤为严峻。糖尿病发病率上升与人口老龄化、肥胖、体力活动减少和遗传易感性有关。糖尿病已经成为发达国家中继心血管疾病和恶性肿瘤之后的第三大非传染性慢性病,成为严重威胁人类健康的世界性公共卫生问题。

糖尿病是遗传因素与环境因素长期共同作用而导致的一种慢性代谢性疾病,是一组代谢综合征,是由于胰岛素分泌绝对不足或靶细胞对胰岛素的敏感性下降等原因引起的碳水化合物、脂类、蛋白质等代谢的紊乱,以高血糖为主要表现。常伴有心血管、肾、神经、眼部等器官的慢性并发症,严重时可因为酮症酸中毒、高渗性昏迷等急性代谢紊乱而威胁生命。糖尿病的典型症状为多饮、多尿、多食和体重减轻。

糖尿病包括 4 类,即 1 型糖尿病(胰岛素依赖型)、2 型糖尿病(非胰岛素依赖型,胰岛素抵抗为主伴胰岛素相对缺乏或胰岛素分泌缺陷为主伴胰岛素抵抗)、其他特殊类型糖尿病(继发性糖尿病)和妊娠期糖尿病。

一、糖尿病的膳食原则

我国学者结合国内外的实际经验,提出糖尿病"五套马车"综合治疗原则,即饮食治疗、运动治疗、药物治疗、病情监测和糖尿病的教育与心理治疗,其中饮食治疗是"驾辕之马",最为重要。饮食控制的目标为:接近或达到血糖正常水平,保护胰岛细胞,增加胰岛素的敏感性,维持或达到理想体重,接近或达到血脂正常水平,预防和治疗急性、慢性并发症,全面改善体内营养状况,增强机体抵抗力。

(一)合理控制总能量

控制能量摄入是糖尿病营养治疗的首要原则,因此,合理摄入能量使人达到或维持体重在理想范围之内,这在糖尿病治疗中极为重要。总能量应根据病情、血糖、标准体重、生理条件、劳动强度、工作性质而定。计算糖尿病老人的能量需要量可参照表 6-1,根据体型和劳动强度来确定,老年人活动量极少的情况下,则以每天 84 kJ(20 kcal)/kg 为能量摄入标准。

(二)合理选择碳水化合物

合理选择和控制碳水化合物的摄入是糖尿病营养治疗的关键,供应一定比例的碳水化合物,可改善糖耐量,但不增加胰岛素的需要量,并可提高胰岛素敏感性。通常碳水化合物供能占总能量的 50%~60%,每日碳水化合物摄入一般控制在 250~350 g,折合主食 300~400 g,肥胖者控制在 150~200 g,折合主食180~250 g。太高的碳水化合物比例会使血糖升高并增加胰岛的负担,比例太低又会引起脂肪过度分解,出现酮症酸中毒。控制碳水化合物的数量后,还要选择种类。食物碳水化合物组成不同,血糖生成指数(GI, clycemic index)也不同,食物血糖生成指数是指食物能够引起人体血糖升高的能力,是与葡萄糖进行比较,通常葡萄糖的血糖生成指数为100%。血糖生成指数是指该食物含 50 g 碳水化合物引起的血糖反应,它表示含50 g碳水化合物的食物与相当量的葡萄糖或白面包在一定时间内(2 h)体内血糖应答水平的百分比值。通常认为,血糖生成指数>70%为高,55%~70%为中,<55%为低。部分常见食物的血糖生成指数见表 7-2。

碳水化合物组成不同,血糖生成指数也不同。荞麦面、莜麦面、二合面(玉米面和黄豆面)、三合面(玉米面、黄豆面和白面)的 GI 均低于白米、白面,表明粗粮升高血糖速度低于细粮。因此,糖尿病患者膳食中碳水化合物最好选用吸收较慢的多糖,如玉米、荞麦、燕麦、红薯等,尽量不用或少用单糖和双糖,严格限制纯糖食品,如蜂蜜、蜜饯、蔗糖等,精制糖应忌用,甜点等尽量不食用。如欲选用甜味食品,可以选用甜味剂代替糖。蔬菜类含少量碳水化合物,膳食纤维丰富,吸收较慢,可适量食用。土豆、山药等根茎类食物,所含的碳水化合物主要为多糖类,可替代部分主食。水果类应根据病情控制情况决定是否食用,空腹血糖控制不理想者慎食,控制较好者应限量食用,选择血糖生成指数低的水果,如苹果、梨、樱桃、桃、柚等,时间最好放在两餐之间,还应适当扣减部分主食。另外,乙醇对于糖尿病患者容易引起不良反应,尤其可导致空腹低血糖,可以导致高脂血症,因此不宜饮酒。

表 7-2　常见食物的血糖生成指数

食物名称	GI/%	食物名称	GI/%	食物名称	GI/%
葡萄糖	100.0	烙饼	79.6	豆腐(炖)	31.9
绵白糖	83.8	油条	74.9	黑豆	42.0
蔗糖、方糖	65.0	荞麦面条	59.3	绿豆	27.2
麦芽糖	105.0	糙米饭	70.0	胡萝卜	71.0
蜂蜜	73.0	黑米饭	55.0	南瓜	75.0
巧克力	49.0	小米(煮饭)	71.0	芦笋、菜花、西红柿	<15
面条(小麦粉,湿)	81.6	玉米片(市售)	78.5	芹菜、黄瓜、茄子	<15
面条(全麦粉,细)	37.0	玉米面粥(粗粉)	50.9	莴笋、生菜、青椒菠菜	<15
玉米(甜,煮)	55.0	馒头(富强粉)	88.1	扁豆	38.0
小米粥	61.5	马铃薯	62.0	山药	51.0
糯米饭	87.0	马铃薯(蒸)	65.0	芋头(蒸)	47.7
大米粥	69.4	马铃薯泥	73.0	苹果、梨	36.0
大米饭	83.2	马铃薯粉条	13.6	桃	28.0
燕麦	55.0	甘薯(红,煮)	76.7	李子	24.0
炸薯条	60.0	葡萄	43.0	猕猴桃	52.0
藕粉	32.6	樱桃	22.0	菠萝	66.0
牛奶	27.6	柚	25.0	芒果	55.0
酸奶(加糖)	48.0	西瓜	72.0	香蕉	52.0
豆奶	19.0	豆腐干	23.7		

(三)限制脂肪和胆固醇的摄入

心脑血管疾病及高脂血症是糖尿病的常见并发症,因此糖尿病患者的饮食应适当减低脂肪供给量。每日脂肪供给能量占总能量的比例应不高于 30%,要选用含有多不饱和脂肪酸的植物油,限制动物脂肪的摄入,一般建议饱和脂肪酸、单不饱和脂肪酸、多不饱和脂肪酸之间的比例为 1∶1∶1。每日胆固醇摄入量在 300 mg 以下,以防并发高脂血症和动脉粥样硬化,血胆固醇高者,每日胆固醇摄入量应限制在 200 mg 以下。

(四)选用优质蛋白质

糖尿病患者的糖原异生作用增强,蛋白质消耗增加,常呈负氮平衡,要适当增加蛋白质供给。优质蛋白应占蛋白质总量的 1/3 以上,多选用大豆制品、鱼、禽、瘦肉等食物。蛋白质供给量占总能量的 15%～20% 或 1.2～1.5 g/(kg·d),伴有肝、肾疾患时,蛋白质摄入量应根据肾功能的损害程度而定,适当降低,一般按照每天 0.5～0.8 g/(kg·d)。

(五)补充维生素和矿物质

由于膳食受到一定限制,所以糖尿病患者容易导致一些营养素的缺乏。与糖尿病关系最为密切的是 B 族维生素,它可改善神经症状,其次是维生素 C,可改善微血管循环。在矿物质中,铬、锌、钙尤为重要,因为三价铬是葡萄糖耐量因子的组成部分,能增强胰岛素的作用;锌能协助葡萄糖在细胞膜上的转运,并与胰岛素活性有关,补钙则是为了防止骨质疏松。限制食盐的摄入量,不超过每天 6 g,可以预防和减少高血压、冠心病、高脂血症及肾功能不全等并发症的发生。

(六)增加膳食纤维的摄入

膳食纤维有平稳血糖和改善糖耐量的作用。膳食纤维在胃肠道内可与淀粉等碳水化合物交织在一起,延缓其消化、吸收,还有降脂、降压、降低胆固醇和防止便秘的作用。膳食纤维摄入较高的人群,糖尿病发病率较低。糖尿病者饮食中的膳食纤维增加,有助于血糖控制。但是,膳食纤维摄入过多,会影响矿物质的吸收,一般每日膳食纤维的总摄入量 25 g 左右。

(七)合理安排餐次

糖尿病老人的饮食能量餐次分配比非常重要。通常根据饮食习惯、血糖升高时间、服用降糖药,尤其是胰岛素注射时间及病情,确定其分配比例。进餐时间应定时、定量,一天可安排 3～6 餐,餐后血糖过高的可以在总量不变的前提下分成 4 餐或者 5 餐。对于注射胰岛素或口服降糖药的糖尿病老人,为预防低血糖,应根据老人情况调整饮食,可在两餐之间加点心或睡前加餐。尽量少食多餐,防止一次进食量过多,加重胰岛负担;或者一次进食量过少,发生低血糖或酮症酸中毒。急重症糖尿病者的饮食摄入应在医生或营养师的严密监测下进行。

(八)食物选择

1. 基本可随意选用的食物

含糖量在 3% 以下的绿叶蔬菜、瓜茄类,不含脂肪的清汤、茶、饮用水。

2. 可适量选用的食物

米饭、馒头、面包、玉米、燕麦、荞麦等粮谷类,绿豆、赤豆、黑豆、蚕豆、黄豆等豆类及制品,鲜奶、酸奶、奶酪,鱼、虾、瘦肉、禽肉、蛋、鲜果、土豆、山药、南瓜、花生、核桃、瓜子、腰果等,各种油脂、酱油等含盐的调味料。

3. 限制食用的食物

蔗糖、冰糖、红糖、麦芽糖、糖浆、蜂蜜等糖类,各种糖果、各种蜜饯、糖水罐头,汽水、可乐、椰奶等含糖的甜饮品,黄油、肥肉、炸薯条、春卷、油酥点心等高脂肪及油炸食品,米酒、啤酒、黄酒、果酒及各种白酒等酒类。

二、糖尿病的合理膳食

在上述膳食原则的指导下,要根据实际情况,为糖尿病老人设计出科学、合理的食谱,并且严格执行。

（一）计算能量及主要营养素的需要量

根据病情、身高、体重、年龄、性别、活动量等计算能量供给量，参考表 6-1。

陶某，男，60 岁，身高 170 cm，体重 82 kg，从事办公室工作。3 个月前体检时被诊断为 2 型糖尿病，血糖基本控制。采用单纯性饮食治疗。

以陶某案例为例，能量及三大营养素需要量的计算如下。

1. 能量

陶某 BMI＝$82/1.7^2$＝28.4（kg/m²）＞28 kg/m²，因此属于肥胖。

能量需要量参考表 6-1：82 kg×[（20～25）kcal/kg]＝1640～2050 kcal，陶某年龄 60 岁，肥胖，应考虑减肥，因此能量需要取下限值，确定能量供给量为每日 1640 kcal。

2. 碳水化合物

按照占总能量 54％计算，因采用单纯饮食治疗，碳水化合物的供给不宜过多，每日碳水化合物的需要量＝1640 kcal×54％＝885.6 kcal÷4 kcal/g≈220 g。

3. 蛋白质

按照占总能量 22％计算，每日蛋白质的需要量＝1640 kcal×22％＝360.8 kcal÷4 kcal/g≈90 g。

4. 脂肪

按照占总能量 24％计算，每日脂肪的需要量＝1640 kcal×24％＝393.6 kcal÷9 kcal/g≈44 g。

（二）确定餐次

每天至少进食 3 餐，应定时定量，早、中、晚三餐能量分配比例通常为 30％、40％、30％。用胰岛素治疗或容易发生低血糖的老人，应在三餐之间加餐，加餐量应从定量中扣减，不可另外加量。

（三）编制食谱

编制食谱的方法主要有计算法、统一菜肴法、食物交换法 3 种。计算法应该先确定每日总能量，然后确定三大营养素的比例和重量，再确定餐次和每餐食物比例，最后可以根据食物成分表和等值食物交换表制订一日食谱。此种方法是糖尿病患者食谱编制中最经典的方法，步骤严谨，数据准确，但在实际应用中较烦琐，不易操作。还可用统一菜肴法：由于膳食中包括主食和菜肴两部分，可以将每位患者的菜肴部分同时配置，然后用所需的总能量减去菜肴提供的能量，所得出的能量差额由主食补充，确定菜肴后，再根据病情配给相应的主食即可。食物交换份简单易学，实用性强，目前已经被国内外普遍采用。具体步骤详见项目六。

任务三　骨质疏松症的膳食指导

骨质疏松症是指骨量减少，骨结构改变，致使骨的脆性增加和易发生骨折的一种全身性骨骼疾病。骨质疏松症是一种与衰老有关的常见病，其后果是骨折，以及由骨折引起的疼痛、骨骼变形，严重者出现并发症，甚至死亡等问题，严重损害老年人的健康和生活质量。骨质疏松后,容易发生骨折的部位主要为腰椎、桡骨远端和股骨近端。骨质疏松症的发病率随年龄增长而上升,并存在性别差异,女性多于男性,女性发病年龄也较男性早,女性多在绝经期后出现,男性约在 55 岁后出现,80 岁后无明显性别差异。老年妇女绝经后雌激素水平下降,比男性更容易患心血管疾病和骨质疏松症。

雌激素缺乏是女性绝经后骨质疏松的主要病因。妇女绝经后,体内雌激素水平下降,骨代谢发生明显变化,主要是骨吸收作用增强,虽然骨重建也增强,但骨吸收和骨破坏过程远远超过骨形成的过程,进而造成不断的骨量丢失,绝经后妇女发生骨质疏松症的比例显著高于男性。绝经后 10 年内骨丢失速度最快。营养因素对骨质疏松症也有一定的影响,低钙摄入会加速绝经后骨质的丢失,特别是骨峰值低的妇女更易发生骨质疏松症;维生素 D 摄入不足可影响肠道钙的吸收和转运,而且长期维生素 D 缺乏可引起骨软化症,增加骨折的风险;营养不足或蛋白质摄入过多、高磷及高钠饮食、大量饮酒、过量咖啡等均为骨质疏松症的危险因素。

一、骨质疏松症与膳食

(一) 钙

钙是骨质中非常重要的一种矿物质。钙的营养状况对骨峰值的高低有显著影响。摄入足量的钙有助于儿童、青少年达到最大正钙平衡,获得理想的骨峰值,使绝经期和老年期有较致密的骨质,延缓骨质疏松的发生。绝经后女性摄入的钙对于增加骨量,预防骨质丢失或骨折均有作用,18～50 岁成年人钙的摄入量与骨量呈正相关。

(二) 磷

磷与钙同为骨质的重要组成成分,体内钙磷代谢十分复杂,两者相互制约,并保持一定的数量关系。高磷低钙膳食可降低钙的吸收,妨碍骨质的正常生长和发育,对于老年人则加速与年龄相关的骨质丢失。美国明确规定老年人膳食的钙磷比例不得超过 1∶2。

(三) 维生素 D

充足而有活性的维生素 D 能够保证骨质代谢的顺利进行。老年人由于户外活动少和肾功能降低,导致维生素 D 的数量和效能不足,骨质合成代谢受阻。

(四) 蛋白质

膳食长期缺乏蛋白质,可使骨基质蛋白合成不足,影响新骨形成。膳食蛋白质还与钙代谢有关,成人每代谢 1 g 蛋白质,尿钙就丢失 1 mg,因而高蛋白膳食提高了机体对钙的需要。此外,高蛋白膳食的酸性代谢产物较多,有可能动员骨钙入血作为缓冲,从而降低骨量。

(五) 草酸、植酸

谷物中的植酸,某些蔬菜(如菠菜)中的草酸在肠道内与钙结合成为不溶解的钙盐,阻碍钙吸收而影响骨质形成。

(六) 脂肪

膳食中脂肪含量过高,特别是饱和脂肪酸过多时,与钙结合成不溶性钙皂,抑制钙吸收,也可影响骨质形成。

（七）膳食纤维

膳食纤维中的葡萄糖醛酸也能与钙结合,若摄入过多,则钙的吸收减少,增加了骨质疏松及骨折的危险性。

（八）其他营养素

维生素 C 能够促进骨胶原合成;维生素 A 能够协调成骨细胞和破骨细胞的功能状态;研究表明维生素 K 有抑制破骨细胞活性的作用,适量增加可以抑制骨吸收;高钠摄入可导致尿钙增加,血钙降低;氟可促进成骨细胞的骨形成,缺乏可以造成骨质钙化不全。

（九）饮食习惯

挑食、节食、素食、厌食、乳和乳制品摄入过少等因素都可能使钙摄入不足。

二、骨质疏松症的防治

（一）提高峰值骨量

从儿童期开始注意补充足够的钙量,青春期应摄入 800 mg/d 以上的钙。

（二）适度体力活动

负重运动有利于骨骼发育及骨量增加,同时户外活动接受日光照射可增加活性维生素 D 的合成。

（三）钙的补充

绝经后妇女钙的 RNI 为 1 000(用雌激素者)～1 500 mg/d(不用雌激素者),钙来源应以饮食为主,但从饮食中不易达到上述推荐量,可选用加钙食品和钙补充剂。选用含钙丰富的食物,首选乳类及乳制品,因其含钙量高,吸收率也高。其次为水产品中的虾皮、虾米、海带、紫菜等。再次,豆类及绿叶蔬菜也是钙的重要来源,如青豆、黑豆、苜蓿、雪里蕻等含钙也较丰富。当膳食补钙不能满足需要时,有必要服用钙剂进行补充。口服钙剂品种规格很多,选择时需要考虑其含钙量和吸收率。一般认为有机钙吸收利用率高,L-苏糖酸钙、葡萄糖酸钙、乳酸钙、枸橼酸钙都属于有机钙。L-苏糖酸钙不仅吸收率高,还能促进骨细胞、骨营养血管的生成和骨胶原纤维的形成,改善细胞和体液的微循环,从而更有利于钙的吸收和利用;葡萄糖酸钙和乳酸钙水溶性较好,但含钙量较低,服用量大。枸橼酸钙含钙量为 27%。碳酸钙为无机钙,虽然含钙量较高,占 40%,但需要和胃酸作用后才能吸收,胃酸分泌不足者有一定的吸收障碍。

（四）补充维生素 D

充足的维生素 D 有利于钙的吸收,要注意膳食中维生素 D 的摄入。海鱼、肝脏、蛋黄等含量较高,瘦肉和乳类也有少量。每日有一定时间的户外活动,多晒太阳,是获取维生素 D 最经济有效的方法。必要时可适当补充维生素 D。

（五）摄入适量的磷

磷是钙代谢中不可缺少的营养素,适量摄入很重要,要保持适宜的钙磷比例。含磷丰富的食物有豆类、瓜子仁、花生等。

此外,应避免不良习惯,如吸烟、过量饮酒、咖啡都不利于提高骨峰值,在更年期更会增加骨钙丢失。使用治疗骨质疏松症的药物（如雌激素类、双磷酸盐类、活性维生素 D 类等）可减低骨折的发生率,应在医生指导下使用。补充大豆异黄酮类也有可能减少骨量的丢失。

任务四　心脑血管疾病的膳食指导

　　心脑血管疾病是心脏血管和脑血管疾病的合称,主要包括动脉粥样硬化、高血压、冠心病、脑卒中等。在发达国家是引起死亡的"第一号杀手"。在我国,随着经济的发展和人民生活水平的提高,心血管疾病也已成为最主要的死亡原因之一。其形成是一个长期过程,在周围环境多因素的作用下,尤其是长期膳食失衡导致体内的碳水化合物、脂肪、胆固醇等代谢异常,致使心脑血管系统发生一系列的病理改变。心脑血管疾病与饮食关系密切,通过膳食调整、合理营养,可以防止其发生和发展。

一、动脉粥样硬化、冠心病老人的合理膳食

　　动脉粥样硬化是一种与血脂异常及血管壁成分改变有关的动脉疾病。动脉粥样硬化的发病原因是多因素的,除了年龄、性别、遗传等因素外,更主要的是与环境因素,特别是与营养因素有关。营养因素通过影响血浆脂类和动脉壁成分,直接作用于动脉粥样硬化发生和发展的不同环节,也可以通过影响高血压、糖尿病以及其他内分泌代谢失常而间接导致动脉粥样硬化及其并发症的发生。动脉粥样硬化与这些疾病常互为因果关系。当动脉粥样硬化病变累及冠状动脉和脑动脉时,可引起心绞痛、心肌梗死、脑出血、脑血栓形成或破裂出血。

　　狭义的冠心病是指冠状动脉粥样硬化性心脏病。冠心病患者通常血脂较高,病因主要是脂质代谢紊乱而导致的动脉粥样硬化。当冠状动脉内膜脂质沉着,粥样斑块形成,可使冠状动脉管腔变小、狭窄,心肌供血不足,造成心肌缺血、坏死,引起心绞痛、心肌梗死。

（一）膳食因素与动脉粥样硬化、冠心病

1. 热能

　　研究发现,无其他疾病情况下,能量摄入与体重成正比,而高体重是冠心病发生的危险因素。所以应控制能量净剩量,减轻体重。

2. 脂肪

　　脂肪总摄入量,尤其是饱和脂肪酸与动脉粥样硬化发病率和死亡率显著正相关,膳食脂肪可促进胆固醇的吸收,使血胆固醇升高,饱和脂肪酸对血胆固醇的升高影响明显。多不饱和脂肪酸和单不饱和脂肪酸有降低血胆固醇的作用。富含 EPA、DHA 的鱼油可以抑制血浆肾素活性,有降低血胆固醇、血三酰甘油的含量,抗血小板凝集,降低血压等作用。

3. 胆固醇

　　胆固醇与冠心病的发生呈正相关,胆固醇来源分为外源性和内源性,如果一味限制外源性胆固醇的摄入,体内胆固醇会自动增加合成。如果外源性胆固醇摄入过多,体内胆固醇含量也会增高。因此,应合理限制外源性胆固醇的摄入。

4. 碳水化合物

　　碳水化合物摄入过多,肝会利用游离脂肪酸和碳水化合物合成极低密度脂蛋白,使血液

中三酰甘油的含量增高。碳水化合物的这种能力因种类而异,应多选择多糖类碳水化合物,少食用单糖、双糖类。膳食纤维有降低胆固醇的作用,尤其是果胶的作用更明显。

5. 蛋白质

适当的蛋白质摄入不影响血脂,高蛋白膳食可促使动脉粥样硬化的形成。富含蛋白质的植物性食物不含胆固醇,饱和脂肪酸含量也低,尤其是大豆蛋白还有降低血胆固醇和预防动脉粥样硬化的作用。牛磺酸具有保护心脑血管功能的作用。

6. 维生素

维生素 C 可参与胆固醇代谢形成胆酸的羟化反应,从而增加胆固醇的排出,降低血胆固醇;维生素 C 还可促进胶原蛋白的合成而使血管的韧性增加,弹性增强,减缓动脉粥样硬化对机体的损伤;同时维生素 C 还是一种重要的抗氧化剂,可捕捉自由基,防止不饱和脂肪酸的脂质过氧化反应,减少氧化型低密度脂蛋白胆固醇的形成。维生素 E 同样具有抗氧化作用,并可提高机体对氧的利用率,提高机体对缺氧的耐受力,增强心肌代谢和应激能力。烟酸有防止动脉粥样硬化的作用,在药用剂量下有降低血清胆固醇和三酰甘油,促进末梢血管扩张等作用。维生素 B_6 缺乏时,可引起脂质代谢紊乱和动脉粥样硬化。

7. 矿物质

镁、钙与血管的收缩和舒张有关。钙有利尿作用,有降压效果,镁能使外周血管扩张。食盐过量可使血压升高,促使心血管病发生。过量铁可引起心肌损伤、心律失常和心衰等,铁螯合剂可促进心肌细胞功能形成,从而促进脂质的氧化修饰。铜锌比值低时,冠心病发病率低,铜缺乏可影响弹性蛋白和胶原蛋白的关联而引起心血管损伤,也可使血胆固醇含量升高。碘可减少胆固醇在动脉壁的沉着。硒对心肌有保护作用。矾有利于脂质代谢。因此,膳食中种类齐全,比例适当的矿物质有利于减少心脑血管疾病的发生。

(二)动脉粥样硬化、冠心病的饮食预防

1. 控制热能

摄入能量大于消耗量,净剩热能就会以脂肪的形式储存,导致血三酰甘油升高,引起高三酰甘油血症,增加产生动脉粥样硬化等疾病的危险性,因此膳食总热能以控制正常体重为宜。

2. 控制脂肪及胆固醇摄入量

脂肪功能应控制在总热能的 30% 以下,且以植物脂肪为主,如玉米油、花生油、豆油、麻油、茶油等,这些植物脂肪含不饱和脂肪酸较多,能促进血浆胆固醇转化为胆酸,防止动脉粥样硬化形成。应避免食用过多的动物性脂肪和含大量饱和脂肪酸的植物油,如肥肉、猪油、奶油、椰子油、可可油等。还应避免过多食用高胆固醇食物,如动物内脏、蛋黄等。

3. 调整膳食中蛋白质的构成

适当降低动物蛋白的摄入,提高植物蛋白的摄入,对于冠心病患者是有益的,植物蛋白应占总蛋白摄入量的 50% 以上,大豆及其制品是较理想的蛋白质来源。

4. 供给充足的维生素和矿物质

冠心病患者保证有充分的维生素供给量是十分必要的,如维生素 C、烟酸、维生素 E 等。同时,增加钙、钾、镁、铜、硒等矿物质的摄入,有降低血胆固醇和改善心肌功能的作用。这些维生素和矿物质在谷类、豆类、果蔬、虾蟹、海藻等植物、瘦肉、乳、蛋等食物中含量丰富。

5. 保证膳食纤维的供给，减少精制糖的摄入

膳食纤维可促进粪便排泄，既可减少膳食中脂肪和胆固醇的吸收，又可促进胆酸的排泄。提高膳食中纤维素的含量，还可以增加饱胀感，避免饮食过量产生高血糖和高血脂。应限制蔗糖、果糖等的过度摄入。膳食纤维含量丰富的食物主要是粗杂粮、米糠、麦麸、干豆类、海带、蔬菜、水果等，每日摄入纤维量 25 g 左右为宜。具有降脂功能的常见食品还有洋葱、大蒜、香菇、木耳、芹菜等。

6. 食物选择

(1)可用食物：各种谷类、去脂乳及其制品、蛋清与全蛋，肉类宜食用各种瘦畜肉及去皮鸡鸭肉、鱼肉，各种豆类及其制品，各种蔬菜、水果等。

(2)限量食物：各种油脂类食物及坚果、咖啡、茶、精制糖及其制品、蛋黄每周不超过3 个。

(3)忌用或少用食物：油炸食品、全脂乳、奶油、动物内脏、动物油脂等。忌喝浓茶、烈性酒等。

二、高血压老人的合理膳食

高血压分为原发性高血压和继发性高血压。高血压不仅是常见的心血管疾病，而且是脑血管病和冠心病的重要病因，防治高血压是防止心脑血管疾病的关键。通常认为，高血压的危险因素有遗传、年龄、肥胖、长期精神紧张、过度劳累、食盐摄入过多和吸烟等不良生活习惯。高血压的治疗原则除应用降压药和确定血压控制目标值外，改善生活行为是首要的方法。其中，饮食控制是基本方法，是预防和治疗高血压的简单、有效的方法，应长期坚持。

(一)限制总热能的摄入

限制能量摄入的目的是将体重控制在标准范围内，体重每降低 12.5 kg，收缩压可降低10 mmHg，舒张压降低 7 mmHg。体重过高与高血压的发病有密切关系。多数肥胖的高血压患者，经过控制热能减轻体重后，血压也有一定的下降。想要理想地控制体重，还应加上适当的体育锻炼，如慢跑、散步、骑车等。热能的供应应根据基础代谢、活动量综合考虑，对于体重超标者，热能要比正常体重者减少 20%～30%，以每周体重减轻 0.5～1 kg 为宜。在饮食中，还要特别注意晚餐能量不宜过高。

(二)摄入适量脂肪和碳水化合物

脂肪摄入过多，导致机体能量过剩，使身体肥胖，血脂增高，血液的黏滞系数增大，外周血管阻力加大，血压上升。高血压者要限制脂肪的摄入总量，控制在 40～50 g/d。还要注意尽量用多不饱和脂肪酸含量高的植物油，少用动物油。摄入的胆固醇含量太高，可以引起高脂蛋白血症，促使脂质沉淀，加重高血压，胆固醇摄入量每天控制在 300 mg 以内。碳水化合物应摄入含有较丰富膳食纤维的多糖类食物，加快肠道蠕动，避免便秘，减少脑出血的发生，还可以加速胆固醇、钠盐等物质的排出，对预防和治疗高血压有一定作用。单糖类食物有升高血脂的作用，故应少吃或不吃。

(三)蛋白质摄入

总能量控制后，蛋白质摄入应为 1 g/(kg·d)，植物蛋白质以占总蛋白质的一半以上为好，最好选用大豆蛋白。动物蛋白质尽量选用脂肪含量低的，如禽类、鱼虾、乳类等。

（四）减少钠盐的摄入

食盐摄入过多,导致体内钠潴留,钠主要储存在细胞外,使胞外渗透压增高,水分向胞外移动,细胞外液包括血液量增多。血容量增多造成心输出量增加,血压增高。对于敏感人群,中等量限制钠盐,即每天 4～6 g 食盐,血压即可下降。鉴于限盐饮食时,食物淡而无味,影响食欲,可采用醋、番茄酱、芝麻酱等改善口味。

（五）增加钾、钙的摄入

钾对心肌有保护作用,富含钾的食物可以缓冲一部分钠太多的影响。钾摄入量的增加可以使钠排出量增加而使血压下降。可以吃些含钾离子高的食物,如毛豆、海带、黄豆、红小豆、香蕉、芹菜等。高钙膳食有利于降低血压,可能和钙摄入高时的利尿作用有关,此时钠的排出增多。资料显示,每天摄入 1 000 mg 钙,连服用 8 周,可以使血压下降。此外,高钙时血中降钙素的分泌增加,降钙素可以扩张血管,有利于血压的降低。含钙高的食物有乳类及其制品、豆类及其制品、葵花籽、核桃、虾皮、绿叶蔬菜等。

（六）戒烟、限酒、适量饮茶

烟草中的成分会刺激血管、心脏,使心跳速度过快、血管收缩、血压升高,长期大量吸烟,可以引起小动脉的持续收缩,小动脉管壁增厚而逐渐硬化,产生高血压、动脉粥样硬化,并增加并发症的严重性。吸烟的高血压者发生脑血管意外的危险性比不吸烟者高 4 倍左右。长期酗酒对消化系统有直接影响,对心血管系统也会产生间接影响,会加速脂肪、胆固醇在血管内的沉积,加速动脉硬化。因此,高血压者应限制饮酒,尤其禁止长期大量饮用高度数白酒。对于正常成人,每日饮酒也不可超过相当于 50 g 乙醇的量,否则高血压发病率明显增高。茶叶中除含有多种维生素和微量元素外,还含有茶碱和黄嘌呤等物质,有利尿和降压的作用,可以适当饮用,通常以清淡的绿茶为宜。

（七）膳食要求和食物选择

高血压老人应定时定量、少量多餐,每日 4～5 餐为宜,避免暴饮暴食。

（1）可用的食物:有降压作用的食物,如芹菜、胡萝卜、香蕉、荸荠、黄瓜、木耳、海带、番茄等;富含钾的食物,如豆类、花生、芋头、竹笋、香菇等;富含钙的食物和含镁高的食物等。

（2）忌用食物:所有过咸食物和腌制品,有刺激性的辛辣调味品,浓的咖啡、茶,肥肉、动物内脏,奶油、冰激凌、甜巧克力、蔗糖、油酥甜点心、各种水果糖等。

高血压患者在合理营养的同时,应积极参加体育锻炼。研究表明,长期有规律的有氧健身锻炼能改善和增强心血管功能,延缓和推迟心血管结构和功能的老化,对脂代谢有良好影响,可以有效地防治心脑血管疾病,起到健身强体和延年益寿的作用。

任务五　肿瘤的膳食指导

肿瘤(tumor)是机体在各种致癌因素的作用下,局部组织的某一个细胞在基因水平上失去对其生长的正常调控,导致其克隆性异常增生而形成的异常病变。一般将肿瘤分为良性和恶性两大类。恶性肿瘤是危害人类生命和健康的一种严重疾病。恶性肿瘤的发生与营养和膳食关系密切。在肿瘤的发病原因中,约有 35% 与营养和膳食有关。不良的饮食习惯和不合理的膳食结构都可能导致肿瘤的发病。

一、膳食对肿瘤的影响

(一)脂肪摄入过量

脂肪摄入过量会增加乳腺癌、结肠癌、直肠癌、肺癌、宫颈癌、前列腺癌、胆囊癌的发病率,因此在防癌膳食中应强调减少总脂肪的摄入,不超过总能量的30%。

(二)蔬菜和水果摄入不足

蔬菜和水果含有丰富的维生素C、胡萝卜素、膳食纤维、叶酸等,有研究表明,摄入蔬菜和水果不足者易患肺癌、喉癌、口腔癌、胃癌、结肠癌、直肠癌等。维生素C为抗氧化剂,可以抑制自由基对细胞的损伤,还能阻断致癌的亚硝胺类化合物在体内合成。膳食纤维可以通过增加粪便量刺激肠道蠕动及稀释致癌物,减少对肠道的毒害,叶酸对多种癌症有较好的抑制作用。蔬菜和水果中含有的多种抑癌物质协同作用防癌,而非单个营养素发挥作用。

(三)不良饮食习惯

食品中多环芳烃、杂环胺具有较强的致癌作用,其产生与食品污染和食品烹调加工方式不当有关。尤其是富含蛋白质的肉、鱼、禽类等动物性食品在高温、烧烤、油炸时热解热聚作用下易产生多环芳烃、杂环胺。而熏肉在制作过程中会产生致癌物苯并芘。因此,应避免进食高温油炸、烧烤、烟熏等食物。

(四)霉菌及其毒素

已知有20多种霉菌及其毒素对动物有致癌性,我国食管癌和肝癌高发可能与居民摄入霉菌污染的食品有关。特别是黄曲霉毒素,污染的食物品种主要是玉米、花生、大米和花生油。受污染的区域主要为长江流域及长江以南的高温高湿地区。

(五)N-亚硝基化合物

N-亚硝基化合物是一大类有致癌性的物质,研究最多的是亚硝胺。只要有胺和亚硝酸盐这两个前体物质,适宜的条件下于体内或体外均可合成N-亚硝基化合物。前体物质在食物中广泛分布,在加工食品中,如熏鱼、腌肉、酱油、啤酒、腌菜以及发酵制品中容易产生N-亚硝基化合物。

二、预防肿瘤的膳食原则

1. 食物多样

吃多种蔬菜、水果、豆类和粗加工的富含淀粉的主食,以营养适宜的植物性食物为主。

2. 维持适宜体重

整个成年人群平均BMI控制在21～23 kg/m² 范围内,个体可维持在18.5～22.9 kg/m²,避免体重过重或过轻,整个成年人群体重增加值不超过5 kg。

3. 保持体力活动

每天至少1 h小时快步走加上每周1 h跑步或类似运动,使体力活动水平达到1.75以上。体力活动水平是指某人1天24 h消耗的总能量与其基础代谢能量之比值。

4. 蔬菜和水果

每天进食 400～800 g 蔬菜和水果,提供的能量占全天总能量的 7％～14％。每天保证 3～5 种蔬菜,2～4 种水果,特别注意摄入富含胡萝卜素的深色蔬菜和富含维生素 C 的水果。

5. 其他植物性食物

吃多种来源的淀粉或富含蛋白质的植物性食物,尽可能少吃加工食品,限制甜食使其能量在总摄入能量的 10％ 以下。

6. 乙醇饮料

建议不要饮酒,尤其反对酗酒。如要饮酒,应尽量减少用量。男性每天饮酒不要超过每天总摄入能量的 5％,女性不要超过 2.5％。

7. 肉食

每天红肉(畜肉)摄入量在 80 g 以下,所提供的能量在总摄入能量的 10％ 以下,尽可能选择禽肉、鱼肉。

8. 总脂肪和油脂

总脂肪和油脂提供的能量占总摄入能量的 20％～30％,尤其要限制动物脂肪的摄入,选择植物油脂也要限量。

9. 盐

成人每天食用盐不要超过 6 g,可以食用加碘盐。

10. 储藏

注意防止易腐食物受到真菌污染,不要吃有霉变的食物。

11. 保存

未吃完的易腐食物应保存在冰箱或冰柜里。

12. 添加剂和残留物

应对食品添加剂、农药及其残留物以及其他化学污染物制定并监测安全限量。

13. 食物制备加工

烹调鱼、肉的温度不要太高,不要吃烧焦的食物,避免肉食烧焦,尽量少吃烤肉、腌腊食品。以采用清炖、白煮为宜,调味要少用盐、多用醋,避免进食不易消化、油腻、煎炸、过热、过咸及强刺激性食物。

14. 防癌、抗癌的食物

(1) 富含维生素 C 的食物

维生素 C 的主要食物来源为新鲜蔬菜和水果,如辣椒、苦瓜、番茄、柑橘、鲜枣、刺梨、猕猴桃、山楂、草莓、四季豆、莴苣、芥菜等。番茄具有"番茄红素",能消灭某些促使癌细胞生成的自由基,因此具有抗癌作用。绿色蔬菜颜色越深,抗氧化剂的含量越高,越能够防癌、抗癌。

(2) 富含维生素 A 的食物

富含维生素 A 的食物主要有动物的肝、鱼类、海产品、鸡蛋等动物性食物。富含胡萝卜素的食物主要是橙黄色和绿色蔬菜,如胡萝卜、菠菜、韭菜、油菜、芥菜、雪里蕻、小白菜、番茄、南瓜、柑橘、杏、枇杷等。

(3) 含大蒜素丰富的食物

大蒜素具有抗癌作用,其对胃液分离出的硝酸盐还原菌的生长及其产生亚硝酸盐的能力具有明显的抑制作用,可以降低人体胃液中的硝酸盐含量,从而降低患胃癌的风险。富含大蒜素的食物主要有葱、大蒜、洋葱、韭菜等。其抗癌机理是多方面的,可能包括以下几方面:诱导酶的解毒系统,阻断致癌物的合成,直接杀菌作用,调节细胞周期,免疫调节等。

（4）含硒、碘、锌丰富的食物

富含硒、碘、锌的食物能起到防癌、抗癌的作用。芝麻、麦芽含硒量最高,含硒丰富的食物来源还有海产品、动物内脏、大蒜、蘑菇、金针菇、小麦胚芽等。含碘丰富的食物包括海带、紫菜、淡菜、干贝、海参等海产品。在畜肉、鱼类和海产品中锌含量丰富。

（5）其他一些具有防癌和抗癌作用的食物

菇类:香菇中含有的香菇多糖及麦角固醇,木耳中的多糖类及硒都有明显的抗癌、抑癌作用。金针菇富含多糖类、精氨酸、谷氨酸、组氨酸等多种氨基酸和多种微量元素,也有较强的抗癌作用。

鱼类:鱼类尤其是海鱼,含有丰富的不饱和脂肪酸、锌、钙、硒、碘等元素,对抑制肿瘤细胞也有一定的作用。

绿茶中的茶多酚、叶绿素具有很强的抗氧化能力,有明显的抑制致癌物所诱导的突变作用。

红薯:红薯含有甾类化合物。研究表明,对癌症的抑制率熟红薯为98%,生红薯为94.4%。

红枣:红枣除含有丰富的维生素C、钙、磷、钾等矿物元素外,还含有环磷酸腺苷,能改善机体免疫功能。动物试验表明,红枣具有显著的抗肿瘤作用。

无花果:无花果中除含有葡萄糖、果糖、苹果酸、枸橼酸外,还含有超氧化物歧化酶(SOD)等,可以抑制肿瘤的生长。

其他:海参、乳类、莼菜、紫菜、麦片、魔芋、茄子、苹果、柑橘类水果等都有一定程度的防癌和抑癌作用。

习题

案例分析

一、林奶奶,女,66岁,身高161 cm,体重73 kg。平素林奶奶喜食肉食,尤其喜欢吃猪肉,每餐均要有荤菜,晚餐通常会有糖醋排骨、红焖羊排等纯荤菜。三餐之间有加餐,一般会加餐数量不等的蛋糕、饼干等零食。林奶奶退休后基本宅在家,没有什么户外活动,偶尔去菜市场买菜。

请思考:

1. 林奶奶的体重正常吗? 如何判断?

2. 请您对林奶奶进行合理膳食指导。

二、刘爷爷,男,63岁,身高173 cm,体重77 kg,从事办公室工作。2个月前体检时被诊断为2型糖尿病,采用单纯性饮食治疗,血糖基本控制。

请计算:

刘爷爷每日能量及三大产能营养素的需要量,并指导其合理膳食。

三、孙爷爷,男,60 岁,身高 173 cm,体重 79 kg。5 年前被诊断为原发性高血压,现遵医嘱使用降压药物治疗。孙爷爷平素口重,喜欢吃川菜,不喜欢清淡的食物。早餐喜欢吃粥和腌咸菜,晚餐时喜欢喝二两白酒,菜肴多为畜肉类等荤菜,不喜欢吃蔬菜和水果。

请对孙爷爷进行合理的膳食指导。

附录　中国居民膳食营养素参考摄入量

膳食营养素参考摄入量(DRIs)是一组每日平均膳食营养素摄入量的参考值,是在"推荐的每日膳食营养素供给量(RDA)"基础上发展起来的,包括4项内容:平均需要量(EAR)、推荐摄入量(RNI)、适宜摄入量(AI)、可耐受最高摄入量(UL)。

附表1　能量和蛋白质的每日推荐摄入量(RNI)及脂肪供能比

年龄/岁	能量的 RNI/MJ(kcal·d)#				蛋白质的 RNI/g#		脂肪占能量百分比/%
	男		女		男	女	
0～		0.4(95)*			1.5～3.0(g/kg·d)		45～50
0.5～		0.4(95)*			1.5～3.0(g/kg·d)		35～40
1～	4.60	(1100)	4.40	(1050)	35	35	35～40
2～	5.02	(1200)	4.81	(1150)	40	40	30～35
3～	5.64	(1350)	5.43	(1300)	45	45	30～35
4～	6.06	(1450)	5.83	(1400)	50	50	30～35
5～	6.70	(1600)	6.27	(1500)	55	55	30～35
6～	7.10	(1700)	6.67	(1600)	55	55	30～35
7～	7.53	(1800)	7.10	(1700)	60	60	25～30
8～	7.94	(1900)	7.53	(1800)	65	65	25～30
9～	8.36	(2000)	7.94	(1900)	65	65	25～30
10～	8.80	(2100)	8.36	(2000)	70	65	25～30
11～	10.04	(2400)	9.20	(2200)	75	75	25～30
14～	12.00	(2900)	9.62	(2400)	85	80	25～30
18～							
体力活动 PAL▲							
轻	10.03	(2400)	8.80	(2100)	75	65	20～30
中	11.29	(2700)	9.62	(2300)	80	70	20～30
重	13.38	(3200)	11.30	(2700)	90	80	20～30
孕妇		+0.84	(+200)			+5,+15,+20△	20～30
乳母		+2.09	(+500)			+20	20～30
50～							
体力活动 PAL▲							
轻	9.62	(2300)	8.00	(1900)	75	65	20～30
中	10.87	(2600)	8.36	(2000)	80	70	20～30
重	13.00	(3100)	9.20	(2200)	90	80	20～30
60～							
体力活动 PAL▲							
轻	7.94	(1900)	7.53	(1800)	75	65	20～30
中	9.20	(2200)	8.36	(2000)	75	65	20～30
70～							
体力活动 PAL▲							
轻	7.94	(1900)	7.10	(1700)	75	65	20～30
中	8.80	(2100)	8.00	(1900)	75	65	20～30
80～	7.74	(1900)	7.10	(1700)	75	65	20～30

注:#各年龄组的能量的 RNI 与其 EAR 相同,(　)内为 kcal 值:* 为 AI,非母乳喂养应增加20%;▲PAL,体力活动水平;△表示孕早、中、晚期分别增加5、15、20。(凡表中数字缺如之处表示未制定该参考值)

附表 2　常量和微量元素的每日推荐摄入量或适宜摄入量

年龄/岁	适宜摄入量(AI)					推荐摄入量(RNI)						适宜摄入量(AI)				
	钙 Ca /mg	磷 P /mg	钾 K /mg	钠 Na /mg	镁 Mg /mg	铁 Fe /mg 男	铁 Fe /mg 女	碘 I /μg	锌 Zn /mg 男	锌 Zn /mg 女	硒 Se /μg	铜 Cu /mg	氟 F /mg	铬 Cr /μg	锰 Mn /mg	钼 Mo /mg
0~	300	150	500	200	30	0.3		50	1.5		15(AI)	0.4	0.1	10		
0.5~	400	300	700	500	70	10		50	8.0		20(AI)	0.6	0.4	15		
1~	600	450	1000	650	100	12		50	9.0		20	0.8	0.6	20		15
4~	800	500	1500	900	150	12		90	12.0		25	1.0	0.8	30		20
7~	800	700	1500	1000	250	12		90	13.5		35	1.2	1.0	30		30
11~	1000	1000	1500	1200	350	16	18	120	18.0	15.0	45	1.8	1.2	40		50
14~	1000	1000	2000	1800	350	20	25	150	19.0	15.5	50	2.0	1.4	40		50
18~	800	700	2000	2200	350	15	20	150	15.0	11.5	50	2.0	1.5	50	3.5	60
50~	1000	700	2000	2200	350	15		150	11.5		50	2.0	1.5	50	3.5	60
孕妇　早期	800	700	2500	2200	400	15		200	11.5		50					
中期	1000	700	2500	2200	400	25		200	16.5		50					
晚期	1200	700	2500	2200	400	35		200	16.5		50					
乳母	1200	700	2500	2200	400	25		200	21.5		65					

注:凡表中数字缺如之处表示未制订该参考值。

附表 3　脂溶性和水溶性维生素的每日推荐摄入量或适宜摄入量

年龄/岁	推荐摄入量(RNI) 维生素A /μgRe	适宜摄入量(AI) 维生素D /μg	适宜摄入量(AI) 维生素E /mg	推荐摄入量(RNI) 维生素B₁ /mg 男	女	推荐摄入量 维生素B₂ /mg 男	女	烟酸 /mgNE 男	女	适宜摄入量(AI) 维生素B₆ /mg	适宜摄入量(AI) 维生素B₁₂ /μg	推荐摄入量(RNI) 叶酸 /μgDFE	推荐摄入量(RNI) 维生素C /mg	适宜摄入量(AI) 泛酸 /mg	生物素 /μg	胆碱 /mg
0~	400(AI)	10	3	0.2(AI)		0.4(AI)		2(AI)		0.1	0.4	65(AI)	40	1.7	5	100
0.5~	400(AI)	10	3	0.3(AI)		0.5(AI)		3(AI)		0.3	0.5	80(AI)	50	1.8	6	150
1~	500	10	4	0.6		0.6		6		0.5	0.9	150	60	2.0	8	200
4~	600	10	5	0.7		0.7		7		0.6	1.2	200	70	3.0	12	250
7~	700	10	7	0.9		1.0		9		0.7	1.2	200	80	4.0	16	300
11~	700	5	10	1.2		1.2		12		0.9	1.8	300	90	5.0	20	350
14~	男800 女700	5	14	1.5	1.2	1.5	1.2	15	12	1.1	2.4	400	100	5.0	25	450
18~	男800 女700	5	14	1.4	1.3	1.4	1.2	14	13	1.2	2.4	400	100	5.0	30	500
50~	800 700	10	14	1.3		1.4		13		1.5	2.4	400	100	5.0	30	500
孕妇 早期	800	5	14	1.5		1.7		15		1.9	2.6	600	100	6.0	30	500
中期	900	10	14	1.5		1.7		15		1.9	2.6	600	130	6.0	30	500
晚期	900	10	14	1.5		1.7		15		1.9	2.6	600	130	6.0	30	500
乳母	1100	10	14	1.8		1.7		18		1.9	2.8	500	130	7.0	35	500

注:DFE 为膳食叶酸当量;凡表中数字缺如之处表示未制订该参考值。

附表 4 某些营养素的每日可耐受最高摄入量（ULs）

年龄/岁	钙 Ca/mg	磷 P/mg	镁 Mg/mg	铁 Fe/mg	碘 I/μg	锌 Zn/mg 男	锌 Zn/mg 女	硒 Se/μg	铜 Cu/mg	氟 F/mg	铬 Cr/μg	锰 Mn/mg	钼 Mo/μg
0~				10				55		0.4			
0.5~				30		13		80		0.8			
1~	2000	3000	200	30		23		120	1.5	1.2	200		80
4~	2000	3000	300	30		23		180	2.0	1.6	300		110
7~	2000	3000	500	30	800	28		240	3.5	2.0	300		160
11~	2000	3500	700	50	800	37	34	300	5.0	2.4	400		280
14~	2000	3500	700	50	800	42	35	360	7.0	2.8	400		280
18~	2000	3500	700	50	1000	45	37	400	8.0	3.0	500	10	350
50~	2000	3500▲	700	50	1000	37	37	400	8.0	3.0	500	10	350
孕妇	2000	3000	700	60	1000	35		400					
乳母	2000	3500	700	50	1000	35		400					

年龄/岁	维生素 A/μgRE	维生素 D/μg	维生素 C/mg	维生素 B₁/mg	叶酸/μgDEF	烟酸/mgNE	胆碱/mg
0~			400				600
0.5~			500				800
1~	2000	20	600	50	300	10	1000
4~	2000	20	700	50	400	15	1500
7~	2000	20	800	50	400	20	2000
11~	2000	20	900	50	600	30	2500
14~	2000	20	1000	50	800	30	3000
18~	3000	20	1000	50	1000	35	3500
50~	3000	20	1000	50	1000	35	3500
孕妇	2400	20	1000		1000		3500
乳母		20	1000		1000		3500

注：NE 为烟酸当量；DEF 为膳食叶酸当量；▲60 岁以上磷的 UL 为 3000 mg（表中数字缺如之处表示未制订该参考值）。

参 考 文 献

[1] 蔡东联. 实用营养学[M]. 北京：人民卫生出版社，2005.

[2] 邓泽元，乐国伟. 食品营养学[M]. 南京：东南大学出版社，2007.

[3] 葛可佑. 公共营养师[M]. 北京：中国劳动社会保障出版社，2007.

[4] 张怀玉，蒋建基. 烹饪营养与卫生[M]. 北京：高等教育出版社，2008.

[5] 陈辉. 现代营养学[M]. 北京：化学工业出版社，2011.

[6] 孙贵范. 预防医学[M]. 北京：人民卫生出版社，2005.

[7] 刘锜. 营养与膳食指南[M]. 北京：人民卫生出版社，2011.

[8] 张首玉. 营养配膳基础[M]. 北京：机械工业出版社，2011.

[9] 何志谦. 人类营养学[M]. 北京：人民卫生出版社，2008.

[10] 庞星火，焦淑芳，黄磊，等. 北京市居民营养与健康状况调查结果[J]. 中华预防医学杂
     志，2005，39(4)：269-272.

[11] 林海，杨玉红. 食品营养与卫生[M]. 武汉：武汉理工大学出版社，2011.

[12] 葛可佑. 中国营养师培训教材[M]. 北京：人民卫生出版社，2007.

[13] 〔美〕B A 鲍曼，R M 拉塞尔. 现代营养学[M]. 北京：化学工业出版社，2004.

[14] 蔡东联. 实用营养师手册[M]. 北京：人民卫生出版社，2007.

[15] 中国营养学会. 中国居民膳食营养素参考摄入量[M]. 北京：中国轻工业出版社，2001.

[16] 张金梅. 营养与膳食[M]. 北京：高等教育出版社，2009.

[17] 王翠玲，高玉峰. 营养与膳食[M]. 北京：科学出版社，2010.

[18] 袁媛. 营养与膳食[M]. 郑州：郑州大学出版社，2012.

[19] 杨长平，卢一. 公共营养与特殊人群营养[M]. 北京：清华大学出版社，2012.

[20] 黄承钰. 医学营养学[M]. 北京：人民卫生出版社，2003.